实用感染性疾病
诊治与预防

张晓虎 等 主编

江西科学技术出版社

江西·南昌

图书在版编目（CIP）数据

实用感染性疾病诊治与预防 / 张晓虎等主编 .— 南昌：江西科学技术出版社，2020.10（2024.1 重印）

ISBN 978-7-5390-7577-8

Ⅰ.①实⋯ Ⅱ.①张⋯ Ⅲ.①感染－疾病－防治 Ⅳ.① R4

中国版本图书馆 CIP 数据核字（2020）第 203932 号

选题序号：ZK2020101

责任编辑：王凯勋

实用感染性疾病诊治与预防
SHIYONG GANRANXING JIBING ZHENZHI YU YUFANG

张晓虎 等 主编

出版发行	江西科学技术出版社	
社 址	南昌市蓼洲街 2 号附 1 号	
	邮编：330009　电话：（0791）86623491　86639342（传真）	
经 销	全国新华书店	
印 刷	三河市华东印刷有限公司	
开 本	880mm×1230mm　1/16	
字 数	293 千字	
印 张	9.5	
版 次	2020 年 10 月第 1 版　2024年1月第1版第2次印刷	
书 号	ISBN 978-7-5390-7577-8	
定 价	88.00 元	

赣版权登字：-03-2020-379

编 委 会

获取临床医生的在线小助手

开拓医生视野
提升医学素养

微信扫码

临床科研	>	介绍医学科研经验,提供专业理论。
医学前沿	>	生物医学前沿知识,指明发展方向。
临床资讯	>	整合临床医学资讯,展示医学动态。
临床笔记	>	记录读者学习感悟,助力职业成长。
医学交流圈	>	在线交流读书心得,精进提升自我。

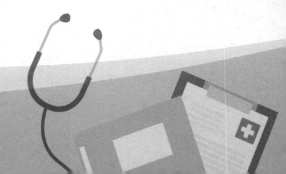

前　言

　　传染病学是一门研究传染病在人体内发生、发展与转归的原因、规律及其诊断和防治措施，达到控制传染病的发生、发展和流行的科学。感染性疾病是由病原微生物如病毒、朊粒、细菌、真菌、螺旋体、衣原体、立克次体和寄生虫等通过不同方式侵入人体导致健康受到损害的疾病，包括传染病和非传染性感染病。传染病在我国是常见病、多发病，可迅速传播、流行。随着经济的发展和社会的不断进步，人们的相互交流不断的增加，社会物质和精神生活结构与形式都发生了相应的变化，一些已被控制的传染病在新的特定条件下又死灰复燃，成为严重的社会问题；同时，一系列新出现的感染性疾病已经或正在被不断发现和认识。感染疾病在医院里已经不只是感染科医生所必须面临的重要临床疾病，几乎所有临床和医技科室人员都应具备能处理有关感染方面的问题。因此，我们组织了一批临床医务工作者，根据自己的亲身经验，共同编写本书。

　　本书内容丰富，论述全面，主要论述了医院感染的预防及控制、感染性疾病的诊断、神经系统感染、循环系统感染、肺部感染、胃肠道感染、肝脏感染、病毒性肝炎、泌尿系统感染、骨与关节感染、皮肤黏膜病等内容。介绍了每类疾病的病原学、流行病学、发病机制、临床表现、辅助检查及治疗等内容。书中突出科学性、实用性，希望成为临床医师提供帮助。

　　本书在编写过程中虽参阅了大量国内外相关文献，力求准确、完善，但由于集体执笔，编者较多，文笔不尽相同，加之编校水平有限，书中难免存在不足之处，敬请各位读者不吝指正，以便再版时修正。

编　者

2020 年 10 月

目 录

第一章
医院感染的预防及控制

第一节　医院感染的基本概念

医院感染不仅增加患者的痛苦，影响患者的身心健康，还给家庭、社会造成严重的经济损失，卫生资源大量浪费。WHO 提出有效控制医院感染的关键措施是消毒、灭菌、无菌技术、隔离、合理使用抗生素及严格有效的感染监控机制。这些均与护理工作息息相关，并贯穿于护理活动的全过程。护理人员应该将思想重视，管理严格，预防措施落到实处，并掌握医院感染的知识和技术，以避免医院感染的发生。

一、概述

（一）医院感染概念

医院感染又称医院获得性感染，是指患者、探视者和医院职工在医院内受到的感染并出现症状。包括在医院活动期间发生的感染和在医院内获得出院后发生的感染；但不包括入院前已开始或入院时已处于潜伏期的感染。感染的主要对象是住院患者。

（二）医院感染分类

按获得病原体的来源不同可分以下几类。

1. 外源性感染

外源性感染其又称交叉感染，指患者在医院内遭受非自身固有病原体侵袭而发生的医院感染。如患者与患者之间、患者与医务人员及陪护家属间的直接感染或通过污染环境和医疗器具而间接感染。外源性感染在经济落后国家占的比例较大，往往引起感染的暴发和流行，应用消毒、灭菌、隔离和屏障护理等技术，基本能有效预防和控制此类感染。

2. 内源性感染

内源性感染其又称自身感染，指患者自身携带的病原体引起的感染。寄居在患者自身储源（皮肤、口腔、咽喉、泌尿生殖道、肠道）的正常菌群或条件致病菌，通常是不致病的，但当人的免疫功能低下、正常菌群发生移位或菌群失调时就可引起感染。应用消毒、灭菌、隔离和屏障护理等技术，不能有效预防和控制此类感染。

3. 母婴感染

母婴感染指在分娩过程中，胎儿经胎盘或经产道所发生的感染。如母亲为柯萨奇病毒、艾滋病病毒、乙型肝炎病毒感染者或携带者、使胎儿发生同类感染。

二、医院感染的形成

医院感染同普通感染一样，形成需要感染链（感染源、传播途径、易感宿主）的存在，当感染源、传播途径、易感宿主同时存在并有相互联系的机会，就形成了感染（图 1-1）。

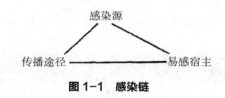

图1-1 感染链

1. 感染源

感染源指在易感宿主体内可以造成疾病的微生物。在医院感染中，主要的感染源有下列几种。

（1）已感染的患者及病原携带者：已感染的患者是最重要的感染源，一方面从感染体内排出的微生物较多，另一方面排出的病原微生物常具有耐药性，而且容易在另一易感宿主体内定植。病原携带者体内病原微生物不断生长繁殖并经常排出体外，也是另一种不可忽视的感染源。

（2）患者自身正常菌群：患者身体的特定部位如皮肤、口腔黏膜、呼吸道、胃肠道及泌尿生殖道等寄予居有人体正常菌群，或来自环境并定植在这些部位的微生物，在一定条件下它们可能引起患者自身感染或传播感染源。

（3）动物感染源：各种动物都可能感染病原微生物而成为动物感染源。如鼠类不仅是沙门氏菌的宿主，而且是鼠疫、流行性出血热等传染病的感染源。

（4）医院环境：医院的环境、设备、器械和物品、垃圾、食物等容易受各种病原微生物的污染而成为感染源。

2. 传播途径

传播途径指微生物从感染源传到易感者的方式。主要的传播途径有以下几种。

（1）接触传播：指病原微生物通过感染源与易感宿主之间直接或间接的接触而进行的一种传播方式。①直接接触传播：感染源与易感宿主有身体上直接的接触，如母婴间疱疹病毒、沙眼衣原体、柯萨奇病毒等的传播感染。②间接接触传播：病原体通过媒介传递给易感宿主。最常见的传播媒介是医护人员的手，其次是各种侵入性操作。

（2）空气传播：是以空气为媒介，病原微生物经悬浮在空气中的微粒随气流流动，造成感染传播。

（3）注射及输血传播：通过污染的药物、血液制品传播感染，如输液中的发热反应、输血导致的乙型和丙型肝炎、感染艾滋病病毒等。

（4）饮水及食物传播：食品中常带有各种条件致病菌，可在患者肠道定植，增加感染机会。病原体通过饮水、饮食传播常可导致医院感染暴发流行。

（5）生物媒介传播：指动物或昆虫携带病原微生物作为人类传播的中间宿主。如蚊子传播疟疾、乙型脑炎、以螨为媒介传播的流行性出血热等。

3. 易感宿主

易感宿主指对某种感染性疾病缺乏免疫力而容易感染的人。如将易感染者作为一个总体，则称易感染人群。

第二节 无菌操作技术

在执行医疗护理技术操作过程中，不使已灭菌的物品再受污染，并保持无菌的状态，称为无菌技术。

一、概念

（一）污染物品

物品在未经处理前或消毒灭菌后又被碰脏，称这些物品为污染物品。

（二）无菌物品

通过灭菌的方法将灭菌后的物品称为无菌物品。

（三）无菌区

在进行无菌操作时，为放置无菌物品而准备的区域称为无菌区。

（四）相对无菌区

无菌物品自无菌容器内一经取出，就认为是相对无菌，不可放回。无菌区边缘内 3 cm 为相对无菌区。

二、无菌技术操作原则

（1）在执行无菌操作前，医护人员要戴好帽子、口罩并洗手。可避免头发上微生物和呼吸道内的飞沫落入无菌区，预防交叉感染。

（2）在执行操作时，操作区域要清洁宽敞。可避免灰尘落入无菌区操作时避免碰触污染物。

（3）无菌物品必须放在无菌容器、无菌包或无菌巾中平时应掩盖严密，保持干燥。无菌巾一旦潮湿就不能再认为是无菌。可避免空气中的微生物污染无菌物品；潮湿后，微生物可通过毛细管进入无菌区。

（4）在进行无菌操作时，未消毒的手臂不可跨过无菌区。因为地心引力作用及手臂的甩动，微生物可落入无菌区。

（5）要用无菌持物钳夹取无菌物品。无菌物品一经无菌容器内取出，不可放回。取出的物品即认为是相对无菌，不可放回以防污染其他无菌物品。

（6）夹取物品时，要面向无菌区，手臂必须保持在腰部以上或桌面上。在视线以外的或以下的无菌物品碰触不易觉察。

（7）不可面向无菌区大声谈笑、咳嗽、打喷嚏。以防止强力喷出的飞沫穿过口罩落入无菌区。

（8）在打开无菌包以前，要检查包布外的名称、灭菌日期及灭菌标记。在有效期内保持物品无菌状态，标记是指物品是否已经过灭菌处理。

（9）无菌区的边缘 3 cm 以内是无菌的安全范围。若物品接近污染区的边缘，其无菌性即被怀疑。

（10）无菌物品应远离非无菌区。可避免无菌物品与非无菌物品混淆或污染无菌物品。

（11）一份无菌物品只能供一个病人使用一次。以避免造成交叉感染和自身感染。

三、无菌物品的保管原则

无菌物品与非无菌物品必须严格分开放置，防止混淆。无菌物品应放在清洁、干燥的橱柜或专放清洁物品的房间内，并每日进行清洁或消毒。各种无菌物品应有规定的地点存放。无菌包或无菌容器要注明灭菌日期，并按日期的先后顺序排列，排放要清楚、整齐，以便于保管和取用。定期检查无菌物品的灭菌日期及保存情况。一块双层包布的无菌包在未污染的情况下可保持 7 ~ 14 天。盛放无菌于棉球、棉签及盐水棉球等没有消毒在内的搪瓷罐或盒，应每日灭菌。无菌液的持物钳及罐也应每日灭菌。

四、无菌技术基本操作

（一）刷手和洗手法

刷手是无菌技术中的一项基本操作，也是做好消毒隔离，预防交叉感染的一项重要措施，特别是医务工作者每日要接触各种病人及污染物品，手上必然会带有不同的致病菌，如不注意洗手，就会造成医源性交叉感染，给病人带来不必要的危害。

1. 内科刷手和洗手

洗手前将长衣袖向上卷起离腕关节 10 cm 以上。取下手表，避免污水打湿衣袖或手表。在流动水下进行，水龙头最好用脚踏开关，手刷要浸泡在肥皂水中。用干手器或消毒纸巾将手擦干。如用小毛巾用一次就应更换。护理隔离病人后，刷手应从手腕至手再至指尖。冲洗时手臂抬高自前臂至指尖冲洗。以防微生物污染手臂。

2. 外科刷手和洗手

在为有无菌伤口病人换药前刷手应从指尖向手到手腕至前臂刷洗。冲洗时手指抬高，避免污水流向手指（需要保持最清洁的部位）擦干后，用消毒液泡手。

注意事项：刷手时，衣服不可接触水池，以免污水溅到工作服上，要用旋转法刷，不可上下直刷，每只手刷一分钟，刷两次。刷手是利用机械与化学两种作用原理祛除污物及微生物，因此必须彻底从手腕到指甲皱处。要用流水冲洗肥皂沫。在全天的工作中要多次洗手，例如，进入病人单位前，给予病人护理后，接触病人的分泌物或处理污物之后，大小便前后，吃东西前，离开隔离病人床位以后，离开工作单位之前等。

（二）使用无菌持物钳法

无菌持物钳是取用、传递无菌物品的器械。配备和使用要遵守无菌原则，确保无菌物品不被污染。

无菌持物钳置于装有消毒液的搪瓷罐中（液面应浸没钳子的 1/2 以上）使用前应洗手及准备好用物，手握持物钳将其移至搪瓷罐中央。保持钳尖向下，取用无菌物品，不可触碰罐内无消毒液之部分或罐口周围。持钳时，保持钳尖向下（以免溶液倒流至钳把处，再流回钳尖而污染持物钳）。使用持物钳时一定要在桌上，不可低于距地面 1 m 的高度。自无菌容器内取出物品时，应将无菌物品距无菌区 15 cm 的高度，小心地放入无菌区内。使用后，仍将保持钳尖垂直向下，放回搪瓷罐中。

注意事项：无菌持物钳不得夹取油纱布，以免沾油渍，污染其他物品。如去远处夹取无菌物品，应将无菌持物钳和罐同时拿去，以免无菌持物钳在空气中暴露过久。

（三）使用无菌有盖容器法

无菌容器是盛放无菌物品的容器，作用是保持已经消毒的物品的无菌状态。洗手及准备用物。提起容器盖。移开容器时，保持容器盖的内面向下在视线范围内，若需要将盖置于桌上或任何区域时，应使盖里向上。要盖容器时，把容器盖向下在移至容器口上，小心盖上。若由桌上将容器盖拿起，反转使盖里向下，移至容器口上，小心盖上。

（四）倒无菌溶液法

保持无菌溶液的无菌状态。洗手及准备用物。查明外用溶液的名称称有效期，药液有无变质及沉淀。打开瓶盖，反转至桌上手握瓶签拿起瓶子，先倒少量溶液于弯盘中，以冲洗瓶口的灰尘，然后在无菌容器内再倒入所需的量。如瓶口留有溶液，用无菌纱布自瓶口向下擦拭瓶的外围，然后拿起瓶盖小心盖上。

（五）打开无菌包法

保持无菌包内物品的无菌状态。洗手及准备用物。将无菌包放在清洁干燥的桌面上，检查无菌包的名称、消毒日期及有效消毒标记。打开包布的手只能接触包布的外面，不可接触包布的里面。包布打开后用无菌钳夹出所需物品，置于已经准备好的无菌容器中。

（六）铺无菌盘法

保持无菌盘内无菌物品的无菌状态。洗手及准备用物。检查无菌包的消毒日期及有效消毒标记。依上法打开无菌包取出无菌巾，将无菌巾铺在治疗盘内，形成一个无菌区。将所需无菌物品放置在无菌面上。捏住无菌巾上层外面的两角，与低层边缘对齐，覆盖在无菌物品上，将双层边一起向下反折两次。两边向下反折，或三边向下反折。

（七）戴、脱无菌手套法

1. 戴手套

使用无菌手套是为了保护病人的伤口与皮肤以免感染。洗手（手指甲要剪短，以免刺破手套），准备用物，选择合适自己手大小的消毒手套。检查手套包上的消毒日期及消毒标志。打开手套包布，平放在清洁干燥的桌面上，以左手将左手袋上层包布提起，右手伸入左手袋内，夹住左手手袋口反折外侧，取出左手手套。左手伸入左手手套内。以戴手套的左手伸入右手袋内，取出右手手套，将右手伸入右手手套内。

2. 脱手套

如手套很脏或有血迹，应用自来水冲洗手套外面的污物。右手夹住左手手套的外面，将手套翻转，脱下。左手从右手套内面，将手套翻转，脱下（手不可与外面接触），洗手。

注意事项：戴手套时或操作无菌技术时，如发现手套有破损，应立即更换，双手应保持在腰部以上、视线范围以内。在操作前应将手套的滑石粉用无菌纱布擦掉或用无菌生理盐水冲洗掉。

第三节　医院感染的预防及控制

发生医院感染的原因虽然多种多样，但只要加强管理，采取行之有效的措施，将近 2/3 的医院感染是可预防的。为保障医疗安全、提高医疗质量，各级各类医院都必须成立医院感染管理委员会，由医院感染管理科、医务处、护理部、临床相关科室、辅助科室、后勤部门等科室的主要负责人和抗感染药物临床应用专家等组成，在院长或业务副院长的指导下开展工作，从而将医院感染管理纳入医院管理工作，有效预防与控制医院感染。

一、医院感染的预防

医院感染的原因是极为复杂的，特别应加强质量管理，制订出高标准、严要求的护理措施，严格执行各种无菌操作技术规程，严格医院隔离制度，搞好预防工作，从而控制医院感染的流行，使医院感染的发生率下降。其常规性预防措施如下。

（一）保护患者的周围环境

主要从控制溅落现象和处理溅落物着手。导管插入及插入后溅落现象发生率高，它污染环境、物品和工作人员。80% 的溅落由患者引起，20% 由工作人员造成。对已出现的溅落物需妥善处理，用含有效氯 0.5% ~ 1.0% 的消毒剂擦拭和浸泡污染物品和溅落物或弃之，以保护环境。

（二）保持患者皮肤黏膜清洁

坚持每日清扫床铺，每周更换 1 次床单，保持床单清洁。经常擦拭皮肤，及时换洗内衣，做好会阴清洁。

（三）医护人员手和患者手及时清洁

医护人员操作前后应严格洗手，尤其注意指间清洁，是防止病原菌扩散的关键。

（四）最大限度地保护穿刺部位

穿刺处可用 0.2% 洗必泰、1% 碘附和 70% 酒精消毒，其中以 0.2% 洗必泰消毒效果最佳，其感染率比碘附、酒精低。

（五）加强对患者预防感染教育

护理人员对患者进行详细的导管护理教育，可降低感染发生率。

二、医院感染的控制

（一）改进医院建筑与布局

为防止细菌的扩散和疾病的蔓延，医院在设备与布局上都应有特殊的要求。对传染病房、超净病房、手术室、监护室、产房等应严格划分三区（非限制区、半限制区、限制区），凡是与患者直接接触的科室均应设置物品"处置室"，其目的是将患者接触过的物品先进行消毒，达到无害化后再进一步处理。

（二）严格执行规章制度

医院感染管理制度的健全必须依照国家有关卫生行政部门的法律、法规实施。与医院感染管理相关的制度有清洁卫生制度、消毒隔离制度、消毒无菌效果监测制度、无菌技术操作规程、探视制度、各重点科室（如手术室、供应室、换药室、导管室、监护室等）的感染管理制度、医务人员医院感染知识培训制度以及感染管理报告制度等。

（三）做好消毒与灭菌处理

消毒与灭菌是控制医院感染的一项有效措施。禁止一次性医疗用品重复使用，禁止未经处置的医疗废物流向社会。对非一次性器具按消毒→清洁→灭菌的程序处理，并使用能杀灭 HIV 病毒的消毒剂。

（四）加强清洁卫生工作

清洁卫生工作包括灰尘、污垢的擦拭和清除，也包括对蚊虫、苍蝇、蟑螂、鼠类等的灭除。进行清洁卫生工作时，必须注意不要扬起灰尘，避免播散污染。病房的清洁卫生工作，宜在污染后立即进行。其顺序应由污染较轻的病房开始，逐步进入污染较严重的区域，最后处理患者公共活动场所。医护人员工作地点亦应进行清洁卫生打扫。

（五）采取合理的诊断治疗方法

使用抗菌药要有的放矢，应用抑制免疫疗法要采取相应的保护措施，如先治疗慢性病灶防止自身感染，定期检查白细胞动态与其他监测，提供药物预防等。对易于将微生物引入体内的诊断治疗要切实做好消毒、灭菌工作，严格无菌技术操作。

（六）开展医院感染的监测工作

其目的是通过监测取得第一手资料，分析医院感染的原因，发现薄弱环节，为采取有效措施提供依据，并通过监测来评价各种措施的效果。监测的主要内容包括环境污染监测、灭菌效果监测、消毒污染监测、特殊病房监测（如烧伤、泌尿科病房、手术室、监护室等）、菌株耐药性监测、清洁卫生工作监测、传染源监测、规章制度执行监测等。监测工作应作为常规，定期、定点、定项目地进行。对感染的记录要求详细具体，并以病房为单位定期统计分析。

（七）改善工作人员的卫生与健康条件

所有医院工作人员均应定期进行健康检查，若有不适或疑为传染性疾病，应立即报告，以便采取相应措施，并根据需要注射有关疫苗，必要时还可进行被动免疫或药物预防。

微信扫码
◆临床科研
◆医学前沿
◆临床资讯
◆临床笔记

第二章

感染性疾病的诊断

第一节 感染性疾病的诊断与鉴别诊断

感染性疾病的诊断主要依靠详尽的病史采集、详细的体格检查获得全面而准确的临床资料，再有目的地选择一些实验室和特殊检查。病原学的检查、流行病学的调查对确定传染源、传播途径，特别对新发感染性疾病的诊断具有非常重要的意义。

一、临床资料

感染性疾病具有病程发展的阶段性和特征性的临床表现如发热、皮疹、肝脾肿大或某些特征性体征，部分感染性疾病具有传染性和流行性。熟悉各种感染性疾病的临床表现，再通过仔细的询问病史，全面的体格检查，大多数疾病可获得初步诊断。

详尽的病史采集是诊断疾病的第一步，完整的病史包括疾病发生的时间、临床表现、疾病发生发展及治疗经过、既往史、个人史及流行病学史等。感染性疾病的发生、发展和转归具有一定的规律性，通常分为四个阶段：潜伏期、前驱期、症状明显期和恢复期。潜伏期长短取决于病原体的种类、数量、毒力和宿主的免疫力。如细菌性食物中毒潜伏期短至数小时，而狂犬病、艾滋病则数月到数年。由于多数感染性疾病的潜伏期比较恒定，了解每一种感染性疾病的潜伏期有助于疾病的诊断，潜伏期还是确定疾病检疫期的重要依据。前驱期的临床表现往往缺乏特异性，对疾病诊断意义不大。症状明显期感染性疾病所特有的临床表现逐渐显现，对疾病的诊断非常重要，采集病史时一定要抓住特征性病史。

发热常常是感染性疾病的共同症状，对发热患者要了解其热型、热度与热程。多数感染性疾病有其特殊的热型，在疾病的诊断和鉴别诊断上有参考价值。常见的热型有：稽留热、弛张热、消耗热、间歇热、双峰热、渡状热、回归热、不规则热等。伤寒、斑疹伤寒、粟粒性结核以稽留热多见，表现为高热，体温维持在 39 ~ 40℃以上，24 小时内体温波动范围不超过 1℃，持续数日或数周。弛张热是感染性疾病中更常见的热型，常见于败血症、重症肺结核及各种化脓性感染，表现为高热，体温常在 39℃以上，波动幅度大，24 小时内波动范围超过 1℃，但都在正常水平以上。败血症如病情凶险时可表现为消耗热，24 小时内体温波动范围在 4 ~ 5℃之间，从高热降到正常体温以下。革兰氏阴性杆菌败血症、黑热病可表现为双峰热，24 小时内体温两度升高，每次体温波动在 1℃左右。间歇热是指 24 小时内体温骤升达高峰后持续数小时，又迅速降至正常水平，无热期一般不超出 2 天，最典型的例子见于疟疾。波状热常见于布氏杆菌病，表现体温逐渐上升达 39℃以上，数天后又逐渐下降至正常水平，持续数天后又逐渐升高，如此反复多次。回归热则表现为体温急骤上升至 39℃以上，持续数天后又骤然下降至正常水平，高热重复出现，反复多次，可见于回归热。不规则热见于结核病、未经正规治疗的感染性疾病，表现为体温曲线无一定规律。按热度的高低分：低热（37.3 ~ 38℃）、中度热（38.1 ~ 39℃）、高热（39.1 ~ 40℃）、超高热（> 41℃）。不同病例、不同病情、不同并发症可有不同热度变化，因此不能根据热度考虑诊断，但不同的热度有其相对多见病种，故对诊断也有参考价值。一般低热多见于慢、轻症患者，高热多为急、重症患者，但热度高低不是衡量疾病轻重的最重要指标。根据发热的高低与热程可将发热分为长期发热和长期低热。

发热持续 2 ~ 3 周以上，体温高于 38.5℃以上称长期发热；发热持续 4 周以上，体温 37.5 ~ 38.4℃称长期低热。绝大多数感染性疾病如病毒、立克次体、支原体感染，多在 3 周内自愈或治愈，特别是病毒感染，热程一般不超过 1 ~ 2 周。热程超过 1 周，对感冒的诊断即应怀疑或可能有并发症的出现。传染性单核细胞增多症热程可长至 3 周，个别可超过 1 个月。巨细胞病毒感染、猫抓病、HIV 等热程可长时间迁延。由于同一疾病热程可长可短，长程发热疾病都必须经过初期发热阶段，而短程发热疾病又可因并发症或治疗不及时而拖延热程，故热程在诊断上仅供参考。

发疹也是感染性疾病的一个特征，许多感染性疾病在发热的同时伴有发疹，称为发疹性感染。发疹包括皮疹和黏膜疹。发现皮疹时应仔细记录其出现时间、出现顺序、分布部位、皮疹类型，有无瘙痒及脱屑等，不同的发疹性感染都有其特征性，对感染性疾病的诊断有重要价值。如水痘的皮疹多见于发热的第 1 天，猩红热多为第 2 天，天花多为第 3 天，麻疹见于第 3 ~ 5 天，伤寒多为第 7 天。水痘的皮疹主要分布于躯干，天花则多分布于面部和四肢，带状疱疹常呈束带状分布。麻疹有黏膜斑（Koplik's spot），皮疹先见于耳后、面部，然后自上而下蔓延到躯干、四肢，最后达手掌和足底。皮疹类型有斑丘疹、出血疹、疱疹或脓疱疹和荨麻疹等。许多病毒性疾病如麻疹、风疹、肠道病毒感染、EB 病毒感染和伤寒、猩红热等可有斑丘疹；出血热病毒感染、败血症、流行性脑脊髓膜炎等可有出血疹；水痘、天花、疱疹病毒感染和金黄色葡萄球菌败血症等可见有疱疹或脓疱疹；病毒性肝炎等可见荨麻疹。

病原体及其毒素、代谢产物侵入血循环，引起全身感染，可引起除发热外的其他毒血症状，如头痛、全身酸痛疲乏、纳差等，严重者引起中毒性脑病，麻痹性肠梗阻等，感染不能有效控制，可出现败血症、感染性休克、弥漫性血管内凝血（DIC）、多脏器功能损伤等表现。

全面的体格检查在感染性疾病的临床诊断中十分重要。体检时依据病史提供的诊断线索，进行全面系统、有目的地重点检查，可发现有诊断和鉴别诊断意义的阳性或阴性体征，对确定诊断、判断有无伴发疾病和并发症等有重要价值。

感染性疾病常见肝、脾肿大，肿大程度和质地在急性和慢性感染中各有特点。急性感染肝脏常轻、中度肿大，常伴有隐痛，质地柔软，脾常轻度肿大，无压痛。急性病毒性肝炎、传染性单核细胞增多症是病毒感染中引起急性肝脾肿大最常见的疾病。立克次体感染的斑疹伤寒，恙虫病，螺旋体感染的钩端螺旋体病、回归热、莱姆病，细菌性感染的伤寒、副伤寒、败血症、布氏杆菌病，寄生虫感染的急性疟疾、急性血吸虫病等均可有肝脾肿大。慢性感染肝脏常中度肿大，脾中度或重度肿大，质地中度或偏硬，晚期血吸虫病、慢性疟疾、黑热病可有重度的脾肿大。

各种感染性疾病除了以上常见的症状和体征外，根据其不同的感染部位或入侵的靶器官可有其局部定位表现，如发热、头痛、呕吐伴脑膜刺激征考虑中枢神经系统感染；咳嗽、咳痰、胸痛考虑呼吸系统感染；腹痛、腹泻、恶心呕吐，则为肠道感染；发热、腰痛伴尿路刺激症状为泌尿系统感染等。黄疸、淋巴结肿大等都是诊断感染性疾病的重要线索。

某些感染性疾病表现有诊断意义的特征性体征，对疾病的临床诊断至关重要，如麻疹的口腔黏膜斑、伤寒的玫瑰疹、白喉的咽假膜、恙虫病的焦痂溃疡等。

二、流行病学资料

感染性疾病中的传染病在人群中发生、传播、蔓延及终止的过程形成了传染病的流行过程。这是传染病特有的现象。每种传染病的流行过程都需要有其传染源、传播途径和易感人群三个基本条件。

患者、隐性感染者、病原携带者和受感染的动物是感染性疾病的传染源，尤其是隐性感染者和病原携带者有更重要的流行病学意义。病原体可通过多种方式传播：呼吸道传播（麻疹、白喉、传染性非典型肺炎等）、消化道传播（伤寒、痢疾等）、接触传播（痢疾、白喉等）、虫媒传播（疟疾，黑热病等）、经血液体液传播（乙型肝炎、丙型肝炎、HIV 等）、经土壤传播（炭疽、蛔虫、钩虫等）等。人群的易感性是决定某种传染病流行方式的因素之一，某些病后免疫力很巩固的传染病如麻疹有周期性流行的现象，与人群中对该病缺乏特异性免疫力的人增多有关。

自然因素和社会因素是造成疾病发生和影响其流行的重要因素，自然因素包括地理、气象和生态等，其对寄生虫病和虫媒传染病的流行特征的影响尤其明显，表现为疾病流行的地方性和季节性，如流行性脑脊髓膜炎以冬春季节发病为主，流行性乙型脑炎严格的夏秋季节发病，黑热病、血吸虫病都呈地方性和季节性。某些自然生态环境为一些传染病构成了特定的自然疫源地，为疾病在野生动物间传播创造了良好的条件，如鼠疫、钩端螺旋体病等。社会因素包括社会制度、经济和生活条件、文化水平等，对传染病的流行过程均有影响。各种环境因素在不同的感染性疾病的流行过程中所起的作用不同，要着重收集每种传染病在发病年龄、职业、季节及地区分布方面的流行病学特征。如百日咳、麻疹、水痘、流行性乙型脑炎、猩红热等多见于儿童；牧民、兽医、皮革皮毛加工者等易感染布氏杆菌病、炭疽病等，林业工人易感染莱姆病等；某些传染病常有疾病的接触史如麻疹、SARS、甲型肝炎等；患者的某些不良生活习惯可招致感染性疾病的发生如有生食鱼或进食醉蟹者易患肺吸虫病等；输入性传染病要着重了解患者的旅行史和异地居住史等。

因此，充分利用流行病学资料有助于感染性疾病诊断，还可以预测疾病的流行趋势，研究疾病的病因和预防。

三、实验室检查

通过全面的病史采集和体格检查，获得临床资料和流行病学资料的基础上，再借助适当的辅助检查、病原学检查及免疫学检查，对感染性疾病做出最后的确定诊断。

（一）一般实验室检查

一般实验室检查包括血液、粪便、尿液、脑脊液等常规检查和生化检查。外周血白细胞的计数和分类在感染性疾病的诊断中具有重要的参考价值。化脓性细菌感染如猩红热、流行性脑脊髓膜炎、败血症等常引起白细胞总数增加。绝大多数病毒感染时白细胞总数正常或减少，而淋巴细胞增高，但传染性单核细胞增多症、流行性出血热、流行性乙型脑炎、狂犬病等白细胞总数增高，前两者还有异型淋巴细胞出现。某些细菌感染也可引起白细胞总数减少如伤寒、副伤寒、革兰氏阴性细菌败血症等。原虫感染如疟疾、黑热病白细胞总数也常减少。中性粒细胞通常随白细胞总数的增减而增减。老年人因机体抵抗力下降，发生感染时可仅有中性粒细胞增加，而白细胞总数可正常。蠕虫感染如急性血吸虫病、肺吸虫病等常引起嗜酸性粒细胞增多，尤其是急性期较为明显。伤寒、流行性脑脊髓膜炎时嗜酸性粒细胞常减少。感染性腹泻、蠕虫感染等都需要粪便常规检查。流行性出血热、钩端螺旋体病等常有尿液常规检查的异常。脑脊液检查有助于中枢神经系统疾病的诊断。生化检查可发现心、肝、肾等脏器功能损伤等。

（二）病原学检查

1. 病原体的直接检查

许多感染性疾病可通过肉眼、显微镜或电镜检出病原体而确诊。

2. 病原体分离培养

根据不同标本及不同培养目的，进行病原体的培养分离和动物接种。培养分离可分为人工培养基分离和组织或细胞培养。细菌、螺旋体和真菌常用人工培养基分离培养，如沙门菌、志贺菌、霍乱弧菌、钩端螺旋体、隐球菌等。细菌、真菌培养分离不仅仅是确诊病原体，更重要的是可根据药物敏感试验结果指导临床抗生素使用。病毒及立克次体等必须在活细胞内复制、增生，需要用组织或细胞培养，有时需要动物接种。培养时应根据不同的病原体而选择不同的易感动物、组织或细胞培养进行分离。

检测病原体的标本有血液、骨髓、痰液、粪便、尿液、各种穿刺液、分泌物或脓液、组织活检标本等，送检的标本应根据不同疾病的特点和病程发展的阶段采集相应的标本。

（三）免疫学检查

免疫学检查方法具有特异性强、灵敏度高、重复性好、操作简便等优点，在感染性疾病诊断、发病机制的研究、病情监测与疗效评价等方面具有重要的地位。通过检测血清或其他标本中特异性抗原或抗体，可确定是否有相应病原体感染，并通过检测IgG、IgM抗体，对是否是新近感染或是过去感染有鉴别诊断意义。免疫学检查还可以评价个人及群体的免疫状态。特别适用于常规方法难以分离培养的病原体所致感染的诊断如病毒、立克次体、支原体、衣原体、深部真菌感染等。

（四）基因诊断技术

基因诊断技术在感染性疾病中的临床应用已日益广泛，用于病毒、细菌、支原体、衣原体、立克次体、螺旋体以及蠕虫感染的诊断。常用技术主要有核酸分子杂交、聚合酶链式反应（polymerase chain reaction，PCR）和 DNA 芯片（DNA chip）技术。

目前 PCR 已作为一项成熟的技术应用于各种感染性疾病的基因诊断。用 PCR 法检测 HBV DNA 可以早期诊断、疗效跟踪及病程判断等。利用 RT-PCR 技术可直接检测血清中低浓度 HCV RNA，了解病毒在体内复制的动态状况。用荧光定量 PCR 技术对 HBV、HCV 进行定量诊断，可以了解病毒载量高低，以预测抗病毒治疗疗效和评价患者的传染性。PCR 还用于 HIV、疱疹病毒感染、肠道病毒感染等。PCR 在细菌性疾病中应用较多的是分枝杆菌、幽门螺杆菌的鉴定和耐药菌株的筛选等。

DNA 芯片技术是自 20 世纪 90 年代初世界各国相继启动人类基因组计划后发展才日新月异，目前已取得相当大的进展。可应用于疾病的基因诊断、表达谱分析、DNA 测序、突变检测、基因筛选及其他领域。

第二节　细菌感染性疾病的检验诊断

一、采集标本的基本原则

（一）用于细菌分离培养的标本

1. 早期采集标本

最好在病程早期、急性期或症状典型期，并且最好在抗菌药物使用前采集标本。

2. 无菌采集标本

采集的标本应保证无外源性污染。采集血液、脑脊液、体腔积液、关节液或封闭的脓肿等标本时，应正确消毒穿刺点表面皮肤或黏膜，用无菌操作抽取标本。已形成窦道的部位，应从窦道底部取活组织检查；与外界相通的腔道中流出的或挤压出的脓液或分泌物，应弃去前段标本，留取后段标本进行检查；对于从正常菌群寄生部位或附近采集的标本，如口咽部、鼻咽部和泌尿生殖道等部位应采取措施避免正常菌群和其他菌群的污染，并明确检查的目的菌。

采集的标本盛放在带盖的无菌容器中，无菌容器内不得含有抑制微生物生长的物质；容器宜采用高压蒸汽、干烤等方法灭菌，对于使用环氧乙烷灭菌的容器灭菌后必须放置足够长的时间，使环氧乙烷挥发干净后方可使用；不得使用消毒剂或酸类处理。

3. 根据病程发展的不同阶段采集标本

如伤寒患者，发病全程可采集血液或骨髓，病程的第 2～3 周可以收集尿液或粪便；亚急性细菌性心内膜炎患者在抗菌药物使用前 24 小时内需作 3～5 次血培养。

4. 根据不同感染可能出现的病原菌采集标本

由于无法预知感染的是什么病原体，因此应根据流行病学资料和临床症状，尽可能多地考虑可能出现的病原体。如腹腔及其周围的感染、菌血症等至少应考虑需氧菌和厌氧菌混合感染，需要同时采集需氧和厌氧培养标本。常见细菌培养阴性，要考虑少见病原体以及特殊病原体的可能。

5. 正确保存和运送标本

采集的标本，均含有病原体或潜在的病原体，容器应密封不易碎，不得污染容器的口和外壁。应及时运送，防止标本干涸。若路途遥远，一般应冷藏（但对脑膜炎奈瑟菌和淋病奈瑟菌，需保温35～37℃）。

6. 安全采集标本

采集标本不仅要防止皮肤和黏膜正常菌群对标本的污染，同时也要注意安全，防止传播和自身感染。

（二）用于免疫学诊断的标本

1. 血清学诊断

采集血清用于抗体的测定。病程早期可以测定 IgM 抗体，由于抗体的产生需要应答过程，因此早期抗体检测可能阴性，此时应在 –20℃ 保存该份血清。在病程的 2 周后或恢复期再采集血清，与先前保存的血清同时测定抗体，如果有 4 倍以上的升高可以确定感染诊断。

2. 抗原检测

需要在病原体感染部位采集，避免其他病原体污染。

二、标本的采集方法

（一）血液标本的采集

正常人的血液是无菌的。当细菌侵入时可引起严重的菌血症或败血症。一般情况下在患者发热初期或发热高峰时采集；对持续性菌血症可随时采集；间歇性菌血症由于菌血症时间短，应预测其体温上升期进行采血。一般在抗菌药物使用前采集 2 ～ 3 次，对已使用抗菌药物又无法停止使用的患者，应在下次用药前采取。

采血的部位应彻底消毒。一般采集肘静脉，宜多部位采集，如两侧肘静脉或动、静脉同时采取，可以排除污染并提高阳性率，或在感染局部的附近血管中采血，可提高阳性率。成人采血量一般 5 ～ 10 mL，婴幼儿 1 ～ 3 mL。采集的血液标本用无菌操作注入装有血液增菌培养基的培养瓶中先进行增菌培养。怀疑有厌氧菌感染时，应抽取血液同时注入需氧培养瓶和庆氧培养瓶中。厌氧培养基通常采用硫乙醇酸盐培养基、牛心脑浸液肉汤等作为增菌培养基，培养瓶密封，将瓶中空气用 90%N_2、10%CO_2 替换，形成无氧环境，在培养液中加入刃天青作为指示剂，无氧时无色，有氧时呈红色应弃去不用。无论有否接种标本，血液培养瓶都不得冷藏。

若已长期使用了作用于细胞壁的抗菌药物，应考虑细菌 L 型感染，将血液接种于高渗培养基中，分别进行需氧、厌氧和 5%CO_2 环境中培养。

（二）呼吸道标本的采集

1. 上呼吸道标本的采集

正常情况下上呼吸道有正常菌群存在，进行普通培养无特殊意义。一般采取咽拭子和鼻咽拭子。

（1）咽拭子：将舌向外拉充分暴露口咽部位，用生理盐水湿润的棉拭子在咽部轻轻涂抹；疑为白喉患者时，应在可疑白膜边缘取分泌物；化脓性扁桃体炎时应先清洁扁桃体表面的脓液，然后另取干净棉签，挤压扁桃体，取扁桃体窝流出的脓液作为标本。

（2）鼻咽拭子：用生理盐水湿润的金属棒的弯曲棉拭子绕过悬雍垂，到达鼻咽部位涂抹。

2. 下呼吸道标本的采集

正常情况下下呼吸道无细菌或仅有少量细菌侵入，但很快被清除。下呼吸道标本采集时应防止被上呼吸道的正常菌群污染。常采集的标本包括痰液、支气管肺泡灌洗液和纤维支气管镜刷检。由于痰液的排出通过气管、咽喉和口腔，表面会黏附上呼吸道的寄生菌，给判断病原菌带来困难。因此，标本的正确采集和处理非常重要。

痰液标本以采集晨痰为好。可让患者先用无菌生理盐水漱口 3 次后自行咳痰；痰液黏稠或咳痰困难者，可雾化吸入 45℃ 左右的 10% 氯化钠水溶液后再咳痰；儿童可加以轻叩胸骨诱发咳嗽；对支气管扩张症或与支气管相通的肺空洞患者，清晨进行体位引流可获得较多的痰液。也可用环甲膜穿刺法、纤维支气管镜下用毛刷取呼吸道分泌物或收集支气管肺泡灌洗液。采集后需要观察标本的性状，选取脓、血性的部分作为细菌检验标本。痰液标本中如发现有颗粒、菌块及干酪样物，可能是放线菌或真菌感染。有异常恶臭，可能与厌氧菌感染有关。

（三）尿液标本的采集

正常人的尿液是无菌的。但在前尿道及尿道口有正常菌群和过路菌（如大肠埃希菌、葡萄球菌等）存在，而后者又是常见的尿路感染病原菌，因此正确采集尿液，避免其他菌群的污染是尿液细菌检验正确与否的关键。由于很多抗菌药物或代谢产物通过尿液排泄，因此必须在抗菌药物使用前采集。女性月经期间容易污染，不宜采集。

1. 中段尿采集法

采集前用肥皂水清洗外阴和尿道口，再用灭菌水冲洗，无菌纱布擦拭。男性可直接排尿，用无菌容器留取中段尿 10 ～ 20 mL。女性则需用手将阴唇分开后排尿，用无菌容器留取中段尿 10 ～ 20 mL。

2. 肾盂尿采集法

为确定尿中细菌来自肾脏，在膀胱镜下将导尿管插入两侧输尿管内，分别收集。

3. 膀胱穿刺法

一般用于厌氧菌培养的标本采集或不能正确留取中段尿而又需确定诊断的儿童。在耻骨联合上对皮肤进行消毒，用无菌注射器作膀胱穿刺抽取 5 ～ 10 mL 膀胱内尿液。

（四）脑脊液标本的采集

正常人的脑脊液是无菌的。从脑脊液中检出细菌均作为病原菌看待。以无菌方法采集脑脊液 3 ～ 5 mL，分别置 2 支无菌试管中。由于脑脊液中常见的致病菌如脑膜炎奈瑟菌和肺炎链球菌等能产生自溶酶，离体后迅速死亡，因此脑脊液标本采集后应立即送检或床边接种。此类病原菌对温度较敏感，在周围环境温度较低情况下，应 35℃保温运送。

（五）粪便标本的采集

肠道内有很多种类和数量的正常菌群，因此粪便标本中也包含有大量的正常菌群，通常需要使用选择性培养基分离致病菌。引起肠道致病的细菌种类众多，有强烈致病的沙门菌属、志贺菌属、霍乱弧菌、肠出血性大肠埃希菌等，能引起一般腹泻或食物中毒的副溶血性弧菌、小肠结肠炎耶尔森菌、空肠弯曲菌等；二重感染的常见病原菌金黄色葡萄球菌、艰难梭菌、真菌等。对于这些菌属的分离根据其不同的特点选用不同的方法。此外，菌群失调和菌群交替症可引起腹泻，对正常菌群的种类和比例的检查是不可或缺的。

标本的采集：粪便标本于急性腹泻期及未使用抗菌药物前采取自然排出的粪便，挑选黏液、脓血部分 2 ～ 3 g，液体粪便 1 ～ 2 mL，置无菌容器中，或置于保存液或增菌培养基中。对排便困难者或婴幼儿可用肛门拭子法。不能立即送检的标本应放入 Cary–Blair 运送培养基中。自行排出的粪便标本不适用于厌氧菌培养。

（六）生殖道标本的采集

正常的内生殖器官应是无菌的，但外生殖器可有正常菌群的存在，如男性尿道口、女性阴道等部位有葡萄球菌、链球菌、棒状杆菌、大肠埃希菌、分枝杆菌、厌氧菌、真菌等存在。主要的致病菌有淋病奈瑟菌、梅毒螺旋体等。在菌群失调时可发生如真菌性阴道炎、细菌性阴道炎或尿道炎等感染性疾病。

由于解剖结构的不同，男性和女性的生殖道标本采集方法有所不同。

1. 男性尿道及生殖道分泌物的采集

用无菌纱布或棉球清洁尿道口，擦去尿道口自行流出的脓液，然后从阴茎的腹面向龟头方向按摩，使脓液流出，用无菌棉签将脓液采集在无菌试管中。采集前列腺标本，需要由临床医师从肛门进行前列腺按摩，收集前列腺液进行检验。

2. 女性生殖道标本的采集

在阴道扩张器辅助下，分别用 3 支生理盐水湿润的无菌棉签直视下采集阴道后穹隆分泌物或宫颈黏液。1 支做直接涂片用于常规检查；1 支置无菌生理盐水管中用于检查滴虫；1 支放入无菌试管中，用于常规细菌培养及抗原检查。盆腔脓肿的患者应消毒阴道后，从后穹隆穿刺抽取脓液，分别做需氧和厌氧培养。采集子宫分泌物常用双套管的方式插入子宫腔吸取分泌物。在周围环境温度较低情况下，应 35℃保温运送。

3. 外阴分泌物标本的采集

对外阴部位硬下疳的表面先用无菌生理盐水清洁，除去表面的脓痂，从其溃疡底部挤出少许组织液，以洁净玻片直接蘸取，加盖玻片后送检。

（七）脓液、胸腹水及分泌物等其他标本的采集

封闭性脓肿可在消毒脓肿表面皮肤或黏膜后，直接穿刺抽取脓液后注入无菌试管中；开放性脓肿或瘘管，应清洁表面，从深部采取标本；对大面积烧伤或创伤的患者，应采集多个创面的分泌物标本；胸、

腹水通过胸腔或腹腔穿刺获得，注入无菌试管中送检。

（八）厌氧菌培养标本的采集

厌氧菌是对氧气敏感的一类细菌，在有氧气的环境中不能生存或生存极差，而且多数厌氧菌是机体内正常菌群的一部分。因此怀疑厌氧菌感染时标本的采集需要特别注意：①应尽量避免接触空气；②不被正常菌群污染。

采集厌氧菌培养标本原则上应从无正常菌群寄居的部位采取，对穿刺点进行消毒后，无菌操作抽取血液、关节液、心包液、腹、胸腔积液和膀胱穿刺液等标本；封闭性脓肿用注射器抽取；可通过纤维支气管镜保护性毛刷或支气管肺泡灌洗从支气管、肺中获取呼吸道分泌物或经支气管肺活检获取肺活组织；子宫腔分泌物采用双套管宫腔镜采取。

采集的标本应立即排空注射器内的空气（应在针头上包裹酒精棉球），立即将注射器针头插入无菌橡皮塞中以隔绝空气，运送至实验室；最好将标本立即注入密封的无氧小瓶中，瓶中装有 0.5 mL 厌氧培养基，并含有氧气指示剂刃天青，无氧气时不显色，小瓶内液体呈现淡黄色或无色。小瓶内液体显示粉红色表示有氧气，不能使用。也可在床边直接接种至预还原的培养基中，放入厌氧袋，打开气体发生装置，密封后运送至实验室。

以下标本不宜做厌氧菌培养：鼻咽拭子、咳出的痰液及气管抽取物、胃和肠道内容物、肛拭子、自行排出及导出的尿液、阴道及子宫拭子、前列腺分泌物、褥疮溃疡及黏膜层表面拭子、皮肤和黏膜拭子等。

三、直接涂片显微镜检查

将患者标本直接涂布在干净的玻片上做染色，用显微镜检查是简便而快速的方法之一，但并不适用于所有标本。通过直接检查可以观察细菌的形态特征与可能存在的细菌数量，也可以通过免疫学方法直接检查相关病原体的抗原获得诊断。

（一）脑脊液

流行性脑脊髓膜炎患者的脑脊液和瘀斑组织液涂片，革兰氏染色常可显示在细胞内的革兰氏阴性肾形双球菌，可报告"脑脊液中找到细胞内的革兰氏阴性肾形双球菌，疑似脑膜炎奈瑟菌"，或用脑膜炎奈瑟菌抗体包被的乳胶凝集试验，凝集阳性有诊断价值。通过革兰氏染色还可以发现其他革兰氏阳性和阴性细菌。在对脑脊液进行革兰氏染色时，有些革兰氏阳性的细菌如肺炎链球菌被白细胞吞噬后，可转变为革兰氏阴性，需要加以鉴别。此外，还可通过对脑脊液墨汁负染，在黑色背景中观察到折光性很强的菌体和周围似晕轮样的宽大透明荚膜，有时可见到生芽的新型隐球菌。可用 0.1% 甲苯胺蓝染色将小荚膜的新型隐球菌与白细胞区别，新型隐球菌菌体呈红色，白细胞呈深蓝色，红细胞不着色。抗酸染色可发现抗酸杆菌，以及寄生虫等病原体。

（二）咽拭子或鼻咽拭子

口咽和鼻咽部位存在大量的正常菌群，进行普通涂片染色难以鉴别致病菌。怀疑白喉患者，咽部假膜涂片可用异染颗粒染色法，可查见大量典型的棒状杆菌并可见异染颗粒，有参考诊断价值。怀疑鹅口疮等二重感染时，直接涂片革兰氏染色可见大量真菌孢子可诊断。

（三）痰液、支气管肺泡灌洗液

标本涂片用革兰氏染色后可以检查标本采集是否合格。低倍镜下观察如白细胞 > 25 个 /1 个视野，上皮细胞 < 10 个 /1 个视野，被视为"合格"标本，可以涂片观察标本中的细菌给予报告，但不能确定菌种；相反则说明标本来自口腔，应重新留取标本。标本中有黄色颗粒或不透明颗粒，则将标本洗涤后挑取颗粒做两张涂片，分别革兰氏染色和抗酸染色。如发现有革兰氏阳性，中央为菌丝团，周围呈放射状排列，抗酸染色阳性或弱阳性，可能是放线菌或奴卡菌感染；如果菌体大小不一致，或菌体粗大，或有芽孢发现，结合标本恶臭等情况，可能是厌氧菌感染。

（四）粪便

粪便标本普通涂片染色没有意义。在怀疑霍乱时，可取"米泔水"样便或肛门拭子，用复红单染，可见大量"鱼群样"排列的弧形细菌，具有参考诊断价值。也可制成悬滴片，观察动力，如发现有穿梭样运动，同时用霍乱弧菌 O1 群抗血清与标本混合后发现运动消失，此为制动试验阳性，可初步报告"疑似 O1 群霍乱弧菌"。在怀疑菌群失调或二重感染时可以涂片或取假膜样粪便，革兰氏染色观察菌群分布的大致情况，如发现大量的革兰氏阳性球菌，或大量粗大杆菌，或大量真菌孢子可确定诊断。怀疑肠结核，可取粪便标本超速离心后，抗酸染色找抗酸杆菌。

（五）尿液

尿液标本的直接涂片由于受到前尿道及尿道口寄生菌的影响，不能确定致病菌。对男性患者的尿液、尿道分泌物或脓液，可直接涂片检查，或将尿液离心后取沉淀涂片检查，发现有革兰氏阴性双球菌位于细胞内，可报告"疑似淋病奈瑟菌"。怀疑结核分枝杆菌感染的患者可以留取晨尿或 24 小时尿液，离心浓缩后抗酸染色检查。

（六）生殖道分泌物

女性生殖道分泌物标本常规湿涂片可以观察阴道清洁度，并可以发现真菌、阴道毛滴虫等病原体以及"线索细胞"等提示感染存在的细胞形态。疑为淋病奈瑟菌感染时可对涂片进行革兰氏染色，可以发现革兰氏阴性双球菌，但特异性不高，阳性预测值为 45% 左右。硬下疳溃疡分泌物涂片在暗视野显微镜下可以发现螺旋体。

四、病原菌分离

由于无法预知感染的病原菌，有许多病原体引起的临床表现基本相像，而有时病情紧急只能提供一份标本，因此要求实验室工作人员必须考虑尽可能多的病原体存在，结合临床表现，同时采用多种手段分离可能的病原体。

（一）血液

怀疑菌血症必须进行血液细菌培养。由于受到血液中细胞的影响一直接从血液中分离细菌比较困难。通常将血液先在血液增菌培养基中增菌培养后再行分离。为了满足病原菌的生长要求，最好选用胰大豆胨肉汤作基础，添加生长因子如 V、X 因子等。为了有效抵抗血液中残存的抗菌物质，选用聚茴香磺酸钠作为抗凝剂，添加对二甲氨基苯甲酸拮抗磺胺类物质、硫酸镁拮抗抗生素等；必要时添加青霉素酶。接种了血液的标本瓶应尽快放入 35℃孵育箱，并加以缓慢摇动促进生长。最好使用自动化培养仪可以缩短阳性报警时间。人工观察时必须每天观察一次。有阳性报警或人工观察有可疑细菌生长现象，必须尽快涂片染色检查，报告细菌的形态和染色性，同时将标本转种至固体培养基上进行分离。培养瓶人工观察三天未见细菌生长也应转种一次。培养瓶孵育 7 天后仍未见生长，应再次转种，确认无菌生长后报告"血液需氧细菌培养 7 天未见细菌生长"。

为了有效分离培养瓶中的细菌，根据涂片检查的结果应转种血平板、巧克力（色）平板、SS 平板、EMB 平板等多种平板，并分别放置需氧环境、5%CO$_2$ 环境中 35℃孵育。最好同时进行厌氧菌的检查，将抽出的血液标本排出空气后立即注入厌氧培养瓶中。如有可疑生长情况，立即接种预还原的厌氧血平板，放入厌氧环境 35℃孵育 48 小时，同时接种血平板放入需氧环境孵育。如果厌氧血平板上生长，而需氧环境中没有生长，则报告"厌氧菌生长"。

（二）呼吸道分泌物

需要接种血平板、流感嗜血杆菌选择性平板、EMB 平板或麦康凯平板，必要时增加沙保弱琼脂或念珠菌显色平板。检查百日咳鲍特菌应将标本直接接种在鲍-金（Border-Gengou）平板上；白喉棒状杆菌应直接接种吕氏血清斜面或鸡蛋培养基，同时接种亚碲酸钾血平板；脑膜炎奈瑟菌带菌者的检查，应将鼻咽拭子 35℃保温运送，尽快接种在 35℃预温的卵黄双抗平板上，置 3%～5%CO$_2$ 环境中 24 小时后观察菌落生长情况。对化脓性 A 群链球菌的分离，可以使用血平板，在标本接种原始区贴一张 0.04 U 的杆菌肽纸片作为 A 群链球菌存在的指示。

由于上呼吸道正常菌群的存在，需要观察血平板细菌的生长情况。如为上呼吸道的正常菌群，且比例大致正常，则报告"未检出致病菌"；如果某一种菌群明显占多数或接近纯培养，应考虑该菌与疾病有关，鉴定后报告。有时采用半定量计数的方式报告，表示菌群中某种细菌所占的比例，作为诊断时参考。

（三）粪便

怀疑细菌性痢疾或伤寒的急性期患者取粪便标本或肛门（直肠）拭子直接接种肠道强选择性培养基（SS琼脂、木糖赖氨酸去氧胆酸钠琼脂）和弱选择性培养基（如Mac Conkey、EMB、中国蓝琼脂）平板各1个，35℃需氧培养18～24小时。这些培养基以乳糖作为指示，肠道致病菌一般不发酵乳糖，因此不发酵乳糖的无色菌落即为可疑致病菌菌落。病原携带者的检查，可将粪便标本接种于GN增菌液（适用于沙门菌属和志贺菌属）和亚硒酸盐或四硫磺酸盐增菌液（适用于沙门菌属）35℃孵育18～24小时后，将GN增菌液转种于肠道强选择性培养基，而亚硒酸盐或四硫磺酸盐增菌液接种于弱选择性培养基上，35℃需氧培养18～24小时。

可疑霍乱患者，取"米泔水"样便或已接种于保存液中的粪便标本0.5～1 mL，或肛门（直肠）拭子接种子碱性蛋白胨水中进行35℃增菌，同时接种TCBS琼脂平板或含糖双洗平板、庆大霉素琼脂平板、4号琼脂平板。碱性蛋白胨水增菌管培养6小时后，取增菌液表层菌膜移种于上述平板中进行分离培养，同时取增菌液作革兰氏涂片染色和悬滴法动力试验及制动试验，阳性者及时报告。

怀疑副溶血性弧菌感染，取可疑粪便（或可疑食物）接种于副溶血性弧菌增菌液中，同时划线接种于副溶血性弧菌选择性平板和SS平板上，35℃ 18～24小时培养后观察菌落生长。副溶血性弧菌增菌管孵育16～18小时后移种至上述平板中35℃ 18～24小时培养后观察菌落生长。

引起肠道致病的大肠埃希菌有5型：肠致病性大肠埃希菌（EPEC）、肠侵袭性大肠埃希菌（EIEC）、肠毒素性大肠埃希菌（ETEC）、肠出血性大肠埃希菌（EHEC）和肠凝聚性大肠埃希菌（EaggEC）。取可疑粪便标本接种在中国蓝平板（或Mac Conkey平板或EMB平板），35℃ 18～24小时，挑取5～10个乳糖发酵菌落，确认为大肠埃希菌，用EPEC、EIEC的多价抗血清进行凝集。疑为ETEC则采用改良Elke法测定LT，用乳鼠灌胃试验测定ST。对怀疑EHEC感染的患者标本，应接种在山梨醇麦康凯琼脂平板，挑选山梨醇不发酵的菌落，用抗血清鉴定血清型。

怀疑小肠结肠炎耶尔森菌感染，将可疑粪便同时接种于新耶尔森菌选择培养基（NYE）、Mac Conkey及SS琼脂平板，35℃ 48小时后选择无色、透明或半透明、较小菌落进一步鉴定。带菌者可将粪便或肛拭子接种于1/15 mol/L pH 7.4～7.8的PBS中，在4℃进行冷增菌，在第7天、14天和21天取增菌液分别接种上述平板培养分离和鉴定。

疑为空肠弯曲菌感染，取可疑粪便或在Cary-Blair运送培养基中的粪便标本接种于Camp-BAP血琼脂或Skirrow血琼脂，或接种于CEM增菌液在微需氧环境下培养18～24小时后接种上述平板，在微需氧环境下培养42～48小时后，观察平板菌落生长情况。

（四）尿液

为了区别污染菌和病原菌，采用倾注培养法和定量接种法进行尿液菌落计数。一般认为中段尿液中的菌落数 > 10^5 cfu/mL为真性细菌尿，< 10^4 cfu/mL可能为污染菌，（10^4～10^5）cfu/mL为可疑阳性需重新复查，如仍为同样结果，则应视为病原菌。尿量、尿液在膀胱中停留的时间及使用利尿剂等会影响尿液菌落计数的结果。

普通尿液培养一般接种血平板和EMB（或Mac Conkey平板）或CLED平板。需氧环境培养18～24小时后，根据菌落计数结果确定病原菌，再根据细菌特性进行鉴定。

尿液中细菌L型较为常见，特别是在使用了抗细胞壁类抗菌药物后。可同时接种细菌L型平板，置5%～10%CO_2环境培养。

硝酸盐还原法、氯化三苯四氮唑（TTC）还原法、尿中抗体包被细菌法和产色培养基法等方法可以快速提示尿液细菌感染的存在。

（五）脑脊液

收到脑脊液标本后应立即接种在35℃预保温的血平板和巧克力平板上。床边接种时直接将脑脊液滴入上述平板中。置5%～10%CO_2环境35℃培养18～24小时，观察菌落生长情况，根据菌落特征和涂片染色结果进行进一步鉴定。脑脊液标本一般经3天培养仍未见细菌生长，可报告"经3天培养无细菌生长"。

五、病原菌的鉴定

根据分离培养基平板上的细菌菌落特征，将病原体鉴定到种的水平，有时需要鉴定亚型或血清型。病原菌的鉴定主要有以下内容：

（一）分离平板上的菌落特征

菌落大小、颜色、菌落类型（光滑或粗糙）、透明度、边缘情况等，平板上的特征如溶血、迁徙等，选择性平板上的特征性反应如乳糖发酵情况等。

（二）细菌染色性及形态特征

革兰氏染色阳性、阴性，球菌、杆菌等。

（三）细菌的生理生化反应结果

细菌的营养、气体、温度等生长要求；各种碳水化合物的代谢试验，蛋白质和氨基酸代谢试验，碳源和氮源利用试验，各种酶类试验，抑菌试验等。

（四）细菌产生的特异毒素测定

如白喉毒素、ETEC 的肠毒素（LT、ST）测定、金黄色葡萄球菌肠毒素等。

（五）细菌抗原型别测定

用特异分型血清进行鉴定如沙门菌属的分型鉴定。

（六）动物感染性试验

将可疑病原菌感染敏感动物，观察动物发病情况以及从感染动物体内分离病原菌。

六、检测细菌的特异性抗原及抗体

（一）抗原检测

利用各种检测抗原的敏感方法，如对流免疫电泳、放射免疫、酶联免疫、胶乳凝集以及胶体金标记等方法，直接从患者标本中检测细菌抗原作快速诊断。如在细菌性脑膜炎中，利用特异性抗体包被胶乳颗粒，检测脑脊液中可能存在的肺炎链球菌、脑膜炎奈瑟菌等细菌的抗原，特异性好，敏感性高。检测抗原的方法可以在抗菌药物使用后，细菌生长被抑制，此时培养方法不能检出细菌，但仍可在短期内检出抗原的存在，从而有助于明确病因。

（二）抗体检测

在某些细菌感染性疾病（如梅毒、军团菌病等），当出现临床症状时病原体仅短时间内存在或分离病原体较为困难；或由于细菌感染后出现了超敏反应（如溶血性链球菌、耶尔森菌、衣原体等感染后的关节炎等），出现临床症状时不太可能分离到病原菌。此时可通过抗体检测来确定诊断。人体受病原菌感染后，经一定时间的免疫应答产生抗体，抗体的量随病原菌感染过程而增多，表现为抗体滴度升高，是人体与病原体之间的急性相互反应的结果。因此用已知的细菌或抗原检测患者体液（主要为血清）中有无相应抗体及抗体量的动态变化，可辅助诊断。一般采用血清进行试验，故又称为血清学试验。

血清学试验通常测定血清中抗体的滴度。所谓滴度是抗体的半定量测定，是指能检测到抗原抗体反应的最高血清稀释度。不同的测定方法有不同的敏感性，因此测定的滴度也会不同，不具有可比性。正常人如已经受过某些病原菌隐性感染或近期进行过预防接种，血清中可能含有对该种病原菌的一定量的抗体，因此必须有抗体滴度升高或随病程递增才有参考价值，可作为间接检测病原体的筛选试验。例如检查伤寒患者血清中抗体的试验称为肥达试验（Widal test），即将患者血清稀释后，与伤寒、副伤寒菌抗原在试管中做凝集反应。根据最高血清稀释度仍有明显凝集的血清抗体滴度，结合患者具体情况作为诊断。大多数血清学试验的诊断需取患者双份血清，即一份在疾病的急性期，另一份在恢复期（一般为病程的第 2 ~ 6 周后），当抗体滴度升高 4 倍以上有诊断价值。此外补体结合试验和间接凝血试验也是常用的方法，这些方法不能区分 IgM 和 IgG，单份血清测定的结果对于判断急性或既往感染的存在和持续时间、是否早期感染的作用有限，主要为恢复期的回顾性诊断。这些试验的结果也不能用于评价机体对某种病原体的免疫状况。检测结果阴性不能排除急性感染的存在。

免疫学技术如荧光免疫、酶联免疫、放射免疫和发光免疫技术可以检测某些细菌特异性 IgM、IgG 和 IgA 抗体，在机体对感染的初始免疫应答中，特异性 IgM 是最早出现的，在 2～3 周后达到峰值，持续 2～3 个月后下降；特异性 IgG 常在感染后 2～3 周开始上升，数周后达到高峰，可长期甚至终身存在体内。如果在病原体感染后 5～7 天采样，而患者也没有免疫抑制或缺陷，则阴性结果提示不存在特异性抗体，可以排除该病原体的感染。在单份样品中检出特异性 IgM 或 IgA 表明存在急性感染或近期消退的感染。在胎儿和新生儿中检出特异性 IgM 提示宫内感染或围生期感染。偶然在重复感染时不出现 IgM 升高。在单份样本中检出特异性 IgG 表明机体接触过相应的病原菌，其滴度高低可以评价免疫状况和免疫保护水平。连续检测发现 IgG 滴度持续升高，表明急性感染或外源性、内源性重复感染存在。持续存在高滴度的 IgG 表明过去发生感染持续至今或已消退的过去感染。此外，在检测抗体时至少应有怀疑可能致病细菌的线索方可采用相应抗原，否则就无从选择做何种血清学试验。有些患者因早期使用抗生素治疗，细菌在体内繁殖不多，患者可不产生抗体，因而并非每一患者均有抗体滴度升高的现象。然而当病原菌不能被检出时，有些患者仍可通过血清抗体滴度的升高予以诊断。

七、检测细菌遗传物质

通过检测病原体遗传物质来确认病原体也许是检查病原体最为直接快速的方法。目前比较成熟的技术包括基因探针技术和 PCR 技术。但对检出的结果需要谨慎对待，结果的解释需要有临床症状的支持，特别是在有正常菌群寄居的部位检出的结果。

（一）基因探针技术

用标记物标记细菌染色体或质粒 DNA 上的特异性片段制备成细菌探针，待检标本经过短时间培养后，经过点膜、裂解变性、预杂交和杂交后，利用探针上标记物发出的信号可以知道杂交结果并判断病原体的性质。

（二）聚合酶链式反应（PCR）

这是二十世纪八十年代末发展起来的一项技术，针对病原体的特异基因设计特异引物，细菌标本（不经培养或培养后）经过简单裂解、变性，就可在反应缓冲液中进行扩增反应，在 PCR 仪经过 25～30 个循环，通过琼脂糖电泳即可观察扩增结果，检出病原体。现在已通过实时荧光定量技术可以对标本中病原体的基因数量进行定量分析，提高了检测的灵敏度和可靠性。尤其适用于那些培养时间较长的病原菌的检查，如结核分枝杆菌、支原体等。PCR 高度的敏感性使该技术在病原体诊断过程中极易出现假阳性，避免污染是提高 PCR 诊断准确性的关键环节。

第三节　病毒感染性疾病的检验诊断

病毒性疾病检验诊断应首先根据临床特征和流行病学资料，初步判断可能感染的病毒。然后根据可疑病毒的生物学特点、机体免疫应答和临床过程，结合患者当前所处的时机，确定检验诊断的方法。有些病毒感染潜伏期较短，发病时机体免疫系统尚未完全应答，没有抗体产生，因此可选择测定病毒颗粒、病毒抗原或病毒核酸。对于潜伏期超过 10 天的病毒感染，可检测特异性的 IgM 抗体来进行早期快速诊断、区别初次和再次感染。对可在机体内形成持续感染或潜伏感染的病毒，可检测急性期和恢复期双份血清的 IgG 抗体滴度有无 4 倍以上升高，或直接检测病毒核酸。对原因不明，可能有新病毒感染时，应采集相应部位的标本进行病毒分离，同时应采取双份血清以确认分离的病毒为病原病毒。对同一症状可由多种病毒引起的情况，应同时检测几种相关病毒的病毒颗粒、抗原或抗体，对由多个型别组成的病毒可测定它们的共同抗原。病毒感染的实验室检查包括病毒分离与鉴定、病毒核酸与抗原的直接检出以及特异性抗体的检测。

一、标本的采集与送检

临床医师根据流行病学资料，疾病的症状与体征综合判断可能为何种病毒感染，留取适宜的标本送检。

实验结果对诊断病毒感染的价值，很大程度上取决于标本的采集和处理的方式是否恰当。正确采集标本，及时运送和处理，是极为重要的。

（一）采集标本的时间

尽可能在发病的初期，急性期或患者入院的当天进行。疾病后期由于机体产生免疫力，开始清除病毒，使病毒数量减少或消失，不易检出。

（二）标本种类的选择

根据临床感染的症状及流行病学资料，判断可能感染病毒种类，选择相应部位采取标本。处理标本时要考虑病毒的生物学特性，如有包膜病毒冻融易被灭活。某些病毒如麻疹病毒吸附在白细胞上，为了有效分离病毒，血液标本应加抗凝剂。

1. 心脏疾病

可采取咽拭子、粪便、心脏组织或心包液标本。分离相关的肠道病毒，包括埃可病毒、柯萨奇 A 组和 B 组病毒，也可采取血液标本进行血清学诊断。

2. 中枢神经系统感染

可采取咽拭子、粪便标本、脑脊液标本进行肠道病毒的分离；采取咽拭子、脑膜组织分离单纯疱疹病毒，亦可采取脑脊液进行 PCR 检查；采取咽拭子、尿液、脑脊液或唾液标本用于分离腮腺炎病毒。另外，虫媒病毒、人类免疫缺陷病毒、麻疹病毒、狂犬病毒等也可引起中枢神经系统的感染，可通过血清学或测定抗原、核酸来诊断。应在入院时采取第 1 次血标本 5 ~ 10 mL，第 2 次在 2 ~ 3 周后或出院前采取，用于双份血清学诊断。

3. 先天或新生儿感染

采取咽拭子、尿液分离人类巨细胞病毒，血清学方法测定 IgM 有助于诊断；采取咽拭子、皮肤、尿液、脑脊液、粪便或直肠拭子分离肠道病毒；采用喉拭子、皮损、尿液标本分离 HSV，脑脊液标本用于 PCR 测定，皮损标本亦可用直接荧光抗体测定，测定血清中 IgM 有助于诊断。采集咽拭子、皮损等标本用于分离带状疱疹病毒。HBV、HIV 和微小病毒 B19 也可引起宫内感染，可以进行血清学诊断。

4. 胃，肠道疾病

采取粪便标本或直肠拭子用于腺病毒 40/41 和轮状病毒的分离。

5. 呼吸道感染

采取咽拭子，分离腺病毒、肠道病毒、流行性感冒病毒、副流感病毒、呼吸道病毒、鼻病毒等。

（三）常见标本的采集方法

1. 血液

以无菌操作抽取抗凝血 10 mL。抗凝剂可选用 100 U/mL 肝素钠，常用于分离 CMV 和 Hsv，亦可用于虫媒病毒、EBV、HIV-1 及新生儿肠道病毒的分离；如欲进行 PCR 检测核酸，则需使用 EDTA 抗凝；为了血清学检查的需要，应抽取另一管 5 mL 血液，不抗凝送检。

2. 脑脊液

以无菌手续抽取脑脊液 1 ~ 2 mL，置无菌试管内，在冰浴中应立即送检。在 4℃可存放 72 小时。常用于分离柯萨奇病毒、ECHO 病毒、肠道病毒、腮腺炎病毒等。

3. 宫颈或阴道拭子

采取病灶部位分泌物，将拭子置运送液中；如无病损部位，则清理宫颈口黏液，将拭子伸入宫颈约 1 cm 停留 5 秒以上取出，置运送液中 4℃冰浴立即送检。常用于 HSV、CMV 的分离。

4. 粪便标本

取 2 ~ 4 g 粪便标本在无菌的容器中，加 8 ~ 10 mL 运送液立即送检，常用于腺病毒、肠道病毒的分离，亦用于轮状病毒的分离及抗原检测。

5. 含漱液

可用无菌生理盐水，让患者含漱几次取得，与运送液等量混合。用于分离流感病毒、副流感病毒、鼻病毒、RSV 等。

6. 咽拭子

使用压舌板充分暴露，避免唾液污染，用生理盐水湿润的拭子涂抹咽喉部表面，置运送液中。常用于分离腺病毒、CMV、肠道病毒、HSV、流感病毒等。

7. 尿道拭子及尿液标本

尿道拭子伸入尿道 4 cm 轻轻转动 2 ~ 3 次，以获得较多的上皮细胞，取出后置运送液中，常用于分离 CMV 和 HSV。

8. 尸检标本

应在死亡后尽早采取，采集各种器官时要分开使用器械和容器。已用福尔马林固定或石蜡已包埋的组织块可用于免疫组化、核酸杂交和 PCR 检测。

（四）标本的运送和保存

病毒的抵抗力通常较弱，在室温中容易灭活，因此用于分离培养病毒的标本要尽快送到实验室处理和接种。如不能及时送检，可在 4℃ 环境下冷藏数小时。如需较长时间保存则应放置 –70℃。放置 –20℃，病毒容易灭活。在冻存液中需加入甘油或二甲亚砜（dimethyl sulfoxide，DMSO）等作保护，防止反复冻融使病毒灭活。

为了预防标本在运送过程中干涸，保持病毒的原始特征，防止标本中污染的细菌过度生长，通常使用病毒运送培养基。许多病毒运送培养基（virus transport media，VTM）配方都以 Eagle's 液或 Hank's 盐平衡溶液为基础添加灭活的小牛血清或牛血清白蛋白。为了有效抑制细菌生长通常在 VTM 中加入抗生素如青霉素 100 U/mL 和链霉素 100 μg/mL，为了抑制真菌的生长加入 2.5 μg/mL 两性霉素 B 或 40 μg/mL 制霉菌素。

检测特异性抗体需要采取急性期与恢复期双份血清，第一份尽可能在发病后立即采取，第二份在发病后 2 ~ 3 周采取。血清标本放 –20℃ 保存，试验前血清标本以 56℃ 30 min 处理去除非特异性物质及补体。无菌性脑炎患者也可取脑脊液检测特异性 IgM。

二、病毒的分离与鉴定

（一）病毒的分离

病毒分离的一般程序是：采集标本→杀灭杂菌（青、链霉素）→接种易感的动物或鸡胚、细胞培养→出现病变或死亡→鉴定病毒种型（血清学方法）。

无菌标本（脑脊液、血液、血浆、血清）可直接接种细胞、动物、鸡胚；无菌组织块经培养液洗涤后制成 10% ~ 20% 悬液离心后，取上清接种；含漱液、粪便、尿、感染组织或昆虫等污染标本在接种前先用抗生素处理，杀死杂菌。

1. 细胞培养

用分散的活细胞培养称细胞培养（cell culture）。所用培养液是含血清（通常为胎牛血清）、葡萄糖、氨基酸、维生素的平衡溶液，pH7.2 ~ 7.4。细胞培养包括原代细胞培养、二倍体细胞培养和传代细胞培养等。

（1）原代细胞培养（primary cell culture）：用胰蛋白酶将人胚（或动物）组织分散成单细胞，加一定培养液，37℃ 孵育 1 ~ 2 天后逐渐在培养瓶底部长成单层细胞即原代细胞，如人胚肾细胞、兔肾细胞。因原代细胞不能持续传代培养，通常不用于检验诊断。

（2）二倍体细胞培养（diploid cell culture）：原代细胞只能传 2 ~ 3 代细胞就退化，但少数细胞能继续传代并保持染色体数为二倍体，称为二倍体细胞。二倍体细胞生长迅速，并可传 40 ~ 50 代。通常是胚胎组织的成纤维细胞（如 WI–38 细胞系）。目前多用二倍体细胞系制备病毒疫苗，也用于病毒的实验室诊断工作。

（3）传代细胞培养（continous cell culture）：通常是由癌细胞或二倍体细胞突变而来（如 HeLa、Hep–2、Vero 细胞系等），染色体数为非整倍体，细胞生长迅速，可无限传代，在液氮中能长期保存。目前广泛用于病毒的实验室诊断工作，根据病毒对细胞的亲嗜性，选择敏感的细胞系使用。

此外，淋巴细胞培养也应用在病毒的研究和诊断中，如 HIV 病毒的研究。

2. 动物接种

这是最原始的病毒分离培养方法。常用小白鼠、豚鼠、家兔、猴及猩猩等。根据各病毒对组织的亲嗜性选择接种途径，可接种鼻内、皮内、脑内、皮下、腹腔或静脉等，例如嗜神经病毒（脑炎病毒）接种鼠脑内，柯萨奇病毒接种乳鼠（一周龄）腹腔或脑内。接种后逐日观察实验动物发病情况，如有死亡，则取病变组织剪碎，研磨均匀，制成悬液，接种细胞培养或继续接种动物传代，并作鉴定。动物接种可受到动物机体的影响，如动物已受到过某种病原体的感染已经出现抵抗力，导致接种的病原体不出现阳性反应。

3. 鸡胚培养

受精孵化的活鸡胚是一个完整的动物体，用于培养病毒比用动物更加经济简便。根据病毒的特性可分别接种在鸡胚绒毛尿囊膜、尿囊腔、羊膜腔、卵黄囊接种，常用于流感病毒及腮腺炎病毒等的分离培养。但很多病毒不适合在鸡胚中生长。

（二）分离病毒的鉴定

1. 病毒在细胞内增殖的指征

（1）细胞致病作用：病毒在细胞内增殖引起细胞退行性变，表现为细胞皱缩、变圆、出现空泡、死亡和脱落的现象称为细胞致病作用（cytopathogenic effect，CPE）。某些病毒在普通光学倒置显微镜下可观察到特征性的 CPE，结合临床表现可做出早期性诊断。结合特异性抗体免疫荧光（IF）法在荧光显微镜下可见细胞内的病毒或抗原可被荧光素标记的特异性抗体着色呈现斑点状黄绿色荧光。用于鉴定病毒具有快速、特异的优点。

（2）红细胞吸附现象：某些病毒如流感病毒和某些副黏病毒感染细胞后 24 ~ 48 小时，在细胞膜上出现病毒的血凝素，能吸附豚鼠、鸡等动物及人的红细胞，出现红细胞吸附现象（hemadsorption phenomenon）。若加入相应的抗血清，中和病毒血凝素后，再加入红细胞则不出现红细胞吸附现象，称为红细胞吸附抑制试验。这一现象不仅可作为这类病毒增殖的指征，还可作为初步鉴定的依据。

（3）干扰现象：当两种病毒同时或先后感染同一细胞时，可发生一种病毒干扰另一种病毒在该细胞中的增殖，这种现象叫干扰现象（interference phenomenon）。前者为不产生 CPE 的病毒（如风疹病毒）但能干扰以后进入的病毒（如 ECHO 病毒）增殖，使后者进入宿主细胞不再产生 CPE。

2. 病毒感染性的定量测定

（1）空斑形成单位测定：这是一种测定病毒感染数量较为准确的方法。将适当浓度的病毒悬液接种到生长单层细胞的培养瓶中。当病毒在细胞内复制增殖后，每一个感染性病毒颗粒在单层细胞中产生一个局限性的感染细胞病灶，病灶逐渐扩大，若用中性红等活性染料着色，在红色的背景中可见没有着色的"空斑"。由于每个空斑由单个病毒颗粒复制形成，所以病毒悬液的滴度可以用每毫升空斑形成单位（plaque-forming unit，PFU）来表示。该方法仅适用于能产生 CPE 效应的病毒。

（2）50% 致死量（LD50）或 50% 组织细胞感染量（TCID50）的测定：本法可估计所含病毒的感染量，是指病毒感染细胞或组织后引起 50% 发生死亡或病变的最小病毒量。方法是将病毒悬液作 10 倍连续稀释，感染鸡胚、易感动物或组织细胞培养，经一定时间后，观察细胞或鸡胚病变，或易感动物发病而死亡等情况，经统计学方法计算出 50% 致死量或 50% 组织细胞感染量，可获得比较准确的病毒感染性滴度。

3. 病毒形态与结构的观察

病毒悬液经高度浓缩和纯化后，借助磷钨酸负染及电子显微镜可直接观察到病毒颗粒，根据大小、形态可初步判断病毒属那一科。还可用分子生物学技术分析病毒核酸组成、基因组织构成、序列同源性比较加以鉴定。

4. 血清学鉴定

用已知的诊断血清来鉴定。补体结合试验可鉴定病毒科属；中和试验或血凝抑制试验可鉴定病毒种、型及亚型。

三、病毒核酸及抗原的直接检出

病毒的核酸携带了病毒的全部遗传信息。无论病毒是以前病毒的形式，还是完整病毒体，在细胞内或游离于细胞外，只要有完整的特异基因核酸存在，检测病毒特异基因就可以确认有病毒的存在。常用的诊断技术有以下几种：

（一）病毒核酸的直接检出

1. 探针杂交法

（1）斑点杂交法和固相杂交技术：将待测的 DNA 或 RNA 直接点在杂交滤膜上，变性后，用地高辛、生物素等标记的核酸探针进行杂交。然后采用酶反应或酶免疫技术进行检测，已被越来越多的实验室广泛使用。固相杂交技术将核酸探针进行修饰后，包被在固相材料微孔板中，加入待测的核酸序列和标记的指示探针在微孔板的杂交液中，进行杂交，洗涤后，用酶免疫技术进行检测。或将核酸探针包被于微小粒磁珠表面，悬浮于杂交液中。与待测的核酸序列及标记的指示探针进行杂交。用磁珠分离技术分离结合有杂交体的磁珠，进行检测。

（2）原位杂交技术：将细胞固定后，在不破坏细胞结构的前提下，在细胞原位释放暴露 DNA 或 RNA，加入标记的特异核酸探针，进行杂交显色后，可以显示特定的杂交探针在细胞内的位置和核酸的数量。直接观察待测核酸在细胞内的分布状态与细胞染色体的关系，是核酸杂交技术结合细胞学技术的一种特殊检测技术。

（3）Southern 印迹和 Northern 印迹法：Southern 印迹法用于 DNA 的杂交。将 DNA 提取后，直接或经限制性内切酶切割后，在琼脂糖电泳中使 DNA 按分子量大小分开，然后将琼脂糖凝胶中的 DNA 转膜至硝酸纤维膜上，用标记探针进行杂交。可以观察病毒 DNA 的片段大小及限制性内切酶切片断长度多态性分析。Northern 印迹法用于 RNA 杂交分析。将琼脂糖电泳后的 RNA 转膜至 DBM 膜上，用标记探针进行杂交。

2. 聚合酶链式反应（PCR）

选择病毒的特异、保守片段作为靶序列进行引物设计和扩增可诊断病毒性感染。选择病毒的易变区，结合 RFLP，测序等技术可以对病毒进行分型和突变的研究。DNA 病毒可直接进行 PCR 扩增其特异片段。

RNA 病毒可通过 RT-PCR 技术，将 RNA 反转录为 cDNA，再进行 PCR 扩增，常结合巢式 PCR（nest-PCR）技术进行二次扩增，提高了反应的灵敏度和特异性。

3. 定量 PCR 技术

PCR 技术是以指数方式对靶基因进行扩增。采用内标准对扩增的产物进行原始标本定量，对病毒感染的诊断起到了量化的作用，如对 HBV-DNA 的定量测定可以观察抗病毒治疗的效果；对 HIV 的定量测定可以指导抗病毒治疗方案的制定等。同时，对研究病毒和机体之间的关系提供了参考。

4. 病毒核酸的直接检测

有些病毒如轮状病毒的核酸具有典型的分节段特点。可以从标本中直接提取轮状病毒的核酸。通过琼脂糖凝胶电泳，观察其特有的 11 个节段的存在分布情况，进行诊断。

（二）直接检测病毒抗原

1. 免疫荧光技术

根据标记的方式不同分为直接和间接免疫荧光技术。直接免疫荧光技术是用荧光素直接标记特异性抗体，检测病毒抗原；间接免疫荧光技术是先用特异性抗体与标本中抗原结合，再用荧光素标记的二抗与特异性抗体结合，从而间接识别抗原，具有放大作用。通过荧光抗体染色在荧光显微镜下检测咽喉脱落细胞中呼吸道合胞病毒、流感及副流感病毒抗原；取病灶刮片或脑活检标本，检测单纯疱疹病毒抗原；取尿沉渣检测巨细胞病毒抗原等。由于单克隆抗体的广泛使用，检测的灵敏度和准确性明显提高。

2. 免疫酶法

原理与应用范围与免疫荧光技术相同，用酶（通常是过氧化物酶）取代荧光素标记抗体，酶催化底物形成有色产物，不需荧光显微镜，在普通光学显微镜下清晰可见。

3. 放射免疫测定法

有竞争法和固相法两种方法。用于测定粪便中甲肝病毒、轮状病毒抗原及血液中乙肝病毒抗原。由于放射线的问题，目前已大部分被发光免疫分析技术所替代。

4. 酶联免疫吸附试验

先将特异性抗体包被（吸附）到塑料微培板孔中以捕捉标本中相应抗原，然后加入酶标特异性抗体，相应抗原被夹在抗体之间，当加入酶的底物后显色，显色程度直接反映了标本中病毒抗原的存在。由于技术误差较大，不适用于定量分析。

此外，对难以分离培养，形态特殊且病毒数量较多的标本，可用电镜或免疫电镜法直接观察，是一种快速诊断与鉴定病毒的方法，如轮状病毒、乙肝病毒。

四、特异性抗体的检测

病毒感染后通常诱发针对病毒一种或多种抗原的免疫应答，特异性抗体滴度升高或 IgM 抗体出现有辅助临床诊断的价值。可用补体结合试验测定补体结合抗体，中和试验测定血清的中和抗体。诊断病毒性疾病时，须取患者双份血清同时做对比试验，恢复期血清的抗体滴度必须超过病初血清 4 倍以上，才能确诊。病毒中和抗体的特异性高，持续时间久，以往受显性或隐性感染后，血中可长期存在中和抗体，所以适用于流行病学调查或人群免疫水平研究，但因试验方法繁杂，一般不作常规使用。血凝抑制试验测定血凝素抗体，若双份血清有 ≥ 4 倍以上滴度增高，也可用于诊断具有血凝素的病毒感染如流感病毒、副流感病毒、腮腺炎病毒、脑炎病毒等，用于流行病学调查等。

特异性 IgM 出现于病毒感染的早期或病毒感染的活动期，因此可从急性期患者单份血清中检出特异性 IgM，这是病毒感染实验室早期诊断的可靠方法，现已广泛用于病毒感染的早期诊断，如测定甲型肝炎病毒感染后的抗甲型肝炎病毒 IgM 抗体可以明确诊断。因 IgM 不能通过胎盘，新生儿血清中发现抗病毒 IgM 提示为宫内感染。

五、病毒检验的结果评价

通过实验手段，从标本中获得有关病毒感染的证据，从而确定病毒感染和临床疾病之间的因果关系，是病毒检验诊断的目标。通过分离和鉴定获得致病性病毒，发现病毒感染的特异性改变，如机体内产生特异性抗体、细胞内包涵体的形成等，即说明有病毒感染的存在。由于各种病毒感染在不同机体内导致的结局差别很大，因此感染病毒的临床意义必须结合流行病学资料、临床表现、病毒种类及机体的病理变化作综合分析才能判定。

对于一些引起急性感染性疾病的病毒而言，在疾病流行季节从人体内各种组织、脑脊液、血液、水疱液中分离到的病毒的致病特征，与患者的临床特征相符时，可做出病原学诊断；或患者急性期和恢复期双份血清中相应的特异性抗体滴度有 4 倍以上的升高，也可得出病原学诊断，如乙型流行性脑炎病毒、出血热病毒等。从呼吸道分离到的流行性感冒病毒、副流感病毒、麻疹病毒、腮腺炎病毒和呼吸道合胞病毒等病毒，由于感染后通常都为急性发病，很少有无症状携带者和长期排毒现象，因而具有临床诊断意义。

巨细胞病毒、肠道病毒、单纯疱疹病毒、腺病毒等病毒，虽然分离到了病毒，但与临床症状并不一定密切相关，则需考虑健康带毒、隐性感染、混合感染和持续感染状态等情况。可寻求血清学特异性抗体滴度是否升高来帮助诊断。

临床上疑为病毒感染，而分离培养阴性，在确认标本采集正确、无污染，并采用了敏感的细胞株，而且通过可靠的识别方法确认无病毒存在，则可排除可疑病毒感染的可能性。如果可疑病毒为无法培养或难以分离的病毒，则不能排除感染的可能性，可采用血清学检查特异性抗体以助诊断。

急性期和恢复期双份血清的总抗体滴度如有 4 倍以上的升高，有助于明确诊断，但不适合于早期诊断。IgM 抗体的测定有助于早期诊断，但在感染的早期机体产生 IgM 有明显的个体差异，如腮腺炎患者发病三日内有部分患者血清中无特异性 IgM 抗体；仅有 45% 的风疹患者在出疹后第一天特异性 IgM 抗体阳性。

此外，有少数患者产生的特异性 IgM 抗体可持续 1～2 年。在评价 IgM 抗体检查的可靠性方面需引起注意。免疫缺陷的患者、局部感染、多种血清型病毒引起的感染，特异性抗体检查可能为阴性。分子生物学诊断是通过测定病毒核酸而实现的，利用 southern 杂交可根据病毒核酸分子量的大小观察整合型和游离型病毒。PCR 方法有极高的灵敏度，但仍然有假阳性。另外检出病毒核酸并不等于检出具有传染性的病毒颗粒，其临床意义有待进一步确认。

第四节　真菌感染性疾病的检验诊断

真菌（fungus）是真核细胞型微生物。约有 20 多万种，其中仅有 150 种左右对人和动物致病，可分为病原性真菌、条件致病性真菌、产毒真菌和致癌真菌等。近年来条件致病性真菌感染更为常见，与滥用抗生素、激素和免疫抑制剂大量使用、机体免疫缺陷有关。

根据真菌的形态可分为单细胞和多细胞真菌两大类。单细胞真菌呈圆形或卵圆形，以出芽方式繁殖，如酵母菌和类酵母菌，对人致病的主要有新型隐球菌和白假丝酵母菌。多细胞真菌有菌丝和孢子，又称真菌，对人致病的主要有皮肤癣菌。还有一些真菌随着环境条件的变化可在酵母型和霉菌型进行转变，称为二相性真菌。

一、标本的采集

（1）无菌采集，在采集局部进行消毒处理，采集的标本应放入无菌容器中。

（2）使用抗真菌药物前采集。采集后立即送检。

（3）根据不同真菌感染采集不同标本。怀疑为深部真菌感染时应采集血液、脑脊液、痰液、脓液等标本。浅部感染如体癣，应刮取病变边缘的皮屑、痂等。头癣应取病变头发等。活组织检查应采集双份，一份送病理检查，一份做培养检查。

二、直接检查

直接检查是最简单而重要的方法，浅部真菌感染的病变标本如毛发、皮屑、甲屑置玻片上，滴加 10% 氢氧化钾溶液，覆盖玻片并微微加热熔化角质层，使标本组织透明，在显微镜下观察，可见皮屑或甲屑中有菌丝，或毛发内部或外部有成串孢子，即可初步诊断为癣菌感染，但不能确定菌种。深部感染真菌标本如痰、脑脊液涂片用革兰氏染色或墨汁负染色观察形态特征，可以查出真菌感染。常用的染色方法包括乳酸酚棉蓝染色、革兰氏染色、瑞氏染色、荧光染色及墨汁负染等。

三、培养检查

通常用葡萄糖蛋白胨琼脂（沙保弱，Sabouraud）培养基，深部真菌可用血琼脂或脑心葡萄糖血琼脂 37℃ 培养，或根据不同菌种运用不同培养基，如孢子丝菌可用胱氨酸血液葡萄糖琼脂。为了有效抑制细菌的生长，在培养基中加入一些抗生素。培养的方法有平皿培养法、大试管培养法和玻片培养法（小培养）等方法，大多数真菌的培养温度为 28℃，深部真菌为 37℃。菌种的鉴定需运用鉴别培养基和生化反应，同化试验以及分子生物学技术等进行鉴定。

四、免疫学试验

近年来有许多方法用于检测深部感染真菌的抗体，作辅助诊断荚膜组织胞质菌、假丝酵母菌、曲霉菌。但系统性感染患者常因免疫功能降低不出现抗体，而且许多真菌间抗原性有交叉反应，有的产生抗体后维持时间较长，正常人群中有一定比例的阳性率，则必须结合临床情况分析结果才能做出恰当的诊断。用免疫学方法检测血清或其他部位真菌抗原，对早期诊断具有重要意义。如乳胶凝集法检测新型隐球菌病患者的荚膜多糖抗原，ELISA 法检测白假丝酵母菌感染者的甘露聚糖抗原及免疫荧光法检测孢子丝菌病患者的可溶性抗原等。

五、动物试验

某些真菌对实验动物有致病性，如皮炎芽生菌，球孢子菌可在小白鼠、豚鼠体内生长，白假丝酵母菌接种家兔小白鼠可发生肾脏脓肿致死。常用的实验动物有家兔、豚鼠、小白鼠、大白鼠等。常用的接种途径有皮肤、皮下、腹腔、静脉、睾丸、颅内接种等方式，不同的真菌接种方式不同，如隐球菌做小白鼠颅内接种，白假丝酵母菌作家兔耳静脉接种等。荚膜组织胞质菌和皮炎芽生菌必须在生物安全Ⅲ级以上实验室才能进行。

第五节　寄生虫感染性疾病的检验诊断

寄生虫病的流行具有地方性、季节性和自然疫源性的特点，各种寄生虫又有各自的寄生生活史，且入侵人体的门户、移行的路线和寄居的部位各有不同，致病特点也不一致。因此必须根据临床资料和流行病学情况确定病原检验方法。

一、病原检验

（一）肛门周围寄生虫检验

雌蛲虫可在夜间从肛门爬出并在肛门周围产卵，可在夜间儿童熟睡后，使其侧卧，暴露肛门仔细检查，若发现白色线头样小虫，用镊子夹住放入装有70%乙醇的小瓶中。也可以在清晨解便前，用透明胶带纸粘贴肛门周围，检查蛲虫卵。某些带绦虫孕节可从肛门逸出，并有虫卵污染肛门周围，也可用此法或棉拭子法拭擦肛门周围检查虫卵。

（二）粪便中寄生虫检验

1. 生理盐水直接涂片法

每天或隔天早晨收集新鲜粪便标本，连续3次送检。适用于蠕虫卵、原虫滋养体的检查。也可用饱和盐水法浓集虫卵，提高阳性检出率。

2. 虫卵孵化法

钩虫卵在适宜温、湿度和氧气充足的情况下很快发育并孵出幼虫，可在显微镜下观察。检出率高于粪便直接涂片法和饱和盐水法。可鉴别虫种并为研究各种药物对钩虫的驱虫效果、指导治疗提供依据。成熟日本血吸虫卵内毛蚴在25～30℃、pH7.5～7.8及一定光线下，在清水中孵化4～6小时可观察到孵出的毛蚴，阳性检出率高于粪便检查虫卵的各种方法。

3. 粪便中蠕虫的检查

肠道寄生的蠕虫有时能自然排出，或服用驱虫药后随粪便排出，可通过显微镜进行检查。也可通过染色后检查。

（三）排泄物与分泌物中寄生虫检验

1. 痰液

痰液中能查见肺吸虫卵、溶组织内阿米巴滋养体、棘球蚴的原头蚴、蛔蚴、钩蚴等，有时也可查见卡氏肺孢子虫的包囊。

2. 十二指肠液和胆汁

用于检查十二指肠和肝胆系统内寄生的如蓝氏贾第鞭毛虫、华枝睾吸虫卵等，以及蛔虫卵、姜片虫卵、粪类圆线虫成虫和幼虫。在急性阿米巴性肝脓肿患者可发现溶组织内阿米巴大滋养体。

3. 阴囊鞘膜积液

主要用于班氏丝虫微丝蚴的检查。

4. 阴道分泌物、前列腺液及尿液

主要用于检查阴道毛滴虫的检查。标本必须新鲜送检，并放入生理盐水中。

（四）血液寄生虫检查

1. 血液中疟原虫的检查

对典型发作的间日疟及三日疟，在发作后数小时至十余小时采血液标本较好，此时红细胞中的疟原虫已发育至环状体或晚期滋养体，疟色素已形成，虫体较大，易于观察。恶性疟原虫的环状体随时能从血液中检出，因此在发作时采集血液标本即可。采集时通常用针刺指头或耳垂部位，血液在玻片上制作圆形、椭圆形厚血膜。或推成舌状薄血膜。厚血膜片阳性率高。如无把握制作血片，可抽取静脉血或末梢血用 EDTA 抗凝，1 小时内送到检验科。

2. 血液中微丝蚴的检查

由于班氏丝虫和马来丝虫有夜现周期性的特点，故在夜间 9 点至凌晨 2 点采取血液。采血方法与疟原虫相同。采用鲜血片法、厚血片法直接在显微镜下查找。也可以采取 2 mL 抗凝静脉血，用离心浓集方法检查。

（五）其他器官组织

1. 骨髓

主要检查杜氏利什曼原虫。

2. 脑脊液

直接涂片法主要用于检查溶组织内阿米巴、肺吸虫虫卵、棘球蚴等，也可检测到广州管圆线虫、血吸虫卵、弓形虫滋养体和粪类圆线虫幼虫等，但检出率低。

3. 淋巴结

用穿刺或活检的方法取得淋巴结组织。可检查丝虫的成虫或已钙化的丝虫结节。穿刺液涂片或组织切片可查见杜氏利什曼原虫和弓形虫滋养体。

4. 肌肉

切取米粒大小的肌肉组织 1 块，作压片观察，或将肌肉组织剪碎、消化后取沉渣观察。用于旋毛虫病或囊虫病的检查。

5. 直肠黏膜活组织检查

从直肠病变部位取米粒大小直肠黏膜 1 块，作压片检查，可直接或染色后检查血吸虫虫卵。用刮勺刮取病变处边缘或深层病变组织，制成生理盐水涂片或压片检查，可查见溶组织内阿米巴大滋养体等。

6. 肝或肺组织

通过穿刺或手术取肝、肺组织，作涂片、压片或切片检查。肝组织可查见血吸虫虫卵、杜氏利什曼原虫、溶组织内阿米巴大滋养体等。肺组织中可查见肺吸虫成虫、卡氏肺孢子虫、溶组织内阿米巴大滋养体及棘球蚴等。

二、免疫学检验

寄生虫的抗原组成复杂，其中寄生虫活虫释放到血液循环中的各种大分子物质，称为循环抗原。常用于诊断寄生虫的现症患者和判断疗效的指标。此外寄生虫的体抗原、表面抗原及代谢抗原也有诊断的意义。常用的方法有：

（一）皮内试验

用寄生虫的粗制可溶性抗原或成虫冷浸抗原，注入可疑患者皮内，根据速发性变态反应的情况进行判断。适用于血吸虫病、肺吸虫病等，阳性率为 93% ~ 97%，假阳性率为 2.1% ~ 3.5%。

（二）染色试验

活的弓形虫速殖子对碱性美蓝有较强的亲和力被染成蓝色，但特异性抗体和辅助因子作用于活的弓形虫后，虫体变性，失去对碱性美蓝的亲和力而不着色。将患者血清与活的弓形虫速殖子及辅助因子作用后，用美蓝染色，观察弓形虫的染色情况，50% 以上虫体不着色即为阳性。

（三）环卵沉淀试验

血吸虫病患者血清中的特异性抗体与血吸虫卵内成熟的毛蚴释放并透出卵壳的抗原物质结合，在虫卵周围形成显微镜下可见的沉淀物为阳性。

（四）环蚴沉淀试验

旋毛虫患者血清中的特异性抗体与旋毛虫幼虫的分泌物和排泄物结合，在幼虫的体表、口及肛门部位出现折光性的沉淀物为阳性，特异性 100%，阳性符合率 97.6% ~ 100%。

（五）酶免疫技术

斑点酶免疫技术和酶联免疫吸附试验测定抗原或抗体，可帮助诊断。其他如免疫荧光技术、免疫发光技术、放射免疫技术、补体结合试验等均应用于抗原或抗体的测定。

微信扫码
◆临床科研
◆医学前沿
◆临床资讯
◆临床笔记

第三章

神经系统感染

第一节 流行性脑脊髓膜炎

流行性脑脊髓膜炎简称流脑，是由脑膜炎奈瑟菌引起的经呼吸道传播的一种化脓性脑膜炎。主要临床表现为高热、头痛、呕吐、皮肤、黏膜瘀点及脑膜刺激征，严重者可发生感染性休克及脑实质损害。本病遍及世界各地，冬春季多见，儿童发病率高。

一、病原学

病原体为脑膜炎双球菌，属奈瑟菌属，显微镜下可见到呈肾形，直径为 0.6 ~ 1.0μm，多成对排列，有荚膜，为革兰氏染色阴性的双球菌。在患者鼻咽部、血液、脑脊液、皮肤瘀斑中均可发现，也可从带菌者鼻咽部分离。本菌在普通培养基上不易生长，用血液或巧克力培养基在 5% ~ 10% 的二氧化碳浓度下生长旺盛。本菌仅存在于人体，体外生活力低，对干燥、湿热、寒冷及一般消毒剂极为敏感。在体外低于 25℃ 或高于 50℃ 的环境中均易死亡。此菌能产生自溶酶，菌体释放的内毒素为其致病的重要因素，因此采集标本后应保温，立即送检或在床边直接接种。

细菌表面的荚膜多糖有很强的群特异性和抗原性，是细菌分群的物质基础，根据荚膜多糖抗原的不同分为 A、B、C、D、29E、W135、X、Y、Z 等 13 群。不同群致病力不同：C 群最强，Y 群最弱；所引起的流行范围大小也不同。人群中致病菌群也在不断变化，多数由 A、B、C 群引起。我国流行菌群仍以 A 群为主。自 1985 年全面对易感儿童注射国产 A 群脑膜炎双球菌多糖菌苗以来，A 群发病率逐年下降，B 群感染有逐年上升趋势。由于广泛使用磺胺药治疗、预防本病，世界各地出现了耐磺胺株。国内报道 A 群耐药株占 10% ~ 20%。

二、流行病学

（一）传染源

带菌者和患者是本病传染源。感染后细菌寄生于鼻咽部黏膜上，不引起症状，所以对于易感人群带菌者是更重要的传染源。当人群带菌率超过 20% 本病就有流行的可能，流行期间人群带菌率可高达 50% 以上。

患者从潜伏期末至发病后 10 天均具有传染性。因典型患者为数较少，且易于发现和隔离治疗，流行期间一家 2 人或以上发病者只占 2% ~ 4%，故其传染源的意义远不如带菌者及轻型患者重要。

（二）传播途径

病原菌主要借咳嗽、打喷嚏、说话等由飞沫直接从空气传播，进入呼吸道引起感染，故居室拥挤、人口稠密、空气不流通等均有利于传播。因病原菌在体外抵抗力极弱，经日用品、玩具等间接接触传播的机会极少。对于婴幼儿，通过怀抱、喂乳、接吻、密切接触传播亦有重要意义。

（三）人群易感性

易感性与人群抗体水平密切相关。新生儿有来自母体的抗体，较少受感染。发病年龄从 2 ~ 3 个月开始，

6 个月至 14 岁儿童发病率最高。本病隐性感染率高，15 ~ 20 岁 70% ~ 80% 的人均已获得抗体。病后获得的抗体效价虽可逐年降低，但第二次患病者极少。

（四）流行特征

冬春季发病多，11 月至次年 2 月开始上升，2 月至 4 月达高峰，5 月迅速下降。20 世纪 80 年代前，大每隔 3 ~ 5 年出现一次小流行，7 ~ 10 年出现一次较大流行。但随着 1984 年开展流脑疫苗的接种后，目前此规律已不明显。

三、发病机制

病原菌从鼻咽部侵入机体后，病情的发展取决于机体防御功能、细菌毒力和数量。感染后，60% ~ 70% 成为带菌者，30% 为上呼吸道感染型和出血点型，仅 1% 表现为典型的化脓性脑膜炎。

（1）机体免疫力强，病原菌则迅速被消灭。

（2）机体免疫力不足以杀灭病原菌时，病原菌则在鼻咽部繁殖，大多数成为无症状带菌状态，小部分表现为上呼吸道炎。

（3）机体免疫力明显低下或病原菌毒力强时，则从鼻咽部黏膜侵入血循环形成菌血症，表现为皮肤、黏膜出血点。极少数发展为败血症，细菌继而通过血 - 脑屏障侵犯脑脊髓膜，形成化脓性脑脊髓膜炎。其他脏器偶尔发生迁徙性化脓性病灶，如肺炎、化脓性关节炎、心内膜炎等。

暴发型流脑休克型（过去称为华 - 弗综合征）发病极为迅速。目前认为是由脑膜炎球菌内毒素引起的急性微循环障碍所致。临床表现为早期休克症状。如缺氧持续，则使大部分毛细血管扩张，血液淤积于毛细血管床内，致有效循环血量急剧减少，引起重症休克症状，而此时脑膜刺激征并不明显。由于易并发播散性血管内凝血（DIC），在起病后短时间内可出现严重瘀斑、出血和休克。

暴发型流脑脑膜脑炎型则是由于脑部微循环障碍所致。内毒素引起脑血管痉挛，继而血管通透性增加，血浆渗出形成脑水肿、颅内高压而产生惊厥、昏迷等症状。并可因水肿的脑组织向枕骨大孔或小脑幕切迹（或天幕裂孔）凸出分别形成枕骨大孔疝（亦称小脑扁桃体疝或延脑疝）和小脑幕切迹疝（天幕裂孔、颞叶沟回 / 颞叶海马回疝），出现瞳孔改变、呼吸衰竭等症状。

四、病理改变

主要在大脑两半球表面及颅底的软脑膜。早期为充血、少量浆液性渗出及局灶性小出血点，后期则有大量纤维蛋白、中性粒细胞及细菌出现。颅底脑膜的化脓性炎症和粘连可引起颅神经损害。脑膜的炎症可沿血管波及脑实质，引起脑组织充血、水肿、出血及灶性中性粒细胞浸润。

败血症期的主要病变：瘀斑为皮肤及皮下血管内皮损害，血管壁有炎症、坏死和血栓形成，同时血管周围有出血。黏膜和浆膜也可有局灶性出血。

暴发休克型的皮肤及内脏血管损害更为严重而广泛，有血管内皮细胞坏死和脱落，血管腔内有广泛凝血和血栓形成。

暴发型脑膜脑炎型的脑组织病变严重，有明显淤血和水肿，颅内压明显增高，可发展成脑疝。少数患者因脑室孔阻塞、脑脊液循环障碍可产生脑积水。

五、临床表现

潜伏期 1 ~ 7 日，平均 2 ~ 3 日。按病情轻重和临床表现，本病分为四种临床类型。

（一）普通型

约占全部病例的 90%，可分为四期。

1. 上呼吸道感染期

多数患者无症状，部分有咽痛、鼻咽部黏膜充血及分泌物增多。鼻咽拭子培养可发现脑膜炎球菌。此期为 1 ~ 2 日。

2. 败血症期

一般起病急剧，高热伴畏寒、头痛、呕吐、全身乏力、肌肉酸痛、烦躁不安，偶有关节痛。此期的特征性表现是瘀点或瘀斑，最早见于眼结膜和口腔黏膜，大小不一，直径 1 ～ 2 mm 至 1 ～ 2 cm，多少不等，分布不均，以肩、肘、臀等易于受压处多见，色泽鲜红，后变为紫红。少数患者先为淡红色斑丘疹，而后迅速转为瘀点或瘀斑。病情严重者瘀点、瘀斑迅速扩大，其中央因血栓形成出现紫黑色坏死或形成大疱。如坏死累及皮下组织可留瘢痕。皮疹的发生率约 70%。此期血培养多为阳性，脑脊液可能正常，瘀点涂片检查易找到病原菌。多数患者于 12 ～ 24 小时发展至脑膜炎期。

10% ～ 40% 患者病后 2 天左右在唇周或其他部位可出现单纯疱疹。常示预后良好。

3. 脑膜炎期

中枢神经系统症状加重，出现脑膜刺激征：颈项强直、克氏征阳性或布氏征阳性。婴幼儿因中枢神经系统发育尚未成熟，颅骨缝和囟门未闭合，此期表现常不典型。患儿除高热、呕吐、烦躁、拒食外，咳嗽、腹泻、惊厥较成人多见。脑膜刺激征常缺如，如囟门隆起则有助于诊断。老年人由于免疫力及反应性下降，并发症及夹杂症多，暴发型发病较高，病程长，临床表现有其特殊性及不典型性。

4. 恢复期

体温逐渐降至正常，各种症状逐渐消失，皮肤瘀点大部分被吸收。一般 1 ～ 3 周痊愈。

（二）暴发型

多见于儿童，起病急剧，病情凶险，病死率高。根据表现可分为三型。

1. 休克型

常高热起病，伴严重的感染中毒症状，短期内出现遍及全身的瘀点，并迅速扩大融合为瘀斑。出现休克症状，多在病后 24 小时内发生。早期表现为面色苍白，唇周及肢端发绀，手足发凉，皮肤发花，呼吸急促，脉搏细速，脉压减小，血压稍低，尿量减少。晚期则上述循环衰竭症状加重，血压明显下降甚至测不出，尿量明显减少以至无尿，可有神志方面的变化。此型瘀点涂片、血培养多为阳性。常伴有 DIC 存在。休克发生时常无明显脑膜刺激征，脑脊液可尚未发生明显的变化。

2. 脑膜脑炎型

除高热、瘀斑外，脑实质受损突出，表现为剧烈头痛，频繁喷射性呕吐，反复或持续惊厥、迅速进入昏迷。急性脑水肿的临床表现除上述症状外，可有血压增高、脉搏缓慢。部分患者可出现中枢性呼吸衰竭，表现为呼吸快慢不一、深浅不均、呼吸暂停等节律的变化或发生脑疝。颞叶沟回疝表现为对侧肢体偏瘫，偶可同侧肢体或双侧肢体瘫痪，出现锥体束征，疝侧瞳孔先缩小后扩大，以后对侧动眼神经受压也可出现同样的变化，所以瞳孔表现为大小不等、忽大忽小，有时边缘不整、对光反射减弱或消失，一侧或双侧眼睑下垂，眼球下沉（落日眼），以及斜视、向上凝视等改变。小脑扁桃体疝表现为颈肌强直，出现锥体束征，如小脑受压时瞳孔先呈对称性缩小，然后散大，对光反射消失，眼球固定，延髓呼吸中枢受压可出现呼吸节律不整、呼吸暂停以致呼吸停止。

3. 混合型

同时具有上述两种暴发型的临床表现，病情更为严重。

（三）轻型

流行期间部分人群被感染后，由于暂时性菌血症所致仅出现皮肤、黏膜瘀点而无其他症状。涂片染色镜检可发现脑膜炎球菌。感染后 2 周血清中能测出特异性抗体增高。

（四）慢性败血症型

由于抗菌药物的早期应用，目前此型已很少见。病程可迁延数月。临床上以发热、关节炎、皮疹为特征，表现为间歇性发热伴畏寒或寒战、瘀点或斑丘疹、关节肿痛，持续 12 小时左右即可缓解，间隔 2 ～ 3 日后再次发作。少数患者可有脾大，需多次血培养及瘀点涂片方能查出病原菌，故易误诊。

六、并发症和后遗症

由于早期诊断、及时的抗菌治疗，并发症和后遗症已较前减少，可出现以下症状。

（1）脑及其周围组织炎症或粘连可引起脑神经损害、失语、智能障碍、肢体运动障碍、癫痫等。脑室间孔或蛛网膜下隙粘连可发生脑积水，多见于 1 ～ 2 岁的幼儿。

（2）除脑脓肿外，化脓性迁徙性病变可有结膜炎、全眼炎、中耳炎、关节炎、肺炎、脓胸、心内膜炎、心包炎、睾丸炎等。

七、实验室检查

（一）血象

白细胞数显著增高，最高可达 40×10^9/L，中性粒细胞在 80% ～ 90%。合并 DIC 者血小板可减少。

（二）脑脊液检查

病程早期，脑脊液仅有压力增高，外观正常，稍后则呈混浊如米汤样，细胞数增高至 $1\ 000 \times 10^6$/L，分类以多核粒细胞为主；蛋白明显增高，可达 1 ～ 5 g/L；糖降低，常低于 2.0 mmol/L 甚至消失；氯化物降低。

（三）细菌学检查

1. 涂片

皮肤瘀点涂片，待自然干燥后进行革兰氏染色，镜检。阳性率较高，可达 70% ～ 80%，且简便、迅速，宜作为常规检查，有早期诊断价值。脑脊液离心后沉淀物涂片染色镜检可提高阳性率，一般为60% ～ 70%。

2. 细菌培养

血及脑脊液细菌培养阳性对临床确诊有重要意义。为提高其阳性率，细菌培养应尽可能在使用抗菌药物治疗前采取标本并及时检验，以防止细菌自溶影响其检出率。

（四）免疫学检查

免疫荧光试验检测血清或脑脊液的抗原，乳胶凝集试验、对流免疫电泳、金黄色葡萄球菌 A 蛋白协同凝集反应简便易行，数分钟至数小时即可得出结果。其他如放射免疫、酶联吸附试验等均可用于抗原的检测。

八、诊断

本病主要见于儿童，多发生于冬春季；临床表现为急性起病，高热、头痛、呕吐、皮肤和黏膜瘀点、脑膜刺激征阳性等；实验室检查白细胞总数增高伴核左移，呈化脓性脑脊液改变。皮肤瘀点或脑脊液涂片发现革兰氏阴性球菌，脑脊液或血培养阳性为确诊依据。

近年发现 Y 群菌株容易引起原发性肺炎，一般无皮肤、黏膜瘀斑、脑膜炎缺如，血培养阴性，已引起临床注意。

九、鉴别诊断

（一）其他化脓性脑膜炎

为非流行性，无明显季节性，瘀斑及唇周疱疹少见，DIC 罕见。需依靠脑脊液和血液的细菌学检查来鉴别。

1. 肺炎链球菌脑膜炎

多见于老年人及婴幼儿。一般继发于大叶性肺炎、颅脑外伤、中耳炎、副鼻窦炎等，易复发。

2. 流感杆菌脑膜炎

主要见于 6 ～ 18 个月的婴幼儿。发病与呼吸道感染有关，一般常有明显的前驱症状如流涕、咳嗽等，经数日或 1 ～ 2 周方出现脑膜刺激征。

3. 金黄色葡萄球菌脑膜炎

多见于儿童，尤其 2 岁以下者。常继发于皮肤疖肿、金黄色葡萄球菌败血症或心内膜炎等脓毒性疾病，经过一段时期（10 ～ 15 日）引起化脓性脑膜炎。可出现各种类型皮疹。白色及柠檬色葡萄球菌亦可致病。

4. 铜绿假单胞菌脑膜炎

主要见于腰椎穿刺、腰麻或颅脑术后，常因消毒不严、器械污染所致。病程进展较缓，特征性改变是脑脊液呈黄绿色，易发生后遗症。若治疗不及时病死率高。

（二）结核性脑膜炎

多有结核病史或与结核患者密切接触史。病程长、起病缓慢。早期有头痛、低热、盗汗、消瘦、乏力等结核中毒症状。随病情加重出现颅内压增高症状，如剧烈头痛、喷射性呕吐、嗜睡、谵妄、惊厥、昏迷。脑脊液呈毛玻璃样改变，细胞数在 $500 \times 10^6/L$ 以下，以单核细胞为主，糖和氯化物明显减少。

（三）其他败血症

其他细菌引起的感染性休克发病无季节性、流行性，可有原发病灶，多无大片瘀斑。确诊有赖于血培养检出其他致病菌。

十、预后

自从应用有效抗菌药物治疗以来，病死率已降至 5% 以下，主要为暴发型，其中 80% 死于发病后 24 小时之内，故早期诊断至关重要。预后较差的因素有：①婴幼儿及 60 岁以上老人；②发病 12 小时内出现广泛瘀斑，合并 DIC 者；③反复惊厥、深昏迷者；④病情进展极快，且治疗不及时或不彻底者。

十一、治疗

流脑病情轻重不等，发展急剧，可很快转为暴发型，故应密切观察病情，及时给予适当治疗十分重要。

（一）普通型

1. 一般治疗

注意补充液体和电解质，保持每日尿量在 1 000 mL 以上。

2. 病原治疗

（1）青霉素 G：青霉素有杀灭脑膜炎球菌的作用，尤其在控制败血症期能起到良好的效果，因其高效、廉价、低毒，故目前在国内外仍为治疗本病的首选药物之一。脑膜炎球菌对青霉素高度敏感，但在脑膜炎症时脑脊液青霉素的浓度只有血浓度的 10% ~ 30%，故须注射大剂量才能达到有效的脑脊液浓度。成人每日 800 万 ~ 1 200 万 U，分 4 ~ 6 次静脉滴注。儿童按每日 20 万 ~ 40 万 U/kg 计算。青霉素静点时一次剂量建议不超过 500 万 U，因大剂量可导致中枢神经系统的呼吸中枢麻痹、呼吸停止。如需大剂量可增加静点次数。青霉素若与磺胺药合用，剂量可减少。

（2）头孢菌素：能透过血－脑屏障的有头孢噻肟，成人每日 4 ~ 6 g，儿童 100 ~ 150 mg/kg，分次静点；头孢曲松成人每日 2 ~ 4 g，儿童 50 ~ 100 mg/kg，分次静点。疗效与青霉素相似。

（3）氯霉素：脑膜炎球菌对氯霉素高度敏感。本药较容易通过血－脑屏障。脑脊液浓度为血浓度的 30% ~ 50%，故可用于不能应用青霉素的患者。剂量为成人每日 2 ~ 3 g，儿童 50 mg/kg，可口服、肌内注射、静脉给药。因其骨髓毒性不良反应较大，不宜长时间使用，一般为 5 ~ 7 日。需注意其对骨髓的抑制作用。

（4）磺胺药：其脑脊液浓度最高，但耐药菌株多。

3. 对症治疗

头痛可用阿司匹林等止痛药或高渗葡萄糖静脉注射；如有颅内压高者可应用 20% 甘露醇脱水；高热可用物理或药物降温；惊厥可用 10% 水合氯醛灌肠，儿童每次 40 ~ 80 mg/kg，成人每次 20 mL；地西泮儿童每次 0.1 ~ 0.3 mg/kg，成人每次 10 ~ 20 mg，肌内注射或静脉推注；副醛 0.2 mL/kg，肌内注射。

（二）暴发型

1. 休克型的治疗

（1）抗菌治疗：青霉素首选或联合治疗。

（2）抗休克：首先补充有效循环量及纠正酸中毒，扩容可选低分子右旋糖苷，纠正酸中毒根据血生化检查结果选 5% 碳酸氢钠。纠酸扩容后尽早应用血管活性药，首选山莨菪碱，每次 0.3 ~ 0.5 mg/kg，重者可 1 mg/kg，每隔 10 分钟静脉推注一次，应用数次后面色转红、四肢转暖、血压回升至正常，然后减少剂量、延长间隔、逐渐停药。如应用山莨菪碱6~8次、有效循环量已补足、酸中毒已纠正，但血压回升仍不明显，可选多巴胺10~20 mg加入5%~10%葡萄糖溶液100 mL中静脉滴入。开始以75~100 μg/min的速度滴入，血压回升后逐渐调慢滴速。临床上以发绀消失、面唇转红、脉搏有力、血压平稳、尿量增多等作为停药指征。

（3）DIC的治疗：早期应用肝素有利于减少出血及纠正休克，每次剂量为0.5~1 mg/kg，加入10%葡萄糖溶液40~100 mL内静脉滴注。必要时每4~6小时重复一次，一般用药2~3次。每次用药前需以试管测定凝血时间，使凝血时间保持在15~30分钟。

使用肝素治疗时注意：①肾功能有损害时，肝素用量应酌减，间隔宜长，因为肝素进入体内后在肝被肝素酶分解，50%从肾排泄。②同时要纠正酸中毒，因酸性条件下能使肝素失效。③同时应输鲜血或血浆等以补充凝血因子，因凝血因子明显减低时，应用肝素可加重出血。Ⅴ、Ⅵ、Ⅷ凝血因子血浓度至少为正常的1/4左右，才能有效止血。④每20~30分钟做一次试管法的凝血时间测定，用肝素控制其数值维持在25~30分钟为宜。如12分钟之内为无效，超过30分钟为过量。其疗程长短视病情而定。

（4）肾上腺皮质激素：在有效的抗菌治疗下，可短期应用肾上腺皮质激素，以减轻毒血症、稳定溶酶体、解痉、增强心肌收缩力及抑制血小板凝集，有利于休克的纠正。因可减轻脑水肿，降低颅内压，故对脑膜脑炎型亦有作用。氢化可的松，成人用量300 mg/d，小儿10~15 mg/（kg·d），分2~3次静脉滴注。或地塞米松，成人剂量为20~30 mg/d，小儿为0.5 mg/（kg·d），分2~3次，静脉滴注。

2. 脑膜脑炎型的治疗

（1）抗菌治疗。

（2）脱水剂的应用：以20%甘露醇为主，每次1~2 g/kg，根据病情每隔4~6或8小时一次，静脉推注或快速静脉滴注，直至呼吸、血压恢复正常，瞳孔两侧等大及其他颅内压升高的症状好转，逐渐减量或延长用药间隔，一般完全停药需2~3天。不可骤然停用。适当补充液体、钾盐，以保持轻度脱水状态为宜。亦可与50%葡萄糖溶液40~60 mL交替使用。其他脱水药如25%山梨醇亦可使用，剂量、用法同甘露醇。

（3）呼吸衰竭的处理：除吸氧、吸痰、注意保持呼吸道通畅体位外，应用洛贝林、二甲弗林（回苏灵）、尼可刹米（可拉明）、哌甲酯（利他林）等呼吸兴奋药。如呼吸骤停，立即行喉插管，或气管切开、人工呼吸。

（4）肾上腺皮质激素的应用同前。

3. 混合型的治疗

患者同时或先后出现休克和颅内压增高症状，应分析当时病情，采取相应措施。及时使用解除微循环障碍的药物。如休克明显，应尽快补充血容量，同时脱水；如颅内压增高突出，则先用脱水剂、兼顾休克的治疗；两者均较重时，在补液同时给予脱水剂。随时严密观察病情变化，给予及时合理的处理。

十二、预防

近年来对流脑的预防着重于研究其流行特征及规律、菌苗的研制及效果观察。

（一）管理传染源

早发现、早诊断、早报告、早期就地行呼吸道隔离和治疗，一般隔离至临床症状消失后3日。对与患者接触者需医学观察7日。

（二）切断传播途径

做好卫生宣传工作，流行期间要常晒太阳、晒被褥、晒衣服，居室常开窗通风。流脑流行期不要带孩子到人群密集、通风效果差的场所，更不要带孩子去公共场所，外出要戴口罩。

（三）菌苗注射

使用A群脑膜炎球菌多糖菌苗可使人群中A群、C群感染率明显下降，抗体至少可维持10年，接种后保护率可达80%~90%，除A群外，还有C群或A＋C群双效高相对分子质量的多糖菌苗，B群外膜蛋白疫苗的保护率可达57%。

（四）药物预防

国内仍采用磺胺药作预防，因流行菌群以 A 群为主，大多数对磺胺药尚敏感，因此对发生流脑的集体单位内的密切接触者和与患者家庭有密切的接触者，可服用 SD 或 SMZ-TMP 预防。用法同带菌者。目前国外已采用利福平或米诺环素（二甲胺四环素）或两药合用来预防流脑，前者可使人群咽部带菌率从 6.6% 下降至 0.64%。

第二节　其他细菌性脑膜炎

细菌性脑膜炎是由各种细菌感染引起的软脑膜和蛛网膜的炎症。除脑膜炎球菌外，肺炎双球菌、流感杆菌、葡萄球菌、肠道革兰氏阴性杆菌、铜绿假单胞菌和李斯特菌等较为多见。

一、病原学和流行病学

细菌性脑膜炎因病因不同而存在明显的地域性。在我国，脑膜炎球菌、肺炎球菌和流感杆菌引起者占整个细菌性脑膜炎的 2/3，而在欧美等国，流感杆菌脑膜炎所占比例较高，可能与社会菌群差异、人群免疫状态等因素有关。

肺炎球菌脑膜炎呈散发性，多见于冬春季，以 2 岁以下婴幼儿和老年人多见，常继发于肺炎、中耳炎等疾病或发生于颅脑手术之后，约 20% 病例无原发病灶可寻。95% 的流感杆菌脑膜炎由 B 组流感嗜血杆菌引起，80% ~ 90% 发生于 3 个月至 3 岁，全年均可发病，但以秋冬季节最多，2/3 发病前有上呼吸道感染，1/3 继发于支气管肺炎。葡萄球菌脑膜炎发病率较低，占全部脑膜炎的 1% ~ 2%，较多见于新生儿，常于产后 2 周发病，机体免疫力低下时亦可发病，主要由金黄色葡萄球菌引起，偶见表皮葡萄球菌，各季节均可发病，以 7 ~ 9 月份多见。革兰氏阴性杆菌脑膜炎由肠杆菌科的大肠埃希菌、克雷白杆菌、变形杆菌等及假单胞菌科的铜绿假单胞菌等引起，占新生儿和 2 岁以下小儿脑膜炎发病率的 60% ~ 80%，其中大肠埃希菌最为常见，克雷白杆菌次之。李斯特菌脑膜炎多见于婴幼儿和老年人，也见于伴发免疫缺陷的成人患者。

二、发病机制和病理

细菌可通过多种途径侵入脑膜。

1. 血源性

所有致病菌均可以游离细菌、感染性血栓或菌栓等方式经血循环到达脑膜。流感嗜血杆菌常伴有菌血症，血源性感染是其最常见的侵入途径。

2. 直接扩散

致病菌形成面部疖肿、中耳炎、筛窦炎、乳突炎、海绵窦炎等病灶，可进一步经局部血管、淋巴管及破坏的骨板岩鳞缝等扩散至颅内。葡萄球菌感染可形成硬膜外脓肿、脑脓肿等，脓肿破裂可导致脑膜炎症。此外，颅脑外伤、脑脊液鼻漏等也是细菌直接扩散的重要途径，以葡萄球菌多见。

3. 医源性途径

颅脑手术污染、脑室引流及造影或腰穿均可能将细菌带至蛛网膜下隙。

4. 产道感染

肠道革兰氏阴性杆菌可在产前或产时感染，病菌来自母亲的产道或直肠，患儿多有难产、早产或胎膜早破等病史。合并颅骨裂、脊柱裂、脑膜膨出或皮肤交通性窦道的婴儿，致病菌多直接由缺陷处侵入脑膜。

各种致病菌导致脑膜炎的发病机制和病理改变与脑膜炎球菌类似。

三、临床表现

多数起病急，均有发热、头痛、呕吐、嗜睡、惊厥、意识障碍及脑膜刺激征。各种脑膜炎的具体特点如下。

1. 肺炎球菌脑膜炎

本病起病急，有高热、头痛、呕吐和脑膜刺激征。约85%发生不同程度的意识障碍，表现为谵妄、昏迷、嗜睡、昏睡等。脑神经损害约占50%，主要累及动眼神经和面神经，滑车和展神经亦可累及。皮肤瘀点少见。

多次发作的复发性脑膜炎绝大多数由肺炎球菌引起，发作间隔为数月或数年。复发的原因包括先天性缺陷、脑脊液鼻漏或颅骨损伤；慢性乳突炎或鼻窦炎等脑膜旁感染灶存在；宿主免疫功能缺陷和儿童脾切除后；治疗不彻底等。

脑脊液呈脓性，有时含块状物，细胞数及蛋白含量增加，乳酸脱氢酶活性明显升高，晚期有蛋白、细胞分离现象，为椎管阻塞所致。脑脊液涂片可见革兰氏阳性双球菌，培养常呈阳性。应用对流免疫电泳或乳胶凝集试验有助于病原诊断。

2. 流感杆菌脑膜炎

流感杆菌脑膜炎起病较其他细菌性脑膜炎缓慢，从前驱症状往往经数天至1~2周后出现脑膜炎症状。临床表现与其他脑膜炎基本相同。13%有昏迷或休克。皮肤、黏膜瘀点甚为罕见。

脑脊液涂片常见革兰氏阴性短小杆菌，阳性率达80%。血液和脑脊液培养阳性率高于流脑。应用对流免疫电泳、酶联免疫吸附试验等方法检测脑脊液中的荚膜多糖抗原，可迅速诊断。细胞溶解物实验阳性也有助于本病诊断。

3. 葡萄球菌脑膜炎

该病发生脑膜炎症状前往往有脓毒性病灶，多有持久而剧烈的头痛，脑膜刺激征较其他脑膜炎更为明显。全身皮肤可出现多形性皮疹，如瘀斑、瘀点、猩红热样皮疹、皮肤脓疱等，以小脓疱皮疹最具特征性。脑脊液呈脓性，蛋白含量很高。涂片可找到葡萄球菌。脑脊液或血液培养出葡萄球菌可确诊。对流免疫电泳、乳胶凝集试验、反向被动血凝实验和荧光抗体法检测脑脊液中的葡萄球菌特异性抗原具有快速诊断价值。

4. 肠道革兰氏阴性杆菌脑膜炎

病情进展较缓慢，临床表现与其他细菌性脑膜炎相同。铜绿假单胞菌脑脊液可呈黄绿色，具有特征性。确诊有赖于细菌学检查。

5. 李斯特菌脑膜炎

起病急，90%患者的首发症状是发热，多在39℃以上。有严重的头痛、眩晕、恶心和呕吐，脑膜刺激征明显，常伴有不同程度的意识障碍，多于1~2d昏迷。脑神经损害常见。少数起病缓慢，病程较长且有反复。脑脊液常规示白细胞计数增高，以多核细胞为主，涂片可发现小的革兰氏阳性杆菌。血和脑脊液培养阳性可确诊。

6. 其他细菌引起的脑炎

如梭杆菌、脆弱拟杆菌、梭状芽孢杆菌等厌氧菌，以及巴斯德菌、链球菌等均可引起脑膜炎，但临床上较为少见。

四、诊断和鉴别诊断

根据上述临床表现，脑脊液呈化脓性改变即可诊断细菌性脑膜炎。结合脑脊液生化、涂片及细菌培养、血培养以及免疫学检查做出病原学诊断。

各种致病菌所致的脑膜炎临床表现类似，应相互鉴别，有赖于细菌培养、涂片结果和免疫学检测。

五、并发症

肺炎球菌脑膜炎由于脑脊液中纤维蛋白含量高，易造成粘连，如果确诊较晚或治疗不合理易并发硬脑膜下积液或积脓、脑积水、脑脓肿、脑神经损害等。失语、偏瘫、耳聋、共济失调及脑膜炎后癫痫也可见。流感杆菌脑膜炎易出现硬膜下积液，占30%左右，多发生在1岁以内前囟未闭的婴儿。少数李斯特菌脑膜炎患者可发生脑干炎而呈复视、发音和吞咽困难、面神经瘫痪和偏瘫等，可有肢体瘫痪、共济失调、面肌麻痹、括约肌功能紊乱等后遗症。

六、治疗

（1）肺炎球菌脑膜炎：青霉素可作为首选药物，成人 2 000 万 U/d，儿童为 20 万 ~ 40 万 U/kg，分次静脉滴注。症状好转、脑脊液接近正常后成人可改为 800 万 U/d 继续应用，疗程不少于 2 周。对青霉素耐药者可选用第三代头孢菌素如头孢曲松或头孢噻肟，也可联合应用万古霉素和利福平。喹诺酮类药物加替沙星对肺炎球菌也有效。原发病灶如中耳炎、筛窦炎等需同时根治，以防止病情反复。

（2）流感杆菌脑膜炎：目前推荐的治疗方案有①氨苄西林，150 ~ 200 mg/（kg·d），分次肌内注射或者静脉滴注；②氯霉素，50 ~ 75 mg/（kg·d），分次静脉滴注；③联合应用氨苄西林和氯霉素。由于氯霉素对新生儿毒性较大，应首选氨苄西林，如必须应用则应减量至 25 mg/kg。疗程应大于 2 周或热退后 5 d。对氯霉素耐药和产 G 内酰胺酶的菌株推荐应用第三代头孢菌素，如头孢噻肟 4 ~ 6 g/d、头孢曲松 2 ~ 3 g/d。美罗培南也可选用。

（3）葡萄球菌脑膜炎：产青霉素酶金黄色葡萄球菌可选用苯唑西林、氯唑西林等耐酶青霉素或万古霉素，也可选用喹诺酮类、利福平等。产酶株虽然可对青霉素 G 仍然敏感，但药物诱导酶产量增加而导致治疗失败。耐甲氧西林的金葡菌最好选用万古霉素或替考拉宁，磷霉素也可作为辅助治疗。万古霉素 30 mg/（kg·d），分 2 ~ 3 次静脉滴注。万古霉素与利福平联合用于单用前者治疗失败者，可明显提高疗效。凝固酶阴性的葡萄球菌首选万古霉素，也可考虑耐酶青霉素、氨基糖苷类药物，应根据药敏结果选择药物。葡萄球菌脑膜炎易复发，疗程要长，体温正常后继续用药 2 周或脑脊液正常后继续用药 1 周。

（4）肠道革兰氏阴性杆菌脑膜炎：大肠埃希菌脑膜炎应重视药敏试验，同时考虑药物透过血 - 脑屏障的难易程度。半合成青霉素、第二代和第三代头孢菌素、氨曲南等可选用。氨基糖苷类抗生素除阿米卡星外血 - 脑屏障通透性均较差，必要时鞘内或脑室内注射给药。喹诺酮类药物如氧氟沙星、环丙沙星等对青霉素、头孢菌素或氨基糖苷类药物耐药的菌株有较好疗效。肺炎克雷伯菌大多对氨苄西林耐药，宜用头孢菌素和氨基糖苷类联合治疗。克雷白杆菌脑膜炎易合并脑室炎，可选用庆大霉素鞘内注射。铜绿假单胞菌耐药率高，可根据药敏选用第三代头孢菌素或选用氧哌嗪青霉素加氨基糖苷类抗生素联合用药。更为有效的治疗有第四代头孢菌素如头孢克定、头孢吡肟等及碳青霉烯类如美罗培南、阿培南等。

（5）李斯特菌脑膜炎：李斯特菌对青霉素、氨苄西林、庆大霉素均敏感，治疗一般联合应用氨苄西林和庆大霉素。氨苄西林婴儿剂量 300 ng/（kg·d），分 3 次给药，成人 300 mg/（kg·d），分 6 次给药，疗程 3 周，免疫缺陷者可延长至 6 周，以防复发。

七、预后

预后与年龄、感染的细菌种类、病情轻重程度、治疗时机、并发症等多种因素有关。婴幼儿因免疫功能不健全，抵抗力差，加之早期诊断困难，故预后较差。新生儿细菌性脑膜炎病死率高达 60% ~ 75%，特别是宫内感染及肠道细菌感染引起者。肺炎球菌脑膜炎病死率高，一般在 30% ~ 60%，远高于流脑，高龄、合并意识障碍、抽搐频繁者预后较差。流感杆菌脑膜炎自抗生素广泛应用以来病死率已下降至 10% 以下。金黄色葡萄球菌脑膜炎病死率甚高，达 50% 以上。肠道革兰氏阴性杆菌脑膜炎往往发生于存在解剖学异常或免疫缺陷的个体，预后甚差，铜绿假单胞菌脑膜炎病死率高达 60% 以上。

八、预防

1. 积极处理原发病

患上呼吸道感染、肺炎、中耳炎、疖肿及其他感染时，应积极治疗防止感染扩散，特别是应该及时合理的治疗颅脑周围器官炎症和败血症。神经外科手术及腰穿应注意无菌操作，防止污染。产科应避免创伤性分娩。有先天性解剖缺陷者应给予积极处理或手术治疗。

2. 菌苗预防

目前国内外已有多种肺炎球菌菌苗上市，如 23 价菌苗和 7 价结合型肺炎球菌菌苗，后者对儿童有良好保护作用，不良反应少。流感杆菌菌苗也可用于预防注射，对易感婴幼儿有保护作用。铜绿假单胞菌菌苗有单价和多价两种，对感染的防治有一定作用，配合应用多价高效抗血清可提高预防效果。

3. 其他

此外，还应建立良好的生活制度，多呼吸新鲜空气，多在室外活动，注意营养膳食均衡，以增强机体抵抗力。

第三节　结核性脑膜炎

结核性脑膜炎（简称结脑）是结核分枝杆菌（简称结核杆菌）经血行播散到脑膜所致。系全身性粟粒性结核的一部分。主要发生于 6 个月至 3 岁的幼儿，亦可见于成人。营养不良及急性传染病使人体免疫功能降低为诱发原因。

一、病原学

结核杆菌是引起人类结核病的主要病原体。1882 年由德国医生 Koch 发现。在微生物分类中，结核杆菌属于厚壁门裂殖菌纲放线菌目分枝杆菌科分枝杆菌属。分枝杆菌复合群共包括人型、牛型、非洲型和田鼠型，而人型结核杆菌是人类主要的致病菌。

（一）结核杆菌的形态

结核杆菌菌体具有多形态特征，除正常典型形态外，受不良生长条件的影响，如物理因素、化学因素，特别是药物因素，而呈现异常变化，其各种形态可归纳为杆菌型（基本形态）、滤过型、颗粒型和球菌型（L型）4 种类型。

1. 杆菌型（基本形态）

结核杆菌正常典型的形态是直或稍弯曲、两端钝圆的杆菌。菌体长 1 ~ 4μm，宽 0.3 ~ 0.6μm，无芽孢，无荚膜，无鞭毛，生长发育期间有分枝生长倾向。

2. 滤过型

早在 1901 年，Foutes 在检查细菌滤器滤过的结核杆菌培养滤液时，在电子显微镜下观察到球状微粒体。1991 年，Khomeko 在豚鼠损坏性肺结核模型中证实了滤过型的存在。此球状微粒体可通过细菌滤膜，称为滤过型。

3. 颗粒型

1907 年，Much 在结核性冷性脓肿、浆液性渗出液、干酪性淋巴结等脓液中观察到革兰氏染色阳性颗粒，称为 Much 颗粒。Much 颗粒的重要意义在于这些颗粒型体仍有生机与活力，在适宜的营养条件下可重新获得增殖，发育生长出典型结核杆菌。

4. 球菌型（L型）

结核杆菌在体内外受物理、化学、免疫等因素的影响，维持菌体固有形态的细胞壁缺损或丧失，产生细胞壁缺陷型细菌。细胞壁缺陷型细菌是 1935 年 Kilienberger 在英国 Lister 医学研究院研究念珠状链杆菌时首先发现的，故以 Lister 医学研究院的第一个字母将细胞壁缺陷型细菌命名为 L 型菌。

（二）结核杆菌的染色特性

结核杆菌本身无颜色，观察结核杆菌必须染色后进行。结核杆菌革兰氏染色阳性，但革兰氏染色不易着色。经苯胺染料着色后，能抵抗酸和酸性乙醇脱色，此种特性称为抗酸性。Z-N 染色法为最常用的一种抗酸染色方法。经此法染色后，分枝杆菌，包括结核杆菌呈红色，而标本中其他细菌、细胞、杂质等均呈蓝色。

（三）结核杆菌的生长特性

结核杆菌生长缓慢，繁殖一代在人工培养基内需要 15 ~ 20 h，在静脉感染未经免疫小鼠肺中需要 15 h，在巨噬细胞内需要 15 ~ 20 h，在家兔角膜中需要 20 ~ 22 h。

（四）结核杆菌的抵抗力

结核杆菌因细胞壁含大量类脂质，尤其是蜡样物质，具有疏水性，对物理和化学因素的作用均较一般致病菌抵抗力强。

1. 物理因素影响

结核杆菌生存能力较强，在温室和阴暗处干燥痰内可以存活 6 ~ 8 个月，黏附在飞扬的空气尘埃中可保持传染性 8 ~ 10 d。结核杆菌一般较耐低温，在 –6 ~ 8℃能存活 4 ~ 5 年。

干热对结核杆菌杀伤力弱，痰内结核杆菌在 100℃下需要 4 ~ 5 h 被杀灭。湿热对结核杆菌杀伤力强，在 60℃ 30 min、70℃ 10 min、80℃ 5 min 和 90℃ 1 min 可将其杀死，因此煮沸与高压蒸气消毒是最有效的方法之一。

结核杆菌对光线和射线敏感，在太阳光直射下 2 ~ 7 h 死亡。患者用过的物品在强阳光下直晒半日，基本可达到消毒的目的。1 ~ 10 mg/mL 菌悬液，液层厚度 3 mm，用 10 W 紫外线灯在距离 0.5 m 处持续照射 3 min，在距离 1 m 处持续照射 10 min，经培养无细菌生长。但紫外线穿透力弱，难以透入固体物质内部和液体深层，因此紫外线通常用于空气和物体表面消毒。

2. 化学因素的影响

化学消毒剂的种类很多，其杀菌机制因化学药物种类不同而异。乙醇使菌细胞蛋白质变性、凝固而产生杀菌作用。结核杆菌直接接触 70% ~ 75% 乙醇 5 ~ 30 min 可被杀死，因此可用于皮肤消毒。但由于乙醇能凝固蛋白，使痰表面形成一层把菌体包裹起来的膜，短时间内不能杀死细菌，故乙醇不能用于痰的消毒。

苯酚主要通过破坏菌细胞膜而致细胞质内容物漏出，使菌体蛋白质变性、凝固，抑制菌体脱氢酶和氧化酶等酶系统杀死结核杆菌。2% 苯酚 5 min、5% 苯酚 1 min 能杀死结核杆菌培养物。5% 苯酚与痰液等量混合，24 h 才能杀死结核杆菌。煤酚皂溶液作用机制与苯酚相似，0.5% 煤酚皂 60 min、1% 煤酚皂 45 min、2% 煤酚皂 10 min、5% 煤酚皂 5 min 即能杀死结核杆菌培养物。5% ~ 10% 煤酚皂等量混入痰标本，12 h 可杀灭结核杆菌。

甲醛使菌细胞蛋白质变性凝固，丧失代谢功能致细菌死亡。1% 甲醛处理结核杆菌 5 min，可使细菌死亡。5% 甲醛和痰液等量混合，处理 12 h 以上才能达到杀菌作用。

84 消毒液是以氯为主要成分的稍毒剂。氯是一种氧化剂，能使菌体的酶失活，还能与蛋白质的氨基结合，使菌体蛋白氯化，代谢功能障碍，细菌死亡。浓度 0.5% 的 84 消毒液 15 min 可杀死结核杆菌培养物，但对在蛋白质混合液中的结核杆菌几乎无消毒效果。

结核杆菌对酸、碱抵抗力强，在 4% 氢氧化钠溶液、3% 盐酸溶液和 6% 硫酸溶液中 30 min 仍能存活。临床应用酸或碱加入患者标本，消化蛋白质及杀灭杂菌，以分离出结核杆菌。结核杆菌对染料如 1∶13 000 孔雀绿和 1∶75 000 甲紫有抵抗力，通常在培养基内加入一定量的孔雀绿或甲紫抑制其他杂菌生长。对普通细菌有较强杀菌作用的苯扎溴胺（新洁尔灭），对结核杆菌几乎无消毒作用。

（五）结核杆菌的致病性

结核杆菌不产生内、外毒素，也无侵袭性酶类。一般认为其致病作用可能与菌体表面结构及某些菌体成分如脂质、某些菌体蛋白、多糖等多种物质有关，主要是有毒结核杆菌菌株在易感机体内顽强增殖和与机体相互作用的结果。

二、流行病学

中国和印度是全球 22 个结核高发国家的前两位，严重地威胁到健康人群，成为中国主要公共卫生问题之一。1950—1980 年间结核的控制只限于几个大城市中。在北京和上海，活动性肺结核的发病率高达 4 000/10 万 ~ 5 000/10 万。20 世纪 50 年代初，结核病死率大于 0.2%。1979 年第一次全国随机抽样调查结果显示，活动性肺结核的发病率和结核杆菌涂片阳性率分别为 796/10 万和 218/10 万，且农村发病率高于城市（2.8∶1）。1981 ~ 1990 年实施了国家结核病防治计划，在大多数省市建立结核监测实验室；1986 年短程疗法也在中国大多数地区开展，某些城市开始了 DOT（directly observed treatment）。1990 年第三次全国流行病学调查显示，结核病发病率下降不明显，活动性肺结核的发病率和结核杆菌涂片阳性率分别为 523/10 万和 134/10 万。与 1979 年相比，每年分别降低了 3.7% 和 4.3%。1991 年在第二次国家结核病防治计划中采用了 WHO 推荐的五点策略。2000 年卫健委第四次结核病流行病学调查发现，活动性肺结核的发病率和结核杆菌涂片阳性率分别为 367/10 万和 122/10 万，每年分别降低了 5.4% 和 3.2%。计划实施地区与未实施地区相比，涂片阳性率降低明显（44.4%vs12.3%）。

中国的结核杆菌耐药率一直很高，原发耐药率和获得性耐药率分别为 7.6% 和 17.1%，多重耐药率为 10.7%。其主要原因是不恰当的治疗引起的，包括用药不足、用药不规律、疗程不足、供药不充足和没有监督用药。

2005 年我国肺结核发病率比 2004 年升高了 29.03%，病死率增加了 365.04%，这可能和耐药菌的扩散有关。

三、发病机制

原发结核病病变形成时，病灶内的结核杆菌可经血行而停留在脑膜、脑实质、脊髓内，形成隐匿的结核病灶。细胞介导的免疫反应激活单核—巨噬细胞，吞噬细胞、淋巴细胞等包绕干酪样坏死物质，形成结核结节、结核瘤，其中可藏有具有活力的结核杆菌。当上述病灶一旦破溃，结核杆菌直接进入蛛网膜下隙，造成结核性炎症。此外，脑附近组织如中耳、乳突、颈椎、颅骨等结核病灶亦可直接蔓延，侵犯脑膜，但较为少见。

结脑的发生与患原发结核时机体的高度过敏性有关。从发病原理来看，结脑系继发性结核病，因此应重视查找原发病灶。但也有少数患者原发病灶已愈或找不到，对这类患者更应提高警惕，以免误诊。

四、病理

（一）病理变化

1. 脑膜

脑膜弥漫性充血，脑回普遍变平，尤以脑底部病变最为明显，故又有脑底脑膜炎之称。蛛网膜下隙内产生大量的灰白色或灰绿色的浓稠、胶性结核性渗出物，围绕延髓、脑桥、脚间池、视神经交叉及大脑外侧裂等处。渗出物及脑水肿可包围挤压脑神经，引起脑神经损害。有时炎症可蔓延到脊髓及神经根。渗出物呈凝胶状、结节样，光镜下可见多核细胞、红细胞、吞噬细胞、纤维组织。随着病程延长，淋巴细胞逐渐增多，后期出现成纤维细胞。渗出物中含有结核杆菌。

2. 脑血管

流经渗出物的动脉、静脉和毛细血管受累及。血管外膜变化与附近渗出物相同，血管内膜也有相似改变，或发生纤维蛋白样透明变性。病程越长则脑血管增生性病变越明显，可见闭塞性动脉内膜炎，有炎性渗出、内皮细胞增生，使管腔狭窄，终致并发缺血性脑梗死及脑软化、坏死。

3. 脑实质

炎症病变从脑膜蔓延到脑实质，或脑实质原来就有结核病变，可致结核性脑膜脑炎，少数患者在脑实质内有结核瘤。152 例结脑病理检查，有结核性脑膜脑炎者占 75%，有单发或多发结核瘤者占 16.4%。

4. 脑积水

结脑常发生急性脑积水、脑水肿。初期由于脉络膜充血及室管膜炎而致脑脊液生成增加；后期由于脑膜炎症粘连，使脑蛛网膜及其他表浅部的血管间隙神经根周围间隙脑脊液回吸收功能障碍。这两种情况可致交通性脑积水。浓稠炎性渗出物积聚于小脑延池或堵塞大脑导水管和第四脑室诸孔；或因脑实质水肿阻塞脑脊液流出道，可致阻塞性脑积水。脑室内积液过多或使脑室扩大，脑实质受挤压而萎缩变薄。

（二）结脑的病理分型

根据病理改变，结脑可分为 4 型。

1. 浆液型

其特点是浆液渗出物只限于颅底，脑膜刺激征及脑神经障碍不明显，脑脊液改变轻微。此型属早期。

2. 脑底脑膜炎型

炎症病变主要位于脑底，但浆液纤维蛋白性渗出物可较弥漫。其临床特点是明显的脑膜刺激征及脑神经障碍，有不同程度的脑压增高及脑积水症状，但无脑实质局灶性症状，脑脊液呈典型的结脑改变。此型临床上最为常见。

3. 脑膜脑炎型

炎症病变从脑膜蔓延到脑实质。可见脑实质炎性充血，多数可见点状出血，少数呈弥漫性或大片状出血，有闭塞性脉管炎时可见脑软化及坏死。部分患者可见单发或多发结核瘤。可引起局灶性症状。本型以3岁以下小儿多见，远较前两型严重，病程长、迁延反复，预后恶劣，常留有严重后遗症。

4. 结核性脊髓软硬脑膜炎型（脊髓型）

炎性病变蔓延到脊髓膜及脊髓，除脑和脑膜症状外，有脊髓及其神经根的损害症状。此型多见于年长儿，病程长、恢复慢，如未合并脑积水，病死率不高，但常遗留截瘫等后遗症。

五、临床表现

任何年龄均可发病，以青少年最多。起病多为亚急性或隐袭，症状轻重不一。早期症状可不典型，可有低热、盗汗、精神不振、纳差、恶心，儿童常表现为激动不安、睡眠差、体重下降等。继而出现头痛、呕吐频繁且呈喷射性、颈项强直等颅内压增高征象和脑膜刺激征。部分患者出现意识障碍，如嗜睡、谵妄、昏迷等，常伴惊厥、视盘水肿，甚至癫痫持续状态等。脑神经受累则引起眼睑下垂、斜视、复视、瞳孔不等大、面神经麻痹等。脑内动脉闭塞者则可致偏瘫。婴幼儿可有头围增大和前囟饱满隆起，严重患者因呼吸衰竭而死亡。老年人头痛伴呕吐者少，颅内压增高发生率更低。在疾病过程中，炎症扩散到脊髓蛛网膜，引起脊髓神经根病变；或因厚黏的渗出物围绕脊髓而造成完全性或部分性脊髓腔阻塞，出现截瘫，偶为四肢瘫。典型结脑的临床表现可分为3期。

（一）前驱期（早期）

一般起病缓慢，在原有结核病基础上诉头痛，初可为间歇性，后为持续性。婴幼儿表现为皱眉、以手击头、啼哭等。出现性情改变，如烦躁、易怒、好哭，或精神倦怠、呆滞、嗜睡或睡眠不安、两眼凝视、食欲不振、消瘦，并有低热、便秘或不明原因的反复呕吐。

（二）脑膜刺激期（中期）

主要为脑膜炎及颅内压增高表现。低热，头痛加剧可呈持续性，呕吐频繁且常呈喷射状，可有感觉过敏，逐渐出现嗜睡、意识障碍。典型脑膜刺激征多见于年长儿和成人，婴儿主要表现为前囟饱满或膨隆，腹壁反射消失，腱反射亢进。若病情继续发展，则进入昏迷状态，可有惊厥发作。此期常出现脑神经受累症状，最常见为面神经、动眼神经及展神经的瘫痪，多为单侧受累，表现为鼻唇沟消失、眼睑下垂、眼外斜、复视及瞳孔散大，眼底检查可见视神经炎、视盘水肿，脉络膜可偶见结核结节。

（三）晚期（昏迷期）

意识障碍加重，反复惊厥，神志进入半昏迷、昏迷状态。瞳孔散大、对光反射消失，呼吸节律不整，甚至出现潮式呼吸或呼吸暂停。常有代谢性酸中毒、低钠、低钾等水、电解质代谢紊乱。最后体温可升至40℃以上，终因呼吸、循环衰竭而死亡。

六、并发症

可有颅内高压、记忆力下降、脑神经麻痹、截瘫、尿便障碍、偏瘫、失语、抽搐、神经根痛及间脑炎等。

结脑可使软脑膜、蛛网膜、脑室脉络丛及室管膜炎性改变，脑脊液分泌量增加而回吸收障碍出现高颅内压，并常导致高压性内脑积水。脑压持续升高易发生脑疝，多为小脑天幕裂孔疝、枕骨大孔疝。结脑晚期，颅底蛛网膜广泛粘连或结核性炎症直接侵犯神经，出现脑神经麻痹。结核性脊髓脊膜炎及蛛网膜炎、髓内肉芽肿形成或结核性纤维渗出物包绕脊髓及神经根，常导致截瘫、尿便障碍及神经根痛。结核性血管损伤易出现大血管闭塞而导致脑梗死或脑实质内结核性肉芽肿、脑软化灶，结核性脓肿压迫出现偏瘫，如为优势半球，可同时出现失语。颅内高压或皮质结核性肉芽肿易出现抽搐、癫痫。结核性炎症侵犯间脑，出现间脑炎相应症状。

七、诊断

（一）病史和临床表现

早期诊断主要依靠详细，的病史，周密的临床观察，以及对本病的高度警惕。凡原发型肺结核或粟粒性结核患者，出现不明显原因症状，特别是小儿在麻疹、百日咳后出现发热、呕吐者，即应考虑本病的可能性。其他如出现不明显原因的呕吐、性情改变、头痛、颈部抵抗、持续发热，经一般抗感染无效者，应问清有无结 核接触史及既往结核病史，如疑为结脑者，应进行脑脊液检查。

（二）X 线检查

结脑患者肺部有结核病变的为 42% ~ 92%，其中属于粟粒性肺结核者占 44% 左右。因此，凡疑诊本病时均应进行胸部 X 线摄片，如能发现肺内结核，尤其是粟粒性肺结核时，有助于诊断；但胸片正常者不能否定结脑。

（三）脑脊液检查

1. 常规检查

结脑时脑脊液压力增高，外观清亮或毛玻璃样或微显混浊，细胞数一般为（0.05 ~ 0.5）× 10^9/L，急性进展期或结核瘤破溃时可显著增高，甚至可大于 $1 × 10^9$/L，疾病早期细胞数可能在 $0.05 × 10^9$/L 以下甚至正常。细胞分类以单核细胞为主，可占 70% ~ 80%，少数患者早期中性粒细胞可大于 50%。Pandy 试验阳性、蛋白定量明显增加是结脑的特征之一，多在 0.4 g/L 以上，一般为 1 ~ 3 g/L，如大于 3 g/L 应考虑蛛网膜粘连甚至椎管阻塞。

糖定量早期可正常，以后逐渐减少，常小于 1.65 mmol/L（30 mg/dL）。脑脊液糖含量是血糖的60% ~ 70%，在测定脑脊液糖的同时应测血糖，以便比较。氯化物含量常小于 102.6 mmol/L（600 mg/dL），甚至小于 85.5 mmol/L（500 mg/dL），糖与氯化物同时降低为结脑的典型改变。

脑膜液置于直立的小试管中 12 ~ 24 h 后可有纱幕样薄膜形成，此为薄膜试验阳性。取此薄膜或脑脊液沉淀经抗酸染色或采用直接荧光抗体法，可提高找到结核杆菌的概率。脑脊液结核杆菌培养或豚鼠接种有助于最后确诊，但须时较久，对早期诊断的意义不大。对培养阳性者应做药敏试验，以供调整化疗时参考。

2. 淋巴细胞转化试验

可采用 ^{3}H–TdR 掺入法测定脑脊液淋巴细胞转化。结脑时，在 PPD 刺激下，脑脊液淋巴细胞转化率明显升高，具有早期诊断价值。

3. 免疫球蛋白测定

脑脊液免疫球蛋白测定对脑膜炎鉴别诊断有一定意义。结脑时脑脊液中以 IgG 增高为主，化脓性脑膜炎时 IgG 及 IgM 增高，病毒性脑膜炎时 IgG 轻度增高、IgM 不增高。

4. 乳酸盐及乳酸脱氢酶测定

如溶菌酶指数测定、脑脊液抗结核抗体检查、脑脊液 PCR 法查结核抗原等，均有助于鉴别诊断。

（四）其他检查

（1）结核菌素试验阳性对诊断有帮助，但阴性结果亦不能排除本病。

（2）眼底检查在脉络膜上发现结核结节，脑脊液有改变者可以肯定诊断。

（3）血象可见白细胞总数及中性粒细胞比例升高，轻度贫血。血压增快，但也有正常者。

八、治疗

（一）一般治疗

早期患者应住院治疗，卧床休息，供应营养丰富的含高维生素（维生素 A、维生素 D、维生素 C）和高蛋白食物。昏迷者鼻饲，如能吞咽，可试进食。病室要定时通风和消毒，保持室内空气新鲜、采光良好。要注意眼鼻、口腔护理和翻身，防止褥疮发生和肺部坠积性瘀血。

（二）抗结核治疗

抗结核药物宜选择渗透力强、脑脊液浓度高的杀菌剂，治疗过程中要观察毒副反应，尽可能避免毒副反应相同的药物联用。

目前常用的联用方案有：①异烟肼（INH）、链霉素（SM）和乙胺丁醇（EMB）或对氨水杨酸；②INH、利福平（RFP）和SM；③INH、RFP和EMB。

具体用法、剂量、疗程为：INH，成人每日8～12 mg/kg，儿童每日15～25 mg/kg。SM，成人0.75～1.0 g/d，儿童每日20～30 mg/kg（最大不超过1.0 g/d）。RFP，成人0.45～0.6 g/d，儿童每日10～20 mg/kg。PZA，成人1.5～2.0 g/d，儿童每日30～40 mg/kg。EMB，成人0.75～1.0 g/d，儿童一般不用。儿童药物用量最大不超过成人量，幼儿慎用SM。

（三）肾上腺皮质激素的应用

肾上腺皮质激素能抑制炎症反应，有抗纤维组织形成的作用；能减轻动脉内膜炎，从而迅速减轻中毒症状及脑膜刺激征；能降低脑压，减轻脑水肿，防止椎管阻塞。其为抗结核药物的有效辅助治疗，一般早期应用效果较好。可选用泼尼松每日1～2 mg/kg 口服，疗程为6～12周，病情好转后4～6周开始逐渐减量至停药。或用地塞米松每日0.25～1 mg/kg 分次静脉注射。急性期可用氢化可的松每日5～10 mg/kg 静脉滴注，3～5 d后改为泼尼松口服。

（四）对症治疗

1. 脑压增高

（1）20%甘露醇5～10 mL/kg 快速静脉注射，必要时4～6 h后重复1次；或50%葡萄糖液2～4 mL/kg 静脉注射，与甘露醇交替使用。

（2）乙酰唑胺每日20～40 mg/kg，分2～3次口服，服用3 d、停4 d。

（3）必要时脑室穿刺引流，每日不超过200 mL，持续2～3周。

2. 高热、惊厥

可应用常规退热、抗惊厥药。

3. 调节电解质

因呕吐、入量不足、脑性低钠血症时应补足所需的水分和钠盐。

（五）鞘内用药

对晚期严重患者，脑压高、脑积水严重、椎管有阻塞以及脑脊液糖持续降低或蛋白持续增高者，可考虑应用鞘内注射。注药前宜放出与药液等量脑脊液。常用药物为地塞米松，2岁以下每次0.25～0.5 mg，2岁以上每次0.5～5 mg，用盐水稀释成5 mL，缓慢鞘内注射，隔日1次，病情好后每周1次，7～14次为一疗程，不宜久用。INH能较好地渗透到脑脊液中达到有效浓度，一般不必用作鞘内注射，对严重晚期患者仍可采用，每次25～50 mg，隔日1次，用7～14次，好转后停用。

九、预防

（一）控制传染源

与结核病患者密切接触是发生结脑的一个重要途径，所以隔离家庭中的结核病患者是一个重要措施。同时，必须积极治疗结核病患者，如有开放性结核病患者，应该住院隔离治疗，直至痰菌转阴。对托儿所、幼儿园的保育人员和小学校教职员工定期体检，及时发现和隔离传染源，能有效地减少小儿结核感染机会。

（二）切断传播途径

家庭居室保持通风或空气流通，幼托学校教室定期消毒，结核病患者痰分泌物充分消毒，避免与结核病患者的密切接触等，是减少结核病传播的有效措施。

（三）保护易感人群

事实证明卡介苗接种预防小儿结脑发生是有效的方法之一。保证婴幼儿的卡介苗接种，并定期对小儿加强接种，可保证最易感人群免疫感染。对1～3岁有结核病密切接触史且未接种过卡介苗的儿童，如有疑似症状或微热，或结核菌素试验强阳性，应给予是INH和RFP预防性治疗。

十、预后

近年来由于诊断方法的改进和化疗方案的发展、不断完善,结脑的预后大为改观。早期合理治疗可以完全治愈。其治愈标准是:①临床症状、体征完全消失,无后遗症;②脑脊液检查正常;③疗程结束后随访观察2年无复发。如诊断不及时,治疗不合理,或患儿年龄太小、病变太严重等,仍有较高(15% ~ 36%)的病死率。在治疗随访过程中发现复发患者,再行合理治疗,仍可改善预后。

微信扫码
◆临床科研
◆医学前沿
◆临床资讯
◆临床笔记

第四章
循环系统感染

第一节　感染性心内膜炎

感染性心内膜炎指因细菌、真菌和其他微生物（如病毒、立克次体、衣原体、螺旋体等）直接感染而产生心瓣膜或心室壁内膜的炎症，有别于由于风湿热、类风湿、系统性红斑性狼疮等所致的非感染性心内膜炎。

一、流行病学

约占住院患者的 1‰，青年患者占多数，且男性患者较多，有基础心脏病者多，亚急性较急性多，约占 2/3。近年来，感染性心内膜炎发病率与以往相比无明显改变，但基础病因及致病病原体已发生了变化，复杂的先心病和未行修补术的室间隔缺损是引起儿童感染心内膜炎最常见的心脏隐患。新出现的院内心内膜炎主要是由于心血管介入，静脉高营养，安装起搏器，血液透析，使用激素及免疫抑制剂等造成的。因耐药细菌感染的增加，近几年来死亡率有所增加，其死亡率约 20%。其主要死因为心力衰竭、栓塞、严重脓毒败血症。

二、病因与发病机制

（一）亚急性

常见致病菌为草绿色链球菌，其次为 D 族链球菌（牛链球菌和肠球菌），表皮葡萄球菌，其他细菌较少见。本病主要发生于风湿性心瓣膜病患者，其次为先天性心血管病患者。发病主要与以下因素有关：①血流动力学因素：血流从高压腔经病变瓣口或先天缺损高速射流至低压腔时，导致局部损伤、感染，形成赘生物。②非细菌性血栓性心内膜病变：当内膜的内皮受损暴露其胶原纤维时，血小板在该处聚集形成血小板微血栓和纤维蛋白沉着，成为结节样无菌性赘生物，为细菌定居提供场所。③短暂性菌血症：各种感染或细菌寄居的皮肤黏膜的创伤（如手术、器械操作等）常导致暂时性菌血症，循环中的细菌定居在无菌性赘生物上即可发生感染性心内膜炎。④细菌感染无菌性赘生物：此取决于发生菌血症的频度和循环中细菌的数量，以及细菌黏附于无菌性赘生物的能力。

（二）急性

常见致病菌为金黄色葡萄球菌，还有少数是由肺炎球菌、A 族链球菌和流感杆菌所致。其发病机制目前尚不清楚，主要累及正常心瓣膜，主动脉瓣常受累。病原菌多来自皮肤、肌肉、骨骼、肺等部位的活动性病灶。循环中细菌量大，细菌毒力强，具有高度侵袭性和黏附于内膜的能力。

三、病理

1. 感染性赘生物

能够导致感染性心内膜炎的细菌均具有黏附性，这些具有黏附性的细菌通过各种方式进入血液后，形成暂时性的菌血症，如不能被机体的免疫机制所杀灭或减低侵袭力，当遇到基础心脏病导致的心内膜炎症，尤其是瓣膜发生非细菌性血栓性炎症时，细菌黏附于瓣膜间并生长繁殖，形成感染性赘生物。感染性赘生物由血小板、纤维蛋白、细菌、炎症细胞及坏死的瓣膜组织构成，多发生于二尖瓣返流的心房侧、主动脉瓣关闭不全的心室侧及室间隔缺损的右心室测等低压力返流侧，大而松的赘生物易破碎、脱落形成栓子，赘生物本身亦可加重瓣膜损害，使血流动力学的变化更加严重。

2. 栓塞

赘生物不断生长、破碎、脱落，周围动脉反复栓塞，并形成化脓性病灶或小动脉炎是最常见的病理变化。大血管栓塞多见于腘动脉、桡动脉、肺动脉、肝动脉、脾动脉、肾动脉及中枢神经系统的动脉，亦可产生细菌性动脉瘤、实质脏器栓塞、脓肿形成等；小血管炎可形成较为特征性的皮肤病灶，如Osler结、Janeways结等。

四、临床表现

（一）症状

1. 发热

为最常见的症状，除个别免疫功能低下的患者外，几乎均有。急性者起病突然，呈高热伴寒战，全身毒血症状明显；亚急性者多为低热偶有高热，热型多变，以不规则者最多。

2. 其他

全身不适、无力、食欲不振、进行性贫血等非特异性症状，偶以并发症为首发症状，如栓塞。

（二）体征

1. 心脏杂音

主要为瓣膜听诊区新出现病理性杂音，多为关闭不全杂音或心脏原有杂音在短期内性质发生改变，尤以主动脉瓣关闭不全多见。急性者比亚急性者杂音变化更大，少数患者开始无心脏杂音，仅在治疗期间，甚至治疗2～3月后才出现，极少数治愈数年后仍无杂音出现。

2. 栓塞

本病重要而常见的表现之一，仅次于心力衰竭的常见并发症。赘生物的脱落（常为部分性）可引起全身任何部位栓塞，以脑、肾、脾和冠状动脉最为多见，肠系膜血管次之。如脑栓塞出现偏瘫表现；肾栓塞出现腰痛、腹痛、血尿等；脾栓塞出现左上腹或左胁部疼痛，脾肿大，脾区摩擦音；冠状动脉栓塞出现胸痛，心力衰竭、休克，严重心律失常等；肺栓塞出现呼吸困难，咳血等。肠系膜栓塞可导致缺血性肠病的发生。

3. 皮肤和黏膜瘀点

系毒素作用于毛细血管使其脆性增加破裂出血或由于栓塞所致，多见于睑结膜、指（趾）甲、口腔黏膜、胸前和四肢皮肤。是诊断本病较易见的体征之一。

4. 周围体征

出现于指和趾垫的Osler结节，出现于手掌和足底处的Janeway损害和发生于视网膜上的Roth斑等。

5. 脾脏肿大

多见于亚急性者，15%～50%。

6. 进行性贫血

70%～90%患者出现，多为轻度或中度贫血，严重者可有重度贫血，多为感染抑制骨髓所致。

7. 杵状指（趾）

不多见。

五、实验室与其他检查

（一）血液检查

急性者有时发生溶血性贫血；白细胞计数增加，有明显核左移；大多数患者血沉增快。亚急性者可出现正色素正细胞性贫血；白细胞计数正常或轻度升高，有时可见核左移。

（二）尿液检查

半数以上患者有蛋白尿和镜下血尿。肉眼血尿提示肾梗死。而大量蛋白尿和红细胞管型提示并发弥漫性肾小球肾炎。

（三）血培养

血培养是确定菌血症和诊断本病的最直接、最敏感的方法。75%～85%的患者血培养阳性。由于本病菌血症为持续性，所以多次血培养可增加阳性率，目前推荐在第1个12～24 h内至少间隔1 h在不同静脉穿刺点抽血进行3次血培养。由于菌血症数量可能较低，每次抽血至少要20 mL才能使其敏感性达到最大。临床高度怀疑本病，而24～48 h血培养仍为阴性，应进行更长时间和特殊的培养。尽管血培养是最好的诊断指标，但对血培养阴性者应充分考虑先前可能使用抗生素、某些病原体在标准培养条件下难以生长等因素。对临床怀疑心内膜炎而血培养阴性的患者，病原体检查有赖于一些特殊手段，如延长培养时间、加做真菌培养、血清学检查、间接荧光检测、细菌内转基因扩增等。

（四）免疫学检查

亚急性者病程>6周，50%类风湿因子呈阳性，90%出现循环免疫复合物。可有高丙种球蛋白血症。低补体血症见于并发肾小球肾炎者。

（五）X线与核素检查

脓毒性肺栓塞所致肺炎，肺部可出现多个小片状浸润阴影。左心衰竭时有肺淤血或肺水肿征。较大的主动脉瓣周脓肿，CT有一定诊断价值，它尚可协助诊断脑梗死、脓肿和出血等并发症。SPECT以 ^{99m}Tc标记的GP Ⅱ b/Ⅲ a受体拮抗剂MDP444为靶点，对使用抗生素1～2周内的心内膜炎患者有重要意义。

（六）心电图

一般无特异性。并发栓塞性心肌炎及心包炎时可显示特征性改变。伴室间隔脓肿或瓣环脓肿时可出现房室、室内传导阻滞和室性早搏。

（七）超声心动图

瓣膜上的赘生物50%～75%可由超声检查探出，若经食管超声检查，灵敏度高达95%以上，能探测出直径1～1.5 mm的赘生物。其他异常为瓣叶呈结节样增厚、瓣叶穿孔、连枷样瓣叶、室间隔或瓣环脓肿、主动脉细菌性动脉瘤、心包积液等。超声心动图还有助于判定原有的心脏病变，评估瓣膜反流的程度与左心室功能，作为判断预后与是否进行手术的参考。超声心动图已成为诊断感染性心内膜炎的重要方法，尤其对血培养阴性的感染性心内膜炎的诊断更具有特别重要的作用。

六、诊断与鉴别诊断

本病肯定的诊断有赖于手术获得的心内膜组织、赘生物、周围栓子的组织学和细菌学的直接证据。目前临床推荐的是1994年Duke诊断标准。

（一）主要条件

包括：①血培养阳性（2次以上同一病原菌）。②心内膜损害证据（多普勒超声心动图发现赘生物尤其是漂移状态的赘生物及新的瓣膜反流体征，或见瓣周脓肿）。

（二）次要条件

包括：①易发因素，如基础心脏病等。②发热>38℃。③血管表现，如主要动脉栓塞、结膜出血、化脓性肺梗死、动脉瘤、颅内出血等。④免疫表现，包括肾小球肾炎、Osler小结、Roth斑等。⑤多普勒超声心动图表现，但未达到主要标准。⑥血培养阳性，但不能符合主要标准。

具以上主要条件2项，或主要条件1项加次要条件3项，或次要条件5项者，即可诊断。自抗生素应用以来，本病临床表现很不典型，临床医师应提高警惕。对有易患感染性心内膜炎的基础疾病者，不明原因发热1周以上，应疑及本病并做进一步检查。若有本病临床表现，但一时难以确诊，又不能排除本病时，则"拟诊"，按本病治疗，同时进一步明确诊断。由于本病表现多样且缺乏特异性，其鉴别诊断范围较广。急性者应与各种原因所致败血症鉴别。亚急性者应与风湿热、系统性红斑狼疮、左心房黏液瘤、结核病等鉴别。

七、治疗

（一）抗微生物药物治疗

1. 治疗原则

（1）尽早应用。在连续进行 3 ~ 5 次血培养后，立即开始治疗。

（2）尽量选用杀菌抗生素如青霉素、先锋霉素。如病原微生物不明时，急性者选用对金黄色葡萄球菌、链球菌和革兰阴性杆菌均有效的广谱抗生素，对亚急性者选用针对大多数链球菌有效的抗生素。细菌培养结果出来以后，根据药敏试验结果，选择用药。

（3）剂量足、疗程长、联合用药。因细菌隐藏在有纤维覆盖物的赘生物中，造成抗生素进入困难，故必须有一定的血药浓度，方能达到有效杀灭细菌。整个疗程一般需要 4 ~ 6 周，联合用药可提高疗效。

（4）有条件应测定最小抑菌浓度（MIC）。以判断致病菌对抗生素敏感性，指导用药。

2. 具体用药

根据致病菌的情况，选择不同的抗生素。

（1）草绿色链球菌、牛链球菌、肺炎球菌。首选青霉素，多数患者单独应用效果较好。青霉素 G 静脉缓注或滴注。对青霉素过敏者可选用万古霉素 15 mg/（kg·d），分 2 次静脉注射，所有病例至少用药 4 周。如果有青霉素敏感性较差，可加大青霉素剂量，并加用氨基糖苷类抗生素，庆大霉素 12 万 ~ 24 万 U/d，妥布霉素 3 ~ 5 mg/（kg·d），阿米卡星 1 g/d。

（2）肠球菌族。对青霉素敏感性差，当首选氨苄西林 6 ~ 12 g/d 或万古霉素和氨基糖苷类抗生素联合应用，疗程 6 周，用药过程中，注意氨基糖苷类药物的副作用，根据情况酌减或撤除。对氨基糖苷类或万古霉素耐药者，可选用喹诺酮类抗生素，如环丙沙星、氧氟杀星等。

（3）金黄色葡萄球菌和表皮葡萄球菌。若非耐青霉素菌株，仍可选用青霉素 1 000 万 ~ 2 000 万 U/d 和氨基糖苷类合用，耐药菌株可选用第一代先锋霉素，如头孢唑林 2 g，6h/ 次，静脉注射或滴注；万古霉素（用法同上）和各种抗青霉素酶的青霉素，如萘夫西林或苯唑西林 2 g，1 次 /4 h，静脉注射或滴注，用药 4 ~ 6 周。

（4）革兰阴性杆菌。发病率低，但病情重、病死率高。一般以 β – 内酰胺类和氨基糖苷类联合应用为首选。常用药物前者有头孢哌酮（先锋必）4 ~ 8 g/d，头孢噻肟 6 ~ 12 g/d，头孢曲松 2 ~ 4 g/d；后者有庆大霉素、妥布霉素、阿米卡星等。

（5）真菌感染。死亡率高达 80% ~ 100%，药物治愈少见，应用抗真菌治疗期间，尽早进行手术，切除受累瓣膜组织。首选二性霉素 B 0.1 mg/（kg·d），总剂量 1.5 ~ 3 g，给药期间应注意药物副作用。加用氟康唑或氟孢嘧啶，可增强杀菌作用，减少二性霉素 B 的用量，减轻药物副作用。

（二）手术治疗

外科手术已成治疗感染性心内膜炎的重要手段。使病死率有明显下降，方法为人工瓣膜置换术。其适应证主要包括：①因瓣膜损害致顽固性心力衰竭；②真菌性心内膜炎；③赘生物大，反复发生大动脉栓塞；④抗生素充分足量治疗后，血培养细菌仍然持续阳性或反复复发；⑤主动脉瓣受累致房室阻滞，心肌或瓣环脓肿需手术引流；⑥手术关闭未闭动脉导管或房间隔缺损为治疗所并发的顽固心内膜炎的重要措施。以上情况经手术后，一般应继续使用抗生素 4 ~ 6 周。

第二节　病毒性心肌炎

病毒性心肌炎属感染性心肌炎，由各种病毒引起的心肌局限性或弥漫性的病变。在感染性心肌炎中最为常见，可见于各个年龄阶段，以儿童和青少年多见。

一、流行病学

病毒性心肌炎的确切发病率国内外均未有详细报道。一般认为约 5% 的病毒感染后可累及心脏。近年来病毒性心肌炎发病率有逐年增高趋势。在诸多病毒性心肌炎中，以柯萨奇 B 组病毒所致心肌炎最多见。发病季节一般认为以秋冬季多发，主要发生在 40 岁以下的年龄组，占 75% ～ 80%，其他年龄组也可发病，男性较女性多见，其比例为（1.30 ～ 1.62）∶ 1。

二、病因

引起本病的病毒主要为肠道病毒和上呼吸道病毒，常见病毒为柯萨奇 A、B 组，艾柯病毒，流感病毒，副流感病毒，脊髓灰质炎病毒，鼻病毒，流行性腮腺炎病毒等；其他如风疹病毒，肝炎病毒，腺病毒，麻疹病毒，疱疹病毒等也可引起本病。所有病毒中以柯萨奇病毒、艾柯病毒最常见。

三、发病机制

病毒引起心肌损伤的机制尚未完全阐明，目前一般认为病毒经血流侵犯心肌，直接造成心肌损伤和变态免疫反应引起的心肌免疫损伤是病毒性心肌炎的主要发病机制。肠道或上呼吸道病毒经血流直接侵犯心肌，在心肌细胞内复制并直接作用心肌，引起心肌损伤和功能障碍；此外，病毒也可在局部产生毒素，导致心肌纤维溶解、坏死、水肿及炎症细胞浸润。这已在病毒感染后的小鼠心肌中得到证实。目前，多数学者认为，急性病毒性心肌炎和病毒感染后 1 ～ 2 周内猝死者，病毒直接侵犯心肌，引起心肌损害可能是主要的发病机制。对于大多数病毒性心肌炎，尤其是慢性病毒性心肌炎，目前认为主要是通过免疫变态反应而致病。动物实验和实验检查均证实病毒性心肌炎的发生与免疫反应有关。动物实验证明在病毒性心肌炎模型中，T 细胞及激活的巨噬细胞在靶心肌区密集，心肌中可发现抗原 - 抗体复合物，均提示免疫反应在发病过程中起重要作用。临床上，对患者的心内膜活检电镜下发现有病损心肌细胞和巨噬细胞、淋巴细胞相聚集，有抑制性 T 细胞增加，表明细胞免疫在本病发生发展过程中起重要作用；同时有人发现，在病毒性心肌炎的心肌内可找到免疫球蛋白和补体，表明体液免疫反应的存在。以上资料均支持本病的免疫致病机制，表明病毒性心肌炎患者同时存在细胞和体液免疫调节功能失调。

在病毒性心肌炎发病过程中，某些诱因如细菌感染、营养不良、剧烈运动、过度疲劳、妊娠和缺氧等，都可能使机体抵抗力下降而使病毒易感而致病。

四、病理

心肌病变轻重不等，主要为心肌细胞水肿、溶解直至完全坏死；心肌间质及血管周围常有单核细胞、淋巴细胞和中性粒细胞浸润等炎症反应。病变分布可为小灶性、散在或弥漫性。除心肌炎症外，心包和心内膜也可受累。病变可波及传导系统，导致各种心律失常。慢性病例多有心脏扩大、心肌间质炎症浸润及心肌纤维化形成的瘢痕组织。侵犯心包可有浆液渗出，后期粘连缩窄。侵犯心内膜可引起瓣膜狭窄和关闭不全。

五、临床表现

心肌炎的临床表现轻重差别很大，轻者可无症状，极重者可暴发心源性休克或急性充血性心力衰竭，甚至于数小时或数日内死亡。心肌炎症状可发生在病毒感染的急性期，也可在恢复期。如发生在急性期，心肌炎的症状有时可为全身症状所掩盖。临床上根据病程可将心肌炎分为急、慢性两型。

（一）急性心肌炎

起病前大多有呼吸道或消化道病毒感染的前驱症状：主要为发热、周身不适、咽痛、肌痛、腹泻及皮疹等，可持续数日；继之出现心脏症状：主要表现为疲乏无力、食欲不振、恶心、呕吐、呼吸困难、面色苍白、多汗、精神萎靡、心前区不适、胸闷、气短、心悸、头晕等。体检可发现心脏扩大、心音低钝、心动过速及奔马律，一般无明显器质性杂音。伴有心包炎者可听到心包摩擦音。可有各种心律失常，常见为频发期前收缩、阵发性心动过速及房室传导阻滞。重症患者可突然发生心源性休克：表现为烦躁不安、呼吸困难、面色苍白、皮肤冷湿、末梢青紫、脉搏细弱及血压下降等，甚至发生猝死。

（二）慢性心肌炎

常由急性心肌炎迁延而来，也可无急性病史。主要表现为反复发作的心律失常或心力衰竭，进行性心脏扩大，心电图改变持续不恢复，X 射线心影不缩小。一般病程超过 1 年者即为慢性。

六、诊断

目前病毒性心肌炎的诊断主要依靠临床表现、心电图、X 线以及其他有关实验室检查综合分析，靠排他法诊断。根据 1999 年全国心肌炎心肌病专题座谈会订出的成人急性病毒性心肌炎诊断参考标准，其诊断要点如下：

（一）病史与体征

在上呼吸道感染、腹泻等病毒感染后 3 周内出现心脏表现，如出现不能用一般原因解释的感染后重度乏力、胸闷、头昏（心排出量降低所致）、心尖第一心音明显减弱、舒张期奔马律、心包摩擦音、心脏扩大、充血性心力衰竭或阿 – 斯综合征等。

（二）上述感染后 3 周内出现下列心律失常或心电图改变者

1. 窦性心动过速、房室传导阻滞、窦房传导阻滞、束支阻滞。

2. 多源性、成对室性早搏，自主性房性或交界性心动过速，阵发或非阵发性室性心动过速，心房获心室扑动或颤动。

3. 两个以上导联 ST 段呈水平型或下斜型下移 ≥ 0.05 mV，或 ST 段异常抬高或出现异常 Q 波。

（三）心肌损伤的参考指标

病程中血清心肌肌钙蛋白 I 或肌钙蛋白 T（强调定量测定）、CK–MB 明显增高。超声心动图示心腔扩大或室壁活动异常和（或）核素心功能检查证实左室收缩或舒张功能减弱。

（四）病原学依据

1. 病毒蛋白抗原

在急性期从心内膜、心肌、心包或心包穿刺液中检测出病毒、病毒基因片段或病毒蛋白抗原。

2. 病毒抗体

第 2 份血清中同型病毒抗体（如柯萨奇 B 组病毒中和抗体或流行性感冒病毒血凝抑制抗体等）滴度较第一份血清升高 4 倍（2 份血清应相隔 2 周以上），或一次抗体效价 ≥ 640 者为阳性，320 者为可疑阳性（如以 1：32 为基础者则宜以 ≥ 256 为阳性，128 为可疑阳性，根据不同实验室标准做决定）。

3. 病毒特异性

IgM 以 ≥ 1：320 者为阳性（按各实验室诊断标准，需在严格质控条件下）。如同时有血中肠道病毒核酸阳性者更支持有近期病毒感染。

注：同时具有上述一、二（1、2、3 中任何一项），三中任何二项，在排除其他原因（如中毒性、风湿性等）心肌疾病后，临床上可诊断急性病毒性心肌炎。如同时具有四项中的第 1 项者，可结合病原学检测结果确诊急性病毒性心肌炎；如仅具有四中第 2、3 项者，在病原学上只能拟诊为急性病毒性心肌炎。如患者有阿一斯综合征发作、充血性心力衰竭伴或不伴心肌梗死样心电图改变、心源性休克、急性肾功能衰竭、持续性室性心动过速伴低血压或心肌心包炎等在内的一项或多项表现，可诊断为重症病毒性心肌炎。如仅在病毒感染后 3 周内出现少数期前收缩或轻度 T 波改变，不宜轻易诊断为急性病毒性心肌炎。

七、鉴别诊断

（一）风湿性心肌炎

为急性风湿热的主要表现之一。风湿性心肌炎患者全身感染症状较明显，往往和风湿性的关节炎或风湿性的皮肤改变同时存在。白细胞增高，血沉加快，C 反应蛋白阳性。体检时可在心尖部闻及收缩期或舒张期杂音，病情好转后杂音往往不消失。

（二）青少年中

不明原因的心律失常与病毒性心肌炎后遗症期的鉴别二者鉴别实属困难，仍以强调追忆有无感染病史以及心电图的表现为依据，排除其他引起心律失常的原因而臆断，或作为"疑似心肌炎"进行长期随诊。

八、治疗

早期积极治疗可提高治愈率，减少并发症及死亡率，避免复发及发展为慢性心肌炎。目前控制病毒感染尚缺乏理想药物，治疗仍着重于一般保护心肌措施及对症治疗。

（一）一般措施

卧床休息为重要疗法之一，可减轻病变心肌的工作负荷，有利于病变的恢复、预防或减轻并发症。在急性期及慢性活动期，以及有并发症者，均应严格卧床休息，一般无明显症状者卧床休息 1 个月，有明显症状者须卧床休息 3 个月。一般在症状消失、心电图及 X 线检查恢复正常后，才可逐渐增加活动。其他如进易于消化、营养丰富的饮食，戒烟、戒酒，预防感染等亦很重要。

（二）抗病毒治疗

目前能用于治疗的药物不多，疗效尚不肯定。病毒唑可抑制病毒核酸合成，剂量为 100 mg，3 次 /d，连用 5 ~ 7 d，肌内注射。中药板蓝根、连翘、苦参、大青叶也可能有一定疗效。最近有提出干扰素治疗病毒性心肌炎，1.5 万 ~ 2.5 万 U 肌注，1 次 /d，5 ~ 10 d 为 1 个疗程；也有用免疫核糖核酸、胸腺素、转移因子等进行治疗，疗效有待明确。

（三）保护心肌疗法

心肌炎时，自由基产生增多，而超氧化物歧化酶活性下降，自由基加重心肌细胞损伤。①维生素 C 具有保护心肌不受自由基和脂质过氧化损伤作用。用法：重症心肌炎患者，维生素 C 5 g + 5% 葡萄糖注射液 250 mL，静脉滴注，每日 1 次，疗程 1 ~ 2 周；②辅酶 Q_{10} 参与氧化磷酸化及能量的生成过程，并有抗氧自由基及膜稳定作用。用法：辅酶 Q_{10} 片 10 mg 口服，每日 3 次，疗程 1 个月；③曲美他嗪通过抑制游离脂肪酸 B 氧化，促进葡萄糖氧化，利用有限的氧，产生更多 ATP，增加心脏收缩功能。用法：曲美他嗪 20 mg 口服，3 次 /d，疗程 1 个月。

（四）肾上腺皮质激素的应用

激素可能抑制干扰素的合成、抗体的产生和细胞免疫功能，以致促进病毒繁殖和炎症的扩散，故在感染最初 10 ~ 14 d 内多不主张应用。但激素可减轻心肌炎症、水肿，消除或减轻变态反应，因此对一般治疗无效，病人有心源性休克、严重心衰、严重传导阻滞及自身免疫反应强烈者，可短期应用。对于一般心肌炎患者，应用激素、环孢素等免疫抑制剂未证明有益。

（五）对症治疗

出现心力衰竭者按常规心力衰竭治疗。但因病变心肌耐受性差，应用洋地黄类制剂应慎重，避免发生传导阻滞，心肌易发生中毒。

第三节　心包炎

一、急性心包炎

急性心包炎为心包脏层和壁层的急性炎症，可由细菌、病毒、自身免疫、物理、化学等因素引起。心包炎常是某种疾病表现的一部分或为其并发症，故常被原发疾病所掩盖，但也可以单独存在。

（一）流行病学

1. 发病率

急性心包炎在临床上并不少见，不少患者由于未能得到及时、正确的诊断和治疗，产生严重并发症而导致病残及死亡，值得深入研究。据统计，心包炎在尸检中的发生率为 2% ~ 6%，而被临床诊断的心包炎，则在每 1 000 例住院患者中仅有 1 人，提示其临床过程隐匿。

2. 各种病因心包炎的发生情况

心包炎大都继发于全身性疾病，临床上特发性、结核性、风湿性，以及心肌梗死、尿毒症和肿瘤等引起者较为多见。国外资料表明，特发性心包炎已成为成年人心包炎的主要类型，国内报告则以结核性居多，其次为特发性心包炎。近年来，由于抗生素药物的广泛应用，细菌性和风湿性病因者已明显减少，而急性特发性心包炎渐趋增多。

3. 年龄分布

除系统性红斑狼疮性心包炎外，其他类型心包炎中均为男性明显多于女性，成人多于儿童。

（二）病因及发病机制

急性心包炎致病因素有感染性和非感染性两类。感染性因素有病毒、细菌、真菌、寄生虫、立克次体等；非感染性因素有急性非特异性心包炎、自身免疫性（如系统性红斑狼疮、心肌梗死后综合征、艾滋病等）、代谢性（如尿毒症）、肿瘤性、外伤性、放射性以及邻近器官疾病（如胸膜炎）等。近年来，病毒感染、肿瘤、尿毒症及心肌梗死等因素引起的心包炎明显增多。

根据病理变化，急性心包炎按心包渗出物的成分，分为纤维蛋白性和渗液性两类。正常心包腔内含液为 30 ~ 50 mL。发病初期心包壁层与脏层之间出现由纤维蛋白、白细胞及少许内皮细胞组成的渗出物，此时尚无明显液体积聚，为急性纤维蛋白性心包炎。当渗出物中的液体成分增多时，为渗液性心包炎。渗出液呈黄而清，也可为脓性或血性，量 100 ~ 500 mL，可多达 2 ~ 3 L。当渗液在较短时间内大量积聚，心包内压力急骤上升，导致心室舒张期充盈受阻，使心排血量降低，血压下降。心包内压力增高同时也影响血液回流，致右心室静脉压升高，引起心脏压塞。心包积液一般在数周至数月内吸收，也可伴随发生壁层与脏层的粘连、增厚及缩窄。

（三）临床表现

1. 纤维蛋白性心包炎

（1）症状。

心前区疼痛为主要症状，如急性非特异性心包炎及感染性心包炎；缓慢发展的结核性或肿瘤性心包炎疼痛症状可能不明显。疼痛性质可尖锐，与呼吸运动有关，常因咳嗽、深呼吸、变换体位或吞咽而加重；位于心前区，可放射到颈部、左宿、左臂及左肩胛骨，也可达上腹部；疼痛也可呈压榨样，位于胸骨后。本病所致的心前区疼痛可能与心肌梗死疼痛类似，需注意鉴别。

（2）体征。

心包摩擦音是纤维蛋白性心包炎的典型体征，呈抓刮样粗糙音，往往盖过心音又较心音更接近耳边；多位于心前区，以胸骨左缘第 3、第 4 肋间最为明显；坐位时身体前倾、深吸气或将听诊器胸件加压可更容易听到。心包摩擦音可持续数小时或持续数天、数周；当积液增多将二层心包分开时，摩擦音即消失。心前区听到心包摩擦音就可做出心包炎的诊断。

2. 渗出性心包炎

临床表现取决于积液对心脏的压塞程度，轻者仍能维持正常的血流动力学，重者则出现循环障碍或衰竭。

（1）症状。

呼吸困难是心包积液时最突出的症状，呼吸困难严重时，患者呈端坐呼吸、身躯前倾、呼吸浅速、面色苍白，可有发绀。

（2）体征。

心脏叩诊浊音界向两侧增大，皆为绝对浊音区；心尖搏动弱，位于心浊音界左缘的内侧或不能扣及；心音低而遥远。大量渗液可使收缩压降低，而舒张压变化不大，故脉压变小。按积液时心脏压塞程度，脉搏可正常、减弱或出现奇脉。大量渗液可累及静脉回流，出现颈静脉怒张、肝大、腹水及下肢水肿等。

3. 心脏压塞

快速心包积液时可引起急性心脏压塞，出现明显心动过速、血压下降、脉压变小和静脉压明显上升，如心排血量显著下降，可产生急性循环衰竭、休克等。如积液积聚较慢，可出现亚急性或慢性心脏压塞，表现为体循环静脉淤血、颈静脉怒张、静脉压升高、奇脉等。奇脉是指大量积液患者在触诊时桡动脉搏动呈吸气性显著减弱或消失、呼气时复原的现象。

（四）实验室及辅助检查

1. 化验检查

（1）血常规细菌感染性者白细胞及中性粒细胞计数增加。

（2）血沉炎症血沉多增快。

（3）心包穿刺液检查可做生物学（细菌、真菌等）、生化、细胞分类的检查，包括寻找肿瘤细胞等。

2. X线检查

（1）纤维蛋白性心包炎心影正常。

（2）渗出性心包炎成人液体量大于250 mL及儿童大于150 mL时，可见心影向两侧增大并随体位变化而改变，心脏搏动减弱或消失。

（3）为继发于结核及恶性肿瘤等诊断提供线索。

3. 心电图

（1）ST段呈弓背向下型抬高，但aVR导联中ST段压低，持续一至数日。

（2）待ST段回到基线，则出现T波低平及倒置，数周至数月后T波逐渐恢复正常。

（3）有心包积液时QRS低电压，当大量积液时可见电交替。

（4）常有窦性心动过速。

4. 超声心动图

M型或二维超声心动图中均可见液性暗区可确定诊断。反复多次检查可观察心包积液量的变化。

（五）诊断与鉴别诊断

1. 诊断

在心前区闻及心包摩擦音，则心包炎诊断成立。在可能并发心包炎的疾病过程中，如出现胸痛、呼吸困难、心动过速和原因不明的体循环静脉淤血或心影扩大，应考虑渗出性心包炎可能。临床表现有心前区疼痛、呼吸困难、心尖搏动减弱、心音低而遥远、颈静脉怒张、奇脉等；X线检查显示心脏正常轮廓消失、搏动减弱；心电图示低电压、电交替、ST-T的改变等均有利于本病的诊断。对少量（>50 mL）的心包积液，超声心动图即可发现，更有诊断价值。病因诊断需结合各种心包炎的临床类型特征、心包穿刺或活体组织检查综合判断。

2. 鉴别诊断

（1）急性心肌梗死胸痛、心电图ST段抬高，有时血清酶升高与急性心包炎相似。但急性心肌梗死发病年龄较大，常有冠心病心绞痛等病史；心包摩擦音出现于起病后3~4天；心电图有异常Q波、ST段弓背向上抬高及其演变；血清酶显著升高及酶谱变化等有助于鉴别。

（2）尚需与急腹症、充血性心力衰竭、肺栓塞、纵隔气肿和夹层主动脉瘤等鉴别。

（六）治疗

原则：①解除心包填塞，恢复有效血液循环；②明确病因，治疗原发病；③对症治疗。

1. 一般治疗

半卧位、休息、吸氧、镇痛及支持疗法。

2. 心包穿刺术

急性心包穿刺放液或切开引流指征：

（1）紧急心包填塞伴极度呼吸困难、烦躁不安、血压下降者。

（2）高热不退及白细胞增高，高度怀疑化脓性心包炎者。

（3）有胸部外伤史或发病前行心导管检查及安置心脏起搏器，可疑夹层动脉破裂等。患者在短时间内出现急性心包填塞症状者。

（4）心包积液持续不消退或进行性增加以及2~3周后心包炎病因仍未确诊者。对急性心包填塞的患者，心包穿刺可能是解除症状，抢救生命首选唯一有效的措施。常用的穿刺部位为：①剑突左缘与左肋下弓缘角处；②心尖部心浊音界内侧1~2 cm处。穿刺时患者取45°半卧位。穿刺前可注射阿托品0.5 mg，以预防血管迷走反射。心包穿刺的优点：①可以马上解除患者痛苦。②抽出液的化验大多能满足病因诊断的需要。③约 2/3 患者可以解除心包填塞，无须再做手术。心包穿刺的缺点：①不能做心包活检，有时不能解决病因诊断。②约有 1/3 患者不能解除心包填塞。③有刺伤冠状动脉、房壁及室壁的可能，偶有穿破胃、结肠加重心包填塞，引起心律失常，甚至心室颤动者。

3. 病因治疗

（1）风湿性心包炎：风湿性心包炎是风湿性全心炎的一部分，其治疗方法与急性风湿热相同，消除链球菌感染，给抗风湿药物。大多选用青霉素及肾上腺皮质激素，亦可与阿司匹林等药联用。

（2）结核性心包炎：结核病治疗，必须坚持早期、联用、适量、规律和全程使用敏感抗结核药物的原则。目前多采用 6 ~ 9 个月的短程疗法，常联合用异烟肼、利福平及吡嗪酰胺或乙胺丁醇，前 2 个月强化期可加用链霉素。对于有严重结核毒性症状、心包大量积液者，在抗结核治疗的同时可酌情应用肾上腺皮质激素，如泼尼松 10 mg，每日 3 ~ 4 次，以减轻中毒症状，促进渗出液吸收和减少粘连，症状改善后，逐渐减量，疗程 6 ~ 8 周。

（3）化脓性心包炎：除给予足量有效抗生素治疗外，一定要注意给足疗程。对穿刺排脓不畅或无效者，宜早期做心包开放性引流，以防止发展为缩窄性心包炎。感染控制后，应再继续使用抗生素 2 周，以防复发。

（4）急性非特异性心包炎：多采取镇静、止痛、抗生素及小剂量糖皮质激素治疗。对反复发作、剧烈疼痛，甚至发生缩窄性心包炎者，可做心包切除术。其他性质的心包炎则主要是病因治疗。

二、缩窄性心包炎

缩窄性心包炎是指心脏被致密的纤维化心包所包围，使之在心脏舒张时不能充分扩展，心室舒张期充盈受限而产生一系列循环障碍的综合征，是多种原因心包炎的共同结局。特点首先为纤维素沉积，常伴心包积液，以后逐渐演变到机化和积液吸收的亚急性期，继之则进入心包增厚、纤维瘢痕而造成心包腔消失的心包缩窄慢性期。绝大多数病例的脏层和壁层心包完全融合，而少数病例的缩窄过程主要由脏层心包造成。钙质的沉积可促进心包增厚和僵硬。心包的瘢痕形成常是均匀对称的，也有报告发现少数病例存在局限性的心包增厚，包括在房室沟、主动脉沟、右室流出道及腔静脉处的束带状缩窄。

（一）病因病理

1. 病因

缩窄性心包炎继发于急性心包炎。目前在国内结核病仍是其主要病因，其次为化脓性或创伤性心包炎，其他尚有肿瘤性心包炎、急性非特异性心包炎、放射性心包炎等，部分患者病因不明。

2. 病理

急性心包炎后，随着积液逐渐吸收，纤维性瘢痕组织增生，心包粘连增厚，脏层和壁层融合钙化，并使心脏和大血管根部受累。心包腔闭塞成为一个僵硬的纤维组织外壳，紧紧包围住和压迫整个心脏或部分心脏。有时缩窄由脏层心包造成，心包腔内可有积液，称为渗液缩窄性心包炎。心包长期缩窄，心肌可萎缩。心包病理检查示非特异性透明样变性组织，如有结核结节或干酪样病变，则提示为结核性心包炎。

心包缩窄使心脏舒张充盈受阻，心室舒张期容积固定，心搏量固定在较低水平，当体力活动时，因心排血量不能适应身体的需要而出现呼吸困难和血压下降。心包缩窄的后期，心肌萎缩影响心脏的收缩功能，心排血量减少更为显著。同时上、下腔静脉回流也因心包缩窄而受阻，出现静脉压升高、颈静脉怒张、肝大、腹水、下肢水肿等。

（二）临床表现

缩窄性心包炎起病隐袭，心包缩窄多于急性心包炎后 1 年内形成，少数可长达数年，前者称急性缩窄，后者称为慢性缩窄，在缩窄发展早期，体征常比症状明显。

1. 症状

劳力性呼吸困难是最早期的症状，主要与心排血量减少有关。后期因大量胸腔积液、腹水使膈肌上抬和肺淤血，以至休息时也可发生呼吸困难，甚至出现端坐呼吸。大量腹水和肿大的肝脏压迫腹内脏器，产生腹胀感。此外，可有乏力、食欲减退、消瘦、眩晕、衰弱、心悸、咳嗽、上腹痛等。

2．体征

（1）心脏本身的表现：心尖搏动减弱或消失，多数患者有负性心尖搏动；心浊音界正常或稍增大；胸骨左缘第3、第4肋间可闻及心包叩击音，有时出现心房颤动与心房扑动等异常节律，这与心包钙化、心房扩大有关，且提示预后较差。心排血量减少使动脉收缩压降低，反射性引起周围小动脉痉挛使舒张压增高，脉搏细弱无力，脉压变小，大约35%合并有心包积液的患者出现奇脉。

（2）心脏受压的表现：颈静脉怒张是缩窄性心包炎最重要的体征之一，其次有库斯莫尔征。扩张的颈静脉在心脏舒张时突然塌陷也是本病体征。此外，常见体征还有肝大、腹水、胸腔积液、下肢水肿等。上述体征的出现与心脏舒张受阻、心排血量减少导致肾脏水钠潴留，从而使血容量增加有关，还与静脉回流受阻、静脉压升高、肝静脉严重淤血、腹部淋巴回流明显受阻有关。

（三）辅助检查

部分患者可表现为严重的低蛋白血症，并有贫血改变。

1．心电图检查

无特异性心电图改变。可以出现低电压，P波异常，T波低平或倒置。心律失常以房性心律失常为主，常见心房纤颤。

2．超声心动图

可见心包膜明显增厚或粘连，回声增强；室间隔运动异常及心室舒张末径缩小。

3．X线检查

心脏摄片显示心影正常或稍大，或偏小。心脏轮廓不规则、僵直。上纵隔增宽，为上腔静脉扩大所致。周围肺野清晰。患者常合并胸腔积液，如单侧胸腔积液而无纵隔移位则是缩窄性心包炎的重要征象。心包钙化也是X线改变的主要证据。

4．CT及磁共振

磁共振是诊断缩窄性心包炎的最佳无创性检查，可准确测量心包厚度以及右心房扩张与右心室缩小的程度。

5．心导管检查

诊断困难时，可行右心导管检查。右心房、肺动脉及左心房在舒张末期压力相等是诊断本病的标志。右心室内压在舒张早期迅速下降，随后快速升高，继而在舒张中、晚期压力呈平高线。

（四）诊断与鉴别诊断

1．诊断

根据既往有急性心包炎的病史，数月或数年以后出现腹水、肝大、颈静脉怒张（吸气时更为明显，心脏舒张期塌陷）和静脉压明显增高等体循环淤血体征而又无心脏扩大及心瓣膜杂音，应考虑缩窄性心包炎。结合脉压变小、奇脉及心包叩击音以及X线、心电图、超声心动图所见，可确定诊断。

2．鉴别诊断

需与肝硬化腹水期、充血性心力衰竭、限制型心肌病进行鉴别。

（五）治疗

1．手术治疗

应及早施行心包剥离术和心包切除术。结核性心包炎患者应在结核活动已静止后考虑手术；但心脏受压症状明显加剧时，可在积极抗结核治疗下进行手术。

2．一般治疗

手术前应改善患者一般情况，严格休息，低盐饮食，必要时给予少量多次输血。手术后心脏负担不应过重，应逐渐增加活动量。

3．对症治疗

有心力衰竭或心房颤动时适当应用洋地黄药物。

第五章

肺部感染

第一节 急性气管支气管炎

一、定义及概况

急性气管支气管炎（acute tracheobronchitis）是由生物、物理、化学刺激或过敏等因素引起的气管支气管黏膜的急性炎症。临床主要症状有咳嗽和咳痰。常见于寒冷季节或气候突变时。也可由急性上呼吸道感染蔓延而来。

二、病因

（一）微生物

可由病毒、细菌感染致病。常见病毒为腺病毒、流感病毒（甲、乙）、冠状病毒、鼻病毒，单纯疱疹病毒、呼吸道合胞病毒和副流感病毒。常见细菌为流感嗜血杆菌、肺炎链球菌、卡他莫拉菌等，衣原体和支原体感染有所增加。也可在病毒感染的基础上继发细菌感染。

（二）物理、化学因素

过冷空气、粉尘、刺激性气体或烟雾（如二氧化硫、一氧化氮、氨气、氯气等）的吸入，对气管 - 支气管黏膜引起急性刺激和损伤。

（三）变态性反应

常见的吸入致敏原包括花粉、有机粉尘、真菌孢子等；或对细菌蛋白质的过敏，引起气管 - 支气管炎症反应。

三、发病机制

气管、支气管的黏膜有纤毛并分泌黏液，具有清除异物的功能。气道分泌物中尚有非特异性的酶，如干扰素，能抑制病毒的复制。乳铁蛋白有抑菌作用。气管黏膜的浆细胞和淋巴细胞还能分泌型 IgA，在补体和溶酶体存在下，有灭菌和中和病毒的作用。

当人体遇寒、受凉和过度疲劳时，可削弱呼吸道的生理性防御功能和机体的免疫功能而发病。

近年来有人注意到急性支气管炎与气道高反应性之间的关系。在复发性急性支气管炎的患者其哮喘轻度发作较正常人群为多。反之，急性支气管炎患者既往亦多有支气管哮喘或特异质病史，提示支气管痉挛可能是急性支气管炎患者咳嗽迁延不愈的原因。

四、病理

气管、支气管黏膜发生急性炎症，黏膜充血、水肿、黏液腺体肥大，分泌物增加并有淋巴细胞、中性粒细胞浸润，纤毛上皮细胞损伤、脱落，炎症消退后，气管、支气管黏膜的结构和功能可恢复正常。

五、临床表现

（一）常见表现

起病较急，常先有急性，上呼吸道感染症状。

1. 症状

全身症状一般较轻，可有发热，38℃左右，多于 3 ~ 5 天降至正常。咳嗽、咳痰，先为干咳或少量黏液性痰，随后可转为黏液脓性或脓性，痰量增多，咳嗽加剧。咳嗽、咳痰可延续 2 ~ 3 周才消失，如迁延不愈，可演变成慢性支气管炎。

2. 体征

体征不多，呼吸音常正常，可以在两肺听到散在干、湿性啰音。啰音部位不固定，咳嗽后可减少或消失。

（二）非典型表现

1. 咯血

少部分患者可以出现痰中带血。

2. 如支气管发生痉挛

可出现程度不等的气促，伴胸骨后发紧感，肺部可闻及哮鸣音。

六、实验室检查及器械检查

周围血中白细胞计数和分类多无明显改变。细菌感染较重时，白细胞总数和中性粒细胞增高，痰培养可发现致病菌。X 线胸片检查，大多数表现正常或仅有肺纹理增粗。

七、诊断与鉴别诊断

根据病史、咳嗽和咳痰等呼吸道症状以及两肺散在干、湿性啰音等体征，结合血象和 X 线胸片检查，可做出临床诊断，进行病毒和细菌检查，可确定病因诊断。本病需与流行性感冒、其他急性上呼吸道感染、支气管肺炎、肺结核、肺癌、肺脓肿、麻疹、百日咳等多种疾病鉴别。

（一）流行性感冒

起病急，有流行病史，除呼吸道症状外，全身症状如发热、头痛明显，病毒分离和补体结合试验阳性可鉴别。

（二）上呼吸道感染

鼻塞、流涕、咽痛等症状明显，无咳嗽、咳痰，肺部无异常体征。

（三）支气管哮喘

急性支气管炎患者如伴有支气管痉挛时，可出现哮喘，应与支气管哮喘相鉴别，后者有发作性呼吸困难、呼气费力、喘鸣及满肺哮鸣音及端坐呼吸等症状和体征。

八、治疗

（一）一般治疗

休息、保暖、多饮水、补充足够的热量。

（1）注意保证充足的睡眠和适当的休息，发病时应增加日间卧床休息时间，调整好饮食，保证足够的能量摄入。

（2）注意大量地饮水，水是痰液的最好的生理稀释剂，每日最少饮水 2.0 L。如有发热，在此基础上还需增加。

（3）保持居室的温度适宜，空气新鲜，避免呼吸道的理化性刺激（如冷空气、灰尘、刺激性气味等）。

（二）抗菌药物治疗

根据感染的病原体及药物敏感试验选择抗菌药物治疗。一般未能得到病原菌阳性结果前，可选用大环内酯类、青霉素类、头孢菌素类和喹诺酮类等药物。

（三）对症治疗

咳嗽无痰，可用右美沙芬、喷托维林（咳必清）或可待因。咳嗽有痰而不易咳出，可选用盐酸氨溴索、溴己新（必嗽平）等，也可雾化帮助祛痰。发生支气管痉挛时，可用平喘药如茶碱类、β2受体激动药等。发热可用解热镇痛药。

九、预防

增强体质，防止感冒。改善劳动卫生环境，防止空气污染，净化环境。清除鼻、咽、喉等部位的病灶。

第二节　军团菌肺炎

军团菌肺炎是由嗜肺军团杆菌所引起的肺部炎症，以表现为爆发性流行为其特点，散发病例多见于"机会感染"和"院内感染"。人与人之间不传染，而是通过空气传播经呼吸道吸入，多发生于夏秋季节，亦可长年散发。主要病理变化为肺部局灶性结节状病灶，纤维蛋白化脓性支气管肺炎，亦可形成大叶实变，部分病例有小区域坏死形或脓肿，常伴有少量纤维蛋白性或纤维蛋白脓性胸膜炎。

一、诊断要点

1. 病史与症状

有爆发性流行的病史有参考意义。本病潜伏期 2 ～ 10 d，起病缓慢，开始有乏力、不适、厌食等症状，继而头痛、肌痛，24 ～ 48 h 后出现高热，体温可达 40℃或以上，呈稽留热型，伴反复寒战。半数病例咳嗽，咳脓性痰或血痰，少数有胸痛和呼吸困难。部分病例出现恶心、呕吐和水样腹泻，腹泻可为先兆症状。严重病例有嗜睡、神志模糊、谵妄、昏迷、定向障碍、精神错乱甚至癫痫发作，并可有呼吸衰竭、急性肾功能衰竭或休克。

2. 体征

急性病容、呼吸急促、相对缓脉，严重者出现发绀。肺部体征早期常可在双肺闻及散在湿啰音，病情进展后可有肺实变体征。

3. 实验室检查

（1）血白细胞计数增加，多数在 10×10^9/L 以上，中性粒细胞比例增高，伴核左移，白细胞减少者预后差。

（2）肝功能：转氨酶、乳酸脱氢酶、碱性磷酸酶轻度上升，可有蛋白尿、血尿，部分病例血钠、血磷、血钙降低；严重病例可有凝血酶原时间延长。

（3）直接免疫荧光法（DFA）：为诊断本病的快速方法，取患者痰、支气管吸出物、胸腔积液、肺活检等标本，用高度敏感的荧光抗血清或抗嗜肺军团杆菌单克隆抗体直接染色镜检，如发现有 25 条以上发强烈荧光的细菌为阳性，有诊断意义。

（4）尿抗原测定：可取患者尿标本，用特异性高的抗体采用放射免疫法（RIA）测定军团菌的耐热可溶性抗原，阳性者有助于早期诊断。也可用酶联吸附试验（ELISA 法）或胶乳凝集法测定尿抗原。

（5）用间接免疫荧光法（IFA）测定血清抗体滴度：如患者双份血清（恢复期比急性期）滴度上升 4 倍或以上，达到≥ 1 ∶ 128，或单分恢复期血清滴度≥ 1 ∶ 256，均有诊断价值。但本法不适用于早期诊断。

（6）组织培养：痰、支气管灌洗液、胸腔积液或肺活检组织标本培养获嗜肺军团杆菌可确定诊断（本菌在普通培养基上不生长，需用特殊培养基，如含半胱氨酸和焦磷酸铁的 MH 培养基或含有活性炭、酵母浸膏、N-2- 乙酰胺基 -2- 氨基乙烷磺酸，半胱胺酸和焦磷酸铁的 BCYE 琼脂培养基则生长良好）。

4. 胸部 X 线检查

早期为斑片状阴影，单叶浸润，继而可迅速发展为肺叶实变，累及多肺叶段，以下叶多见，偶有肺内空洞。部分病例有胸腔积液征象。

5. 并发症

严重病例有并发 ARDS、肾功能衰竭、消化道出血及 DIC。

6. 鉴别诊断

军团菌肺炎应与非肺炎型的庞提阿克热相鉴别，庞提阿克热为由嗜肺军团杆菌所引起的另一类型疾病，起病如军团菌肺炎，有发热、头痛、肌痛、咳嗽、胸痛及精神症状，但该病症状轻、病程短，可自然恢复，肺部无炎性改变。军团菌肺炎的散发病例尚须与病毒性肺炎、鹦鹉热、发热及其他细菌性肺炎相鉴别。

二、治疗

1. 一般治疗

加强支持疗法，高热用物理降温，呼吸困难者鼻导管吸氧。

2. 抗菌药物治疗

首选红霉素，轻病患者 1 ~ 2 g/d，分 4 次口服，重病病例 2 ~ 4 g/d，静脉滴注，一般用药 2 ~ 3 次 /d 体温恢复正常，病情稳定后可改口服，疗程至少 3 周。轻症患者有用强力霉素首剂 200 mg，以后 100 mg，1 ~ 2 次 /d，口服，四环素 2 g/d，分 4 次口服，或 TMP-SMZ 1 ~ 2 g/d，分 2 次口服，对部分病例有效。对有免疫抑制的患者或有脓肿、脓胸者可用利福平 450 mg/d 口服，与红霉素联用，不能耐受红霉素者可用强力霉素与利福平联用。

3. 并发症治疗

并发脓胸时应引流，有 ARDS 时用呼吸机治疗。

第三节　真菌性肺炎

肺部真菌感染是最常见的深部真菌病。近年来由于广谱抗生素、激素、细胞毒性药物和免疫抑制剂的广泛应用，人类免疫缺陷病毒（HIV）感染和艾滋病增多，肺部真菌感染有增多的趋势。病理可有过敏、化脓性炎症反应或慢性肉芽肿形成。X 线表现多种多样，无特征性，可为支气管肺炎、大叶性肺炎、弥漫性小结节，乃至肿块状阴影和空洞。病程迁延。

以下将分别讲述几种常见的真菌性肺炎。

一、肺念珠菌病

肺念珠菌病是由白色念珠菌或其他念珠菌所引起的急性、亚急性或慢性肺炎。感染途径主要是吸入，其次为血源性播散。临床上有两种类型，也是病程发展中的两个阶段。

（1）念珠菌支气管炎：阵发性刺激性咳嗽，咳多量似白色泡沫状稀痰，偶带血丝。随病情进展，痰稠如干糊糊状。憋喘，气短、乏力、盗汗、多不发热。X 线仅示双肺中下野纹理增粗。

（2）念珠菌肺炎：见于免疫功能低下者，畏寒、高热、咳白色泡沫黏痰，有酵臭味，或呈胶冻状，有时咯血。胸部 X 线示：双下肺纹理增多，纤维条索影伴散在的大小不等、形状不一的结节状阴影，呈支气管肺炎表现；或融合的均匀的大片浸润，自肺门向周边扩展，可形成空洞。诊断肺念珠菌病，要求连续 3 次以上痰培养有白色念珠菌生长，涂片可以查见菌丝。血清念珠菌特异 IgE 抗体测定有助于诊断。但确诊仍需组织病理学的依据（图 5–1）。

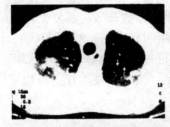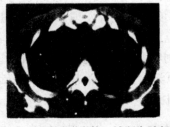

图 5–1　为男性患者，原患慢性淋巴细胞性白血病。近日咳嗽发热，诊断为肺部念珠菌感染

轻症患者在消除诱因后，病情可好转，病情严重者及时应用抗真菌药物，广谱抗真菌药物氟康唑对念珠菌、隐球菌、组织胞质菌等引起的深部真菌感染有较好疗效。两性霉素 B 亦可用于重症病例。临床上应根据患者的状态和真菌药敏试验结果选用。

二、肺曲霉病

肺曲霉病：主要由烟曲霉所致。该真菌常寄生在上呼吸道，慢性病患者免疫力低下时才出现侵袭性曲霉病，主要有三种类型。

（1）侵袭性曲霉病：是最常见的类型，肺组织破坏严重，治疗困难。肺部曲霉感染多为局限性肉芽肿或广泛化脓性肺炎，伴脓肿形成。症状以干咳、胸痛常见，部分患者有咯血，病变广泛时出现呼吸困难，甚至呼吸衰竭。X 线胸片以胸膜为基底的多发的楔形阴影或空洞；胸部 CT 早期为晕轮征，后期为新月体征。

（2）曲菌球：曲菌球不侵犯组织，但可发展成侵袭性肺曲霉病。可有刺激性咳嗽，常反复咯血，甚至发生威胁生命的大咯血。因曲霉肿与支气管多不相通，故痰量不多，痰中亦难发现曲霉。影像学显示在原有的慢性空洞内有一团球影，随体位改变而在空腔内移动。

（3）变应性支气管肺曲霉病：多由烟曲霉引起的气道高反应性疾病。哮喘样发作为其突出的临床表现，一般解痉平喘药难以奏效。痰中有大量嗜酸性粒细胞及曲霉丝，烟曲霉培养阳性。外周血嗜酸性粒细胞增多。典型 X 线胸片为上叶短暂性实变或肺不张，中央支气管囊状扩张及壁增厚征象如"戒指征"和"轨道征"。确诊有赖于组织培养（病变器官活检标本）及组织病理学检查。侵袭性曲霉病首选两性霉素 B，其他对曲霉有效的药物还有伊曲康唑、伏立康唑和卡泊芬净等（图 5-2）。

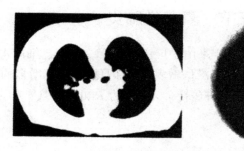

图 5-2　为女性患者，38 岁，肺曲霉球病

三、肺囊虫肺炎

肺囊虫肺炎（pneumocystis carinii pneumonia，PCP）是免疫功能低下患者最常见、最严重的机会感染性疾病之一。潜伏期一般为 2 周。根据临床表现分为两型。

（1）流行型或经典型：主要为早产儿、营养不良儿，年龄多在 2 ~ 6 个月之间。起病隐匿，进展缓慢。初期大多有拒睡或食欲下降、腹泻、低热，体重减轻，逐渐出现干咳、气急，呈进行性加重，发生呼吸困难、鼻翼翕动和发绀，病程一般持续 3 ~ 8 周，病死率为 20% ~ 50%。

（2）散发型或现代型：多发生于免疫缺陷者，偶见于健康者。初期表现有食欲不振、体重减轻，儿童可有发育停滞。继而出现干咳、发热、发绀、呼吸困难，很快出现呼吸窘迫，未及时发现和治疗者病死率高达 70% ~ 100%。实验室检查发现，外周血白细胞计数升高，部分患者减少，分类正常或核左移，嗜酸性粒细胞增加，淋巴细胞绝对值减少。乳酸脱氢酶明显升高。肺部 X 线胸片早期典型改变为双侧肺门周围弥漫性渗出，呈网状和小结节状影，然后迅速进展成双侧肺门的蝶状影、呈肺实变，可见支气管充气征。诊断有赖于病原学检查。在治疗基础病基础上，给予对症治疗，药物可选择复方磺胺甲噁唑、羟乙基磺酸戊烷脒及三甲曲沙等（图 5-3）。

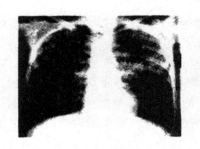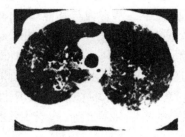

图 5-3 为男性患者，38 岁，艾滋病并呼吸困难，诊为慢性肺囊虫性肺炎

第四节 肺炎衣原体肺炎

肺炎衣原体（chlamydia pneumoniae，CP）主要引起呼吸道和肺部感染。早在 1965 年于中国台湾地区从小学生眼结膜中发现衣原体 TW-183，1986 年 Grayston 等于美国西雅图又分离到抗原性相同的衣原体 AR-39 株，以后于成人呼吸道疾病中亦被发现，当时定名为鹦鹉热衣原体 TWAR-TW 株，后经深入研究该衣原体为一新种，并命名为肺炎衣原体。人类是 CP 的唯一宿主，无症状携带状态和长期的微生物排泌有助于传播。CP 在社区获得性肺炎病原中占很重要的地位，估计 CP 引起的肺炎占住院肺炎 10%，有报道甚至高达 43%。除 CP 外，一般认为鹦鹉热衣原体和沙眼衣原体也可以引起肺炎，但回顾性的血清学分析认为，既往认为的鹦鹉热衣原体肺炎证据并不充分，可能是 CP 肺炎。

一、病原体和流行病学

CP 与鹦鹉热和沙眼衣原体有相同的属特异性抗原，而其他特异性抗原血清学特征却不同。通过 DNA 杂交实验和限制性核酸内切酶分析，确认其为不同于沙眼衣原体的第三种衣原体。衣原体是原核生物，在形态和结构上与含 3 层外膜的革兰阴性菌很相似。衣原体外膜含脂多糖和一些与大肠埃希菌功能和结构类似的膜蛋白。但衣原体缺乏大部分原核生物所具有的肽聚糖，而代之以广泛二硫键，使外膜蛋白与其内部的半胱氨酸残基交互连接。CP 是一种专性细胞内寄生菌，其在生长过程中具有复杂的两相生活周期，胞外为体积较小有感染性的原体（elementary body，EB），胞内为较大体积具有繁殖能力的网状体（reticulate body，RB），EB 生活在细胞外，具有高度传染性，EB 通过吸附在敏感细胞表面，利用吞噬作用进入胞内，成为 RB，RB 体积较大，代谢活跃，利用细胞的能量以二倍分裂方式繁殖，RB 和成熟的子代 EB 形成镜下可见的各种形态的包涵体。RB 大量繁殖后引起细胞裂解死亡，释放 EB，完成生活环。

CP 常在儿童和成人中产生上呼吸道和下呼吸道感染，且为衣原体中最容易引起肺炎的一种病原体。现仅知人是该衣原体宿主，尚未发现动物作为 CP 的宿主。感染方式可能为人与人之间通过呼吸道传播。5 岁以下儿童极少受感染，8 岁以上儿童及青年易被感染，尤其是人群聚集处如家庭、学校、军营中易流行。经血清流行病学调查，成人中至少有 40% 受到该病原体感染，大部分为亚临床型。流行期间易感人群中约 70% 可被感染。据国内外研究提示，CP 感染可能与 COPD 的急性加重、支气管哮喘的发作以及冠心病、动脉粥样硬化的发病有关。

二、发病机制

人类是 CP 唯一的贮存宿主，人类 CP 肺炎的发病机制至今还未完全阐明。有人认为 CP 与人类呼吸道上皮细胞接触后，导致呼吸道黏膜纤毛运动功能丧失，使得呼吸道其他病原体穿透能力增加，这也是 CP 肺炎患者合并其他病原体感染概率较高的原因。

曾经感染过 CP 可以对再发感染引起的严重临床症状起到保护作用。与继发性感染相比，原发性 CP 感染具有肺炎发生率更高、病情更严重、需要住院治疗的病例更多以及需要反复应用抗生素治疗的特点。这些特点在年轻人群中较常见，并不适用于年龄较大的人群。年龄较大人群大多数为继发性感染，可能会发展成严重的感染，尤其是有严重基础疾病的患者。

CP 在社区获得性肺炎中，常常为与其他病原体同时存在的混合感染。CP 发生多种病原体感染的病理生理现象可能与 CP 造成人类支气管上皮细胞的纤毛运动障碍有关。呼吸道纤毛运动功能障碍为其他感染因子在下呼吸道的浸润提供了有利的条件，但目前尚无法解释这些患者的临床症状是由于一种病原体促进另一种病原体的渗透引起，还是由于两种病原体均是 CAP；不能判断临床表现是叠加的，或协同的，还是拮抗的。在临床过程中见到许多 CP 血清学阳性的患者，肺炎链球菌血培养阳性。在这些患者中，肺炎链球菌和 CP 同时感染的机制并不清楚，也有人推测 CP 是支气管炎的病原，而肺炎链球菌是 CAP 的病原。

三、临床表现

CP 肺炎症状可轻可重，与其他肺炎相比在症状和体征上无特异性。初起常为上呼吸道感染的症状如咽痛、声嘶、流涕和与此相应的咽炎、喉炎及鼻窦炎，其中以咽痛最为常见，1～4 周后出现 CAP 最常见的症状发热和咳嗽，咳嗽以干咳为主，体检可发现干湿啰音。实验室检查多无异常，一些患者可出现血沉增快、C 反应蛋白增高和白细胞升高。一般来说，衣原体肺炎病程较长，可出现持续的咳嗽和不适，有些患者可出现喘鸣和诱发哮喘，病程甚至长达几个月。一般来说老年人病情较重，其他影响病情的因素是合并其他病原体感染，CAP 同时合并 CP 和肺炎链球菌感染的患者远较单纯 CP 肺炎严重。有发现支气管哮喘和慢性支气管炎的复发或病程的延长与 CP 的感染有关。

胸片无特异性，单侧下叶肺部的片状阴影和网状浸润为最常见的影像学表现，也可出现肺叶的大片阴影类似于典型的细菌性肺炎，严重者呈广泛双侧肺炎。有些患者可出现胸腔积液。胸部病灶的吸收一般需 2～4 周。

CP 可以感染肺外组织，因此在发生肺炎期间可以出现其他的肺外症状，如心内膜炎、心肌炎、心包炎、结节性红斑、肝炎、脑膜炎和脑炎。

四、诊断

CP 临床表现与其他非典型肺炎不易区分，必须依靠实验室诊断。目前尚无既敏感又简易便于推广的确诊方法。CP 培养要求较高，咽拭子和呼吸道分泌物一般需用体外细胞（Hep-2 细胞株）培养，培养 3～7 天，然后直接荧光抗体染色确认，只能在少数实验室开展，并不适合临床。目前用于诊断的为血清学试验，微量免疫荧光试验（MIF）双份血清效价 4 倍升高有确诊意义。MIF 可以鉴别 IgM 和 IgG，因此可以鉴别原发感染和重复感染，MIFIgM 出现在起始症状出现后 3 周，一般持续 2 个月，也有个别可持续 1 年，MIFIgG 在起始症状出现后 6～8 周才升高，病程 4 周时由于 IgG 抗体还可能很低，因此如果恢复期血清过早检测就可能漏诊。重复感染则不出现 IgM 抗体，或滴度很低，而 IgG 在 1～2 周迅速升高，滴度达到 1：512 甚至更高。美国胸科学会（ATS）和美国感染病学会（IDSA）指南推荐的 CP 诊断标准是 MIF 恢复期抗体 4 倍增高有确诊意义，单次抗体滴度 IgM ≥ 1：16 或 IgG ≥ 1：512 有诊断意义。由于培养法的困难和血清学方法的滞后，需寻找更快速和特异的方法，应用最多的是 PCR 和直接抗原的检测。CP 常用的靶基因是编码主要外膜蛋白（MOMP）463 bp 的 16 SrRNA 基因，和 474 bp 的不明功能基因，产物采用酶免疫技术，即 PCR-EIA，有报道敏感性达 77%，特异性达 99%。但 PCR 检测的结果相差较大，目前美国 FDA 尚没有推荐的商用试剂盒。用荧光素或酶标记的 CP 的单克隆抗体直接检测呼吸道标本或培养物，也是一种快速的检测方法，但迄今尚无满意的结果。

五、治疗

支原体和衣原体都是胞内菌，由于缺乏细胞壁，β－内酰胺类抗生素无效。对 CP 有效的抗生素包括四环素类（多西环素、米诺四环素、四环素）、大环内酯类（红霉素、阿奇霉素、克拉霉素）和喹诺酮类（左氧氟沙星、莫昔沙星）。其中四环素类和氟喹诺酮类儿童不推荐使用。临床上 CP 感染患者有复发的趋势，因此在治疗时要适当延长抗生素治疗的时间。成人 CP 引起的 CAP 一般推荐四环素（500 mg，每日 4 次），或多西环素（100 mg，每日 2 次），或红霉素（2 g/d）或阿奇霉素（1.5 g/d，连续 5 天），共 2～3 周。

对于儿童，用红霉素或克拉霉素混悬液，疗程 10 ～ 14 天。一个疗程以后如果仍存在咳嗽或其他呼吸道症状，可再进行一个疗程的治疗，仍可能有效。除非有禁忌证，第二疗程推荐使用四环素或者多西环素。左氧氟沙星、莫昔沙星现在也被推荐为成人 CP 的标准治疗。

　　由于 CP 肺炎难以确诊，确诊的病例多为回顾性诊断，但 CP 在 CAP 的重要性逐渐被认识，及时给予抗菌药物治疗又可以降低 CAP 的病死率，因此大多的 CAP 初始治疗是经验性的，目前 ATS 和 IDSA 比较一致的观念是社区获得性肺炎的治疗必须覆盖非典型病原菌。

第五节　立克次体肺炎

一、病因

　　本病病原体为发热立克次体，又称为伯氏立克次体或称伯氏柯克斯体。主要特点是体积小、有过滤性、多在细胞质的空泡内繁殖、对理化因素抵抗力强、对人体感染力强。与 OX 型变形杆菌无共同抗原，是唯一不借助于节肢动物传播的立克次体。其生物学特性有以下几点。

（一）一般形态

　　体积小呈多形性，短杆状或球杆状，常成对排列或聚集成堆。Giemsa 染色或 Macchiavello 染色呈红色，Giemsa 染色呈紫色，革兰染色阳性。

（二）电镜下超微结构

　　外层有微荚膜、细胞壁和细胞膜。胞质外周有大小不等的圆形、椭圆形核糖体颗粒组成的核糖体区，胞质中有一条双股 DNA 缠绕形成的中央核质区。

（三）专性细胞内寄生，二分裂方式繁殖

　　可在鸡胚卵黄囊及多种原代、传代细胞内繁殖及传代，因而用来分离病原体。也可用动物接种，豚鼠对本病原体高度敏感，小白鼠、地鼠也可用作接种。

（四）在不同宿主体内具有两相抗原性

　　从患者、感染动物及节肢动物体内分离出来的，或在实验动物体内传代的立克次体不能与发热患者血清发生补体结合反应，这种不发生反应的毒株又称Ⅰ相毒株，含Ⅰ、Ⅱ相抗原成分，经鸡胚卵黄囊连续传代后逐渐失去Ⅰ相抗原成分，才能与患者血清发生补体结合反应，成为有反应的Ⅱ相毒株。Ⅰ、Ⅱ相毒株在实验动物体内可以互相转化，即：通常在感染后 2 ～ 3 周出现Ⅱ相抗体。40 ～ 60 d 才出现Ⅰ相抗体。Ⅱ相抗体出现早，效价高，维持时间长，可用于免疫学诊断及流行病学调查。但Ⅱ相抗原免疫原性弱，而Ⅰ相免疫原性强，可用于疫苗制备。研究发现接种Ⅰ相疫苗后保护Ⅱ相毒株攻击力比Ⅱ相疫苗大 100 ～ 300 倍。即免疫血清保护力主要与Ⅰ相抗体有关。

（五）传染性强

　　在所有立克次体中发热立克次体对干燥、温度及其他理化因素的抵抗力最强，可独立在空气中存活，并产生微生物气溶胶，故传染性强。加热 70 ～ 90℃需 30 ～ 60 min 才能将其杀灭。在感染动物干燥的分泌物及排泄物中可长期存活。对氯仿、乙醚、甲苯有很强抵抗力。2% 甲磺、5% 的过氧化氢及紫外线照射可使之灭活。

二、发病机制

　　发热立克次体侵入人体后，首先在局部单核细胞内繁殖，之后侵入血液循环形成立克次体血症，除产生小血管病变外还可侵入许多脏器，如心血管系统、肺、肝、肾等。病原体可在人体内潜伏多年而不引起症状。原有心脏瓣膜病者易感染心内膜炎，此外血中可检出循环免疫复合物，用免疫荧光法在肾小球毛细血管壁及系膜区可检出 IgG 和 C3 颗粒状沉积，提示Ⅲ型变态反应参与本病的发病。

三、病理变化

肺部炎症是发热患者特征性病理改变，主要是间质性病变，有斑片状灰色的充血、水肿炎变区，这些实变区的肺泡充满含有淋巴细胞、浆细胞、大单核细胞和红细胞及纤维蛋白的渗出物，其中也有中性粒细胞。肺泡上皮增生，肺泡间隔、细支气周围和血管周围组织因淋巴细胞聚集而增厚。动物实验发现几乎全部动物都有间质性肺炎，炎性浸润伴组织细胞增生，形成大小不等的肉芽肿，为发热的重要特点。肝细胞可有混浊肿胀，脂肪变性和坏死，间质也可有炎症，肝实质中可见散在粟粒样肉芽肿。心肌炎性坏死，并可有心内膜炎和心包炎。此外还可累及肾小球、骨髓、淋巴结。在肺、脾、睾丸病灶的巨噬细胞、脑神经胶质细胞及肾小管上皮细胞中可检出发热立克次体。

四、临床表现

潜伏期 1 ~ 2 周，长者达 4 周。

（一）急性期

起病急骤，病程多为 1 ~ 2 周。发热为最常见的症状，2 ~ 4 d 内体温可达 39 ~ 40℃，呈弛张热，畏寒、寒战，其后大量出汗，甚至虚脱，伴全身乏力、酸痛、食欲减退，并可有相对脉缓。剧烈和持续的头痛是本病重要症状之一，尤其以前额、眼眶后痛为甚，也可以全头痛，肌肉痛以腰背、腓肠肌最明显，有时关节痛和眼球后肌肉疼痛。肺炎的发生率为 30% ~ 60%，症状多较轻，病后 3 ~ 5 d 干咳或咳少许黏痰，偶有血痰。可有胸部钝痛，肺部体征可有局部叩诊浊音、呼吸音减低和细湿啰音，数日可消失。此外偶有咽痛和咽部充血。发生肝损害者可有食欲减退、肝大，血清谷丙转氨酶升高，约 50% 患者出现黄疸。约 9% 患者可有心脏病变，7% 有心内膜炎，也可有心肌炎和心包炎。此外还可有恶心、呕吐、腹泻、胸膜炎、关节炎、肾炎、脑膜炎等表现。

（二）慢性期

急性期后临床表现可持续存在，血沉和特异性抗体效价持续升高。病程超过数月甚至一年以上者考虑为慢性发热。免疫缺陷者易转为慢性发热，临床表现多样复杂，如肺炎、胸膜炎、肺梗死、心包炎、心肌炎、心内膜炎、心肌梗死、血栓性脉管炎、间质性肾炎、肝炎、胰腺炎、食管炎、关节炎、附睾炎及睾丸炎、脑膜脑炎及锥体外系核损害如帕金森病，也可有骨髓炎、末梢神经炎。上述病变可单独存在，也可几种症状同时存在，易致误、漏诊，其中以亚急性或慢性心内膜炎常见。据报道，慢性发热患者中，67.8% 有心内膜炎表现，病变常累及二尖瓣和主动脉瓣，或二瓣同时受累。临床表现类似亚急性感染性心内膜炎，长期不规则发热，多呈弛张热，肝脾肿大，贫血，血沉增快，γ 球蛋白水平升高，也可有心肌炎和心包炎，心电图检查可见心肌损害甚至心肌梗死表现，病程可持续数月甚至 1 年以上。此外发热肝炎也较多见。

五、辅助检查

（一）血、尿常规

白细胞总数及分类多正常，少数患者可轻度升高或降低。80% 患者血沉轻度加快，30% 患者可有贫血。发热期可有轻度蛋白尿。

（二）血清免疫学检查

主要检测立克次体 Ⅱ 相抗体，所用方法如下。

1. 补体结合试验

第 1 周开始出现阳性反应，第 3 ~ 4 周最高，以后逐渐下降，滴度 > 1∶160 或恢复期滴度增高 4 倍以上有诊断意义。抗体升高可持续数年。

2. 微量凝集试验

第 1 周 50% 阳性率，且效价高，因凝集抗体主要是 IgM，维持时间短，主要用于早期诊断。

3. 间接免疫荧光试验

可快速准确检测特异性抗体。

4. 酶联免疫吸附试验

敏感性和特异性均高于上述方法。

5. 动物接种

取急性期患者血、痰、尿、骨髓或脑脊液注入豚鼠腹腔，待其发热后处死进行脾压印涂片检测病原体。

6. 其他

用鸡胚卵黄囊及其他传代细胞进行组织培养分离病原体。

（三）胸部 X 线检查

可见大小不等的圆形、圆锥形均匀的实质影或不规则的模糊阴影，多位于下叶，可伴有胸膜炎，胸膜腔积液发生率小于 1%。

六、诊断

（一）流行病学证据

在疫区居住，或近 1 ~ 2 个月内去过疫区，有牛羊等牲畜接触史或从事牲畜皮毛、肉类加工工作者。

（二）临床表现

发热、头痛、全身关节肌肉痛、肺炎。

（三）确诊

依赖于血清免疫学检查和病原体分离。

七、鉴别诊断

（一）流行性感冒

流行性感冒可有暴发流行、无发热之流行病学证据，很少合并肺炎，血清学检查和病原体检测可资鉴别。

（二）布氏杆菌病

布氏杆菌病与发热有相同的传染源及传染途径，临床上都有发热、头痛和全身痛症状，但布氏杆菌病多无肺炎表现，可通过血清学及病原学检测进行鉴别。值得注意的是两病可同时并存。

（三）其他

支原体肺炎、衣原体肺炎、钩端螺旋体病、登革热、疟疾、病毒性肺炎、嗜肺军团菌肺炎、鹦鹉热、传染性单核细胞增多症和伤寒等。

八、治疗

氯霉素有特效，急性期首日 2 g，分 4 次口服，继而每日服 1 ~ 1.5 g，疗程不短于 2 周。复发时继续治疗仍有效。亦可口服强力霉素，200 mg，每日 1 次，连服 7 d。慢性期可联合应用四环素（2 g/d）和林可霉素（2 ~ 3 g/d），亦可联合应用 SMZ-TMP，每日 2 次，每次 2 片。发热心内膜炎患者疗程应达 4 周或更长些。如有心脏瓣膜病变、抗生素治疗疗效不满意时可行人工瓣膜置换术，术后再给予四环素。疗程宜长。

九、预后

预后一般良好。未经抗生素治疗者病死率仅为 1% 左右，应用抗生素治疗者很少死亡。并发心内膜炎者预后差，病死率可高达 30% ~ 60%，病变累及肝脏时则病程长，可影响劳动力。

十、预防

（一）管理传染源

患者应就地住院隔离治疗，其分泌物和排泄物应予以消毒处理。病畜亦应隔离治疗，排泄物和居住地要进行严格消毒，将病畜尸体、胎盘、死胎焚烧、深埋。来自流行区的牲畜应予检疫。查清发热自然疫源地，灭蜱和杀灭携带病原体的野生动物，积极防治动物发热。

（二）切断传播途径

禁止到疫区购买畜产品。加工单位应当严格消毒并采取其他相应预防措施，不饮用生奶，牛、羊奶及其制品应进行严格消毒。

（三）保护易感人群

去野外工作或接触病畜时应穿防护衣。流行区的兽医、屠宰场、畜牧厂、皮毛肉类加工人员及实验室工作人员应注射疫苗。密切接触者在潜伏后期口服四环素可减少发病或减轻病情。

微信扫码
◆临床科研
◆医学前沿
◆临床资讯
◆临床笔记

第六章

胃肠道感染

第一节　细菌性痢疾

细菌性痢疾简称菌痢，是由志贺菌属细菌（痢疾杆菌）引起的肠道传染病。临床表现为发热、腹痛、腹泻、里急后重和黏液脓血便，严重者有感染性休克和／或中毒性脑病。其病理特点是浅表性溃疡性结肠炎。在卫生条件不良时易造成流行。全球每年志贺菌感染人次估计为1.65亿。发达国家发病率为1.8/10万～6.5/10万。我国目前菌痢的发病率仍显著高于发达国家，1994—2003年的监测数据显示总体有逐年下降的趋势，但该病仍是仅次于病毒性肝炎和结核病的重要法定传染病。

一、病原学

痢疾杆菌属于肠杆菌科的志贺菌属，革兰染色阴性，无鞭毛，有菌毛。根据菌体抗原结构及生化反应的不同，可将痢疾杆菌分为四群47个血清型（包括亚型和变种），A群（志贺菌群）含12个血清型，B群（福氏菌群）含16个血清型，C群（鲍氏菌群）含18个血清型，D群（宋内菌群）含1个血清型。

引起菌痢的优势菌群每二、三十年发生一次变迁，20世纪40年代以A群为主，50年代以后B群占优势，目前发达国家以D群为主，我国以B群为主，近年来D群有增多趋势，但局部地区仍有A群流行。

四型志贺菌均可产生内毒素，是引起发热、毒血症、休克等全身反应的主要因素。A群还可产生外毒素，又称志贺毒素，有细胞毒、神经毒和肠毒素作用，临床症状较重。

痢疾杆菌在外界的生存力较强，尤以D群菌最强，在阴暗、潮湿、冰冻情况下，能生存数周，在粪便中能存活11日，水果、蔬菜及污染物上中可存活1～3周，通常温度越低。存活时间越长，但对新洁尔灭、漂白粉、石灰水、过氧乙酸等消毒剂敏感，在1%碳酸液中15～30分钟即被杀死。对干燥和热的抵抗力弱，日光直射30分钟、加热56～60℃10分钟可将菌杀死。痢疾杆菌的耐药菌株逐年上升，目前对常用抗菌药物的耐药率已达70%以上。耐药性的发生与胞质中带有耐药质粒即耐药因子（R因子）有关。R因子可在同种、同属和同科细菌之间传递，导致耐药菌株越来越多，但R因子不稳定，可随时间延长而自行消失又成为敏感菌株。因此，有计划、分批合理地交替使用抗菌药是防止痢疾杆菌产生耐药性的有效措施。

二、流行病学

（一）传染源

患者和带菌者为传染源，其中轻型患者、慢性患者及带菌者不易被发现，作为传染源的意义更大。

（二）传播途径

粪–口传播为主要途径。痢疾杆菌随粪便排出，直接或间接（苍蝇、蟑螂）污染食物、水源、手及生活用品。经口感染。

（三）人群易感性

人群普遍易感，病后可获得短暂免疫力，不同群、型之间无交叉免疫，故易重复感染。

（四）流行特征

一年四季均可发病，但以夏秋季多见。一般呈散发，时有流行，儿童和青壮年发病率较高。儿童和农民发患者数较多，0～10岁儿童占总发病数的40%以上，水和食物污染引起的暴发时有发生。

三、发病机制

痢疾杆菌经口进入人体后是否发病，取决于细菌数量、致病力和人体抵抗力。目前认为痢疾杆菌致病必须具备三个条件：①具有光滑型脂多糖（LPS）O抗原；②具有能侵袭上皮细胞并在其中繁殖的基因编码；③侵袭、繁殖后能产生毒素。

痢疾杆菌主要靠侵袭力和毒素致病。机体抵抗力正常时，痢疾杆菌经口入胃后，大部分可被胃酸杀死，即使侵入肠道也可被肠道正常菌群和分泌型IgA排斥，阻止其对肠黏膜上皮细胞的吸附而不发病。当机体抵抗力降低时，痢疾杆菌借菌毛作用黏附在肠黏膜上皮细胞表面并侵入上皮细胞和固有层内繁殖，引起肠黏膜炎症反应，使固有层小血管痉挛，导致局部黏膜缺血缺氧，上皮细胞变性、坏死、脱落而形成浅表溃疡，出现腹痛、腹泻及脓血便。因病菌在炎症区内被大量吞噬消灭，极少入血形成菌血症或败血症。

内毒素作用有以下三方面。

（1）作用于肠壁导致通透性增高，促使内毒素吸收入血，引起发热等全身中毒症状，甚至引起感染性休克、神智障碍及中毒型脑病等。

（2）内毒素本身破坏肠黏膜，与细菌共同引起肠黏膜炎症、溃疡，导致黏液脓血便。

（3）内毒素作用于肠壁自主神经系统，使肠道功能紊乱，肠蠕动失调及肠痉挛，尤以直肠和肛门括约肌最明显，引起腹痛、里急后重等症状。

中毒型菌痢的发病机制尚未完全清楚，可能与个体敏感性及应激功能有关。即特异性体质的人由于交感—肾上腺髓质系统被内毒素激活，导致大量儿茶酚胺等多种血管活性物质释放，引起急性微循环障碍，出现感染性休克。部分患者由于内毒素损伤血管壁及激活血管内凝血过程，引起弥散性血管内凝血（DIC），造成重要脏器的功能衰竭，其中以脑组织受损较重者，可出现脑水肿和脑疝等。

慢性菌痢的发病机制比较复杂，主要与患者抵抗力低下、原有肠道疾患、肠寄生虫感染或肠道分泌型IgA缺乏、急性菌痢治疗不及时或不彻底、B群或耐药菌株感染等因素有关。

四、病理变化

肠道病变主要发生在乙状结肠和直肠，重者可波及整个结肠和回肠。急性期病变为肠黏膜弥漫性充血、水肿，炎细胞浸润，散在点状出现及黏膜坏死，其表面常有黏液、纤维素及脓性渗出物形成假膜，坏死组织脱落后形成浅表溃疡，病变仅限于固有层，故很少造成肠穿孔。慢性菌痢肠黏膜水肿、肠壁增厚、溃疡边缘可有息肉。中毒型菌痢肠道病变仅有黏膜轻度充血、水肿，但肠外病变较重，如脑组织弥漫性充血、水肿伴点状出血；神经细胞、肾小管上皮细胞等变性、坏死；更严重者可发生多器官功能衰竭等。

五、临床表现

潜伏期1～3天（数小时至7日）。症状的轻重缓急与菌群、菌量、机体状况及反应性有关。A群感染最重，D群感染最轻，B群介于两者之间，但易转为慢性。根据病情轻重和病程长短，可分为以下临床类型。

（一）急性菌痢

1. 普通型（典型）

起病急，畏寒发热，体温可达39℃左右，伴头痛、全身肌肉酸痛、食欲缺乏等，继而腹痛、腹泻。腹痛位于脐周或左下腹，多呈痉挛性、阵发性，便前加重，便后缓解，腹泻初为稀水样便，以后转为黏液脓血便，大便每日十余次至数十次，每次量少，多无粪质，里急后重明显。左下腹可有压痛，肠鸣音亢进。重症患者，尤其是年老体弱者，每日腹泻次数更多，可引起脱水、酸中毒及电解质紊乱，甚至发生休克。病程1～2周，多数患者自然缓解或恢复，少数转为慢性。

2. 轻型（非典型）

全身症状及毒血症状轻，无明显发热或低热，腹泻次数少，每日数次（一般不超过10次），为黄色稀便或水样便，可有黏液但无脓血，腹痛轻，无里急后重，病程4～5日后，可不治自愈，亦可演变成慢性。

3. 中毒型

多见于2～7岁儿童，起病突然，寒战高热，体温达40℃以上，全身中毒症状重，伴精神萎靡、嗜睡、昏迷等，迅速发生呼吸和/或循环衰竭，肠道症状轻。灌肠或直肠拭子采集大便，镜检可见白细胞、红细胞。根据临床表现可分为以下三型。

（1）休克型（周围循环衰竭型）：主要表现为感染性休克，早期精神萎靡，面色苍白，四肢湿冷，脉细速，血压正常或偏低，继而出现口唇及指（趾）甲发绀，皮肤花斑，血压下降，少尿或无尿及不同程度的意识障碍等；肺循环障碍可引起肺水肿或呼吸困难。

（2）脑型（呼吸衰竭型）：因脑血管痉挛引起脑缺血、脑水肿、颅内压增高或脑疝，早期即有面色苍白、嗜睡、反复惊厥、很快进入昏迷、瞳孔大小不等或忽大忽小，对光反射迟钝或消失，呼吸节律不整，深浅不匀，双吸气、叹气样呼吸或呼吸暂停等，常因呼吸衰竭而死亡。

（3）混合型：兼有以上两型表现，病情最为严重。

（二）慢性菌痢

病程超过两个月以上者为慢性菌痢，可分为三型。

1. 慢性迁延型

腹痛、腹泻症状时轻时重，时有时无，或腹泻与便秘交替出现。大便常有黏液及脓血，左下腹可触及增生的条索状物并有压痛。因长期食欲缺乏，腹泻可导致贫血、营养不良及维生素缺乏等。

2. 急性发作型

慢性菌痢患者，因受凉、劳累、进食生冷食物等，可导致急性发作，表现为腹痛、腹泻、里急后重和黏液脓血便，但发热等毒血症症状少见。

3. 慢性隐匿型

一年内有菌痢史，无临床症状，但乙状结肠镜检查发现慢性菌痢的肠道病变或便培养有痢疾杆菌。

六、实验室及其他检查

（一）血象

急性期白细胞总数及中性粒细胞数均增高，慢性期白细胞多正常，红细胞及血红蛋白可降低。

（二）粪便常规

外观为黏液脓血便，量少，可无粪质，无恶臭。镜检有大量脓细胞或白细胞（在高倍镜下每个视野超过15个）、少量红细胞，如发现巨噬细胞更有助于诊断。

（三）病原学检查

细菌培养出痢疾杆菌为确诊依据。用抗菌药物前取新鲜粪便的黏液脓血部分及时送检，勿与尿液相混，早期和反复多次培养，可提高阳性率，并应做菌群鉴定和药敏试验，为流行病学调查及治疗提供参考。采用核酸杂交或PCR检测病原体核酸，具有灵敏度高、特异性强、快速简便等优点，但检测条件要求较高，目前尚未广泛应用。

（四）乙状结肠镜检查

急性期一般不做，以免导致肠穿孔，慢性患者可见结肠黏膜轻度充血、水肿，黏膜粗糙呈细颗粒状，有浅表溃疡、息肉、瘢痕。取溃疡部位渗出物作细菌培养，阳性率高。

（五）血清学检查

近年来国内外采用荧光抗体染色法、玻片固相抗体吸附免疫荧光技术、对流免疫电泳法等，有助于早期诊断，但临床上尚未广泛应用。

七、并发症

（一）痢疾杆菌败血症

临床少见。多见于发病后 1 ~ 2 天，是痢疾杆菌感染的重要并发症，其主要表现为持续高热、腹痛、腹泻、恶心及呕吐，大便为黏液水样便或黏液脓血便，多有严重脱水。有嗜睡、昏迷、惊厥，也可有麻疹样、紫癜样皮疹，肝脾肿大。病死率高，确诊有赖于血培养。

（二）其他少见并发症

溶血尿毒综合征（HUS）、反应性关节炎、瑞特（Reiter）综合征（表现为眼炎、尿道炎和关节炎，其中关节炎症状长达数年）等。

八、诊断

（一）流行病学资料

夏秋季有菌痢患者接触史或不洁饮食史等。

（二）临床表现

起病急，发热、腹痛、腹泻、里急后重和黏液脓血便，易于诊断；不典型患者仅有黏液稀便，应取粪便镜检。有高热、反复惊厥、迅速出现休克或呼吸衰竭而肠道症状很轻，甚至无腹泻，肠鸣音亢进者应考虑中毒型菌痢，应及时作肛拭子或灌肠取粪便检查。

（三）实验室检查

1. 粪便检查

镜检有白细胞或脓细胞不低于 15/HP（400 倍），少量红细胞和巨噬细胞可诊断，确诊需依靠粪便细菌培养痢疾杆菌阳性。慢性患者可做乙状结肠镜检以助诊断。

2. 血象

急性期白细胞总数及中性粒细胞数均增高。

（四）其他检查

乙状结肠镜检查、钡剂灌肠 X 线检查或纤维结肠镜检查等。

九、鉴别诊断

（一）急性痢疾应与下列疾病鉴别

1. 急性阿米巴痢疾

呈散发，起病缓慢，少有发热，大便次数少，量中等，为暗红色果酱样粪便，有腐败腥臭味，无里急后重。粪便镜检红细胞成堆，白细胞少，可找到溶组织内阿米巴滋养体或包囊。乙状结肠镜检查肠黏膜有散在面边缘深切的溃疡，溃疡间黏膜正常。

2. 其他感染性腹泻

病毒性腹泻好发于秋冬季，婴幼儿多见，多数患者腹泻时已有呼吸道症状，水样便，或有少量黏液，大便镜检无红、白细胞。粪便标本用电镜或免疫学方法查到病毒或病毒抗原可确诊。其他细菌引起的腹泻，如侵袭性大肠杆菌、沙门菌、空肠弯曲菌、副溶血弧菌、耶尔森菌等，症状与菌痢相似，需依靠病原学进行确诊。

3. 急性出血性坏死性肠炎

儿童和青少年多见，起病急、发热、腹痛剧烈，多为持续性疼痛，阵发性加剧，位于脐周或上腹部。大便呈血性恶臭。短期可出现贫血、休克。粪便中常混有坏死组织，镜检以红细胞为主。

（二）中毒型菌痢

1. 脑型

应与流行性乙型脑炎鉴别。中毒型菌痢起病更为凶猛，发展快，迅速出现感染性休克或脑部症状，直肠拭子取便镜检有白细胞与红细胞，粪培养痢疾杆菌阳性。而流行性乙型脑炎多在发病 2 ~ 3 日后出现抽搐、昏迷等，常伴有脑膜刺激征，脑脊液检查异常。很少出现周围循环衰竭，乙脑特异性 IgM 抗体阳性。

2. 休克型

应与其他感染性休克相鉴别，如休克型流行性脑脊髓膜炎、败血症等。流行性脑脊髓膜炎常有皮肤瘀点和瘀斑，败血症常有原发病灶。

（三）慢性菌痢

应于下列疾病鉴别。

1. 直肠癌及结肠癌

多见于 40 岁以上的患者，常有腹泻、血性便、消瘦、贫血等，如继发感染，则可出现发热、脓血样便。抗菌药物治疗无效者，均应作直肠指诊及乙状结肠镜检查，高位者钡剂灌肠或纤维结肠镜检查可协助诊断。

2. 非特异性溃疡性结肠炎（克罗恩病）

病程迁延。反复发作，腹痛、腹泻、脓血便，以血为主，便培养无痢疾杆菌，抗菌治疗无效。乙状结肠镜检查可见肠黏膜松弛，脆性增强，极易出血，并可见深浅不一的散在溃疡。此外，慢性菌痢还应与慢性血吸虫病、肠道菌群失调、肠息肉等鉴别。

十、预后

急性菌痢大多 1 ~ 2 周痊愈，少数转为慢性或带菌者。婴幼儿及年老体弱者，病情一般较重，预后较差。中毒型菌痢可危及生命。

十一、治疗

（一）急性菌痢

1. 一般及对症治疗

急性期卧床休息，消化道隔离至症状消失后 1 周或粪便培养连续 2 次阴性。饮食以流质、半流质为主，忌食刺激性及多渣食物。症状重不能进食者可补充水分，鼓励患者多饮淡盐水或口服补盐液，必要时可静脉补液。高热时以物理降温为主，或给阿司匹林 0.5 g，3/d 口服。腹痛时可给解痉药如颠茄 8 mg，3/d 口服，或 654-2，每次 10 mg，3/d 口服，腹痛严重者给予阿托品 0.5 mg，即刻皮下注射。

2. 病原治疗

应根据当地菌株的药物敏感情况选择用药，并有计划地定期轮换，疗程 5 ~ 7 天，目前最常用的抗菌药物有以下几种。

（1）喹诺酮类：对痢疾杆菌有较强的杀菌作用，与各种抗菌药物无交叉耐药，可作为首选。诺氟沙星成人每次 0.2 ~ 0.4 g。2 ~ 3 次 /d，口服；环丙沙星成人每次 0.2 ~ 0.4 g，2 次 /d 口服或静脉注射；左旋氧氟沙星成人 0.2 g，2 次 /d，口服或静脉注射。疗程为 5 ~ 7 天。喹诺酮类药物毒副作用小，但可有胃肠道反应及皮疹，且影响骨骺发育，故孕妇和哺乳妇女及儿童不宜应用。

（2）其他抗菌药物：庆大霉素成人每日 16 万 ~ 24 万 U，儿童每日 3 000 ~ 5 000 U/kg，分 2 ~ 3 次肌内注射或口服；阿米卡星成人 0.2 ~ 0.4 g，2 次 /d，儿童每天 10 mg/kg，分两次肌内注射。毒副作用主要为肾及听神经损害，孕妇、婴幼儿及肾功能不全者忌用。重症患者如中毒型菌痢患者，可选用头孢噻肟、头孢曲松等三代头孢菌素静脉滴注。

（3）磺胺类：可选用复方磺胺甲基异噁唑（复方新诺明），成人每次 2 片，2/d，儿童酌减。孕妇、肝肾功能不全者慎用，对磺胺过敏或白细胞明显减少者禁用。

（二）中毒型菌痢

病势凶险，病死率高，必须立即采取以对症治疗和敏感抗菌药物大剂量及时使用为主的综合抢救措施。

1. 病原治疗

控制感染是救治中毒型菌痢的主要环节，选用敏感、较强的抗菌药物静脉滴注，成人抗菌药物同急性菌痢，可联合两种有效抗生素静点，病情好转后改为口服。儿童目前临床常用的第三代头孢菌素有头孢他啶及头孢噻肟，每日 30 ～ 100 mg/kg，分 1 ～ 2 次给予。

2. 抗休克治疗

（1）扩充血容量：是纠正休克的重要措施。扩容治疗原则上晶体、胶体交叉输注，常用扩容液体有低分子右旋糖酐、羟乙基淀粉（706 代血浆）、生理盐水、平衡盐液、葡萄糖液等。低分子右旋糖酐滴速宜较快（4 h 内），每日用量不超过 1 000 mL。输液速度应先快后慢，液体量宜先多后少，先用等张液，以后逐渐减少电解质张力，有尿后补钾，力争在数小时内改善微循环，逆转休克，补液过程中如出现心率增快、肺底有湿啰音等，应限制输液量，减慢输液速度，并使用强心药和扩血管药。

（2）纠正酸中毒：休克常伴有代谢性酸中毒，而酸中毒又可加重微循环障碍。应及时纠正酸中毒，以提高心肌收缩力，改善微循环，防止 DIC 的发生。常用碱性溶液有 5% 碳酸氢钠为首选，先给成人每次 250 mL，儿童每次 5 mL/kg，静脉滴注，以后根据血气分析结果和临床资料合理调整。

（3）血管活性药物：经扩容、纠酸后，休克仍未纠正者，可用血管活性药物。休克早期给血管扩张药，以解除血管痉挛。常用药物有：①异丙肾上腺素 0.1 ～ 0.2 mg/100 mL。成人每分钟 2 ～ 4 μg，儿童每分钟 0.05 ～ 0.2 μg/kg，心率应维持在 120 次 / 分（儿童 140 次 / 分）以下。其不良反应为引起心律失常，故冠心病和心律失常者禁用。②多巴胺 10 ～ 20 mg/100 mL。静脉滴注，滴速每分钟 2 ～ 5 μg/kg，有时会引发心律失常、头痛、高血压。③阿托品每次成人 0.3 ～ 0.5 mg/ 次，儿童每次 0.03 ～ 0.05 mg/kg，每 10 ～ 30 分钟静脉注射 1 次，至面色发红、四肢转暖、血压回升后停药，如连用 10 次以上无效，改用他药。其不良反应是使瞳孔扩大致视力模糊、兴奋躁动、心律增快及尿潴留等，青光眼患者禁用。④山莨菪碱（654-2）每次 0.3 ～ 0.5 mg/kg，用法同阿托品，但毒副作用较轻。⑤苄胺唑啉（酚妥拉明）每次 5 ～ 10 mg（儿童 0.1 ～ 0.2 mg/kg），加入 500 ～ 1 000 mL 葡萄糖液体中，静脉滴注，开始宜慢，以后根据反应调整滴速，可解除小血管痉挛，改善肺循环，防治肺水肿。

缩血管药物多用于暖性休克或冷休克应用扩血管药物病情不见好转者，短期使用可以增加静脉回流量和心搏出量，以维持心、脑等重要脏器的血液供应，可用间羟胺（阿拉明）10 ～ 20 mg/100 mL 静脉滴注，滴速每分钟 20 ～ 40 滴，也可同时加多巴胺；去甲肾上腺素 0.5 ～ 1.0 mg/100 mL，滴速每分钟 4 ～ 8 μg；多巴酚丁胺每分钟 2.5 ～ 10 μg/kg，小剂量有轻度缩血管作用，肥厚型心肌病患者禁用，去甲肾上腺素与多巴酚丁胺联合应用是治疗感染性休克最理想的血管活性药物。

临床可将血管收缩药物与血管扩张剂联合使用。

（4）肾上腺皮质激素：应用肾上腺皮质激素可减轻毒血症，解除小血管痉挛，改善微循环，增加心肌收缩力，纠正休克。成人地塞米松每日 10 ～ 40 mg；或甲基泼尼松龙每日 160 ～ 320 mg，每隔 6 ～ 8 小时给药一次，静脉滴注。

3. 对症治疗

（1）高热惊厥：高热可用物理降温、口服小量阿司匹林等；惊厥可用地西泮，成人 10 ～ 20 mg/ 每次，小儿每次 0.1 ～ 0.3 mg/kg 肌内注射，或水合氯醛保留灌肠。效果不佳时，可用亚冬眠疗法，氯丙嗪和异丙嗪各 1 ～ 2 mg/kg 肌内注射，使体温在 2 小时内降至 37℃ 左右，以后每 4 ～ 6 小时给药 1 次。亚冬眠时间不超过 12 ～ 24 小时。

（2）脑型：呼吸衰竭由脑水肿、颅内压增高引起，应及时静脉滴注 20% 甘露醇，每次 1 ～ 2 g/kg，必要时每隔 6 ～ 8 小时重复 1 次，并保持呼吸道通畅、吸氧、给呼吸兴奋剂等。

（三）慢性菌痢

可采用全身与局部相结合的治疗原则。

1. 一般治疗

指导患者生活要有规律，适当锻炼，进食少渣、易消化、富营养、无刺激性的食物，并注意劳逸结合，积极治疗胃肠道慢性疾病和肠寄生虫病，对病情重、营养不良者可输血。

2. 病原治疗

根据药敏试验结果或以往用药史，选择有效抗菌药物联合治疗，疗程 10 ～ 14 日 / 疗程，必要时可重复 2 ～ 3 个疗程；或采用有效抗菌药物轮换疗法。肠黏膜病变若长期不愈者，可采用 0.5% 卡那霉素、0.3%

的黄连素、5% 大蒜浸液或喹诺酮类药 1 g/ 次，每次 100 ～ 200 mL，每晚保留灌肠 1 次，10 ～ 14 日为 1 个疗程，灌肠液内可加入强的松 20 mg 可减轻肠道刺激；加中药锡类散或绿袍散可促进溃疡愈合；加小量 地塞米松可增加药物渗入减轻肠道过敏。治疗过程中应注意菌群失调症和肠功能紊乱的发生，并及时给 予处理。

十二、预防

主要措施为切断传播途径。

（一）管理传染源

应尽早发现患者，隔离治疗至症状消失后 1 周或粪便培养两次阴性。从事饮食、供水等服务行业人 员应定期作粪便培养，发现带菌者应积极治疗并暂时调离工作岗位。

（二）切断传播途径

做好三管一灭（饮水、食品、粪便的卫生管理和消灭苍蝇），改善环境及搞好个人卫生，防止病从口入。

（三）保护易感人群

口服多价痢疾减毒活菌苗，可刺激肠黏膜产生特异性分泌型抗体 IgA，免疫力可维持 6 ～ 12 个月。 流行期间，口服大蒜、马齿苋、白头翁等也有一定预防效果。

第二节　霍乱

霍乱是由霍乱弧菌引起的急性烈性肠道传染病。临床表现轻重不一，轻者仅有轻度腹泻；典型病例 剧烈吐泻大量米泔水样排泄物，并引起严重脱水、酸碱失衡、周围循环衰竭及急性肾衰竭。治疗不及时 常容易引起死亡。霍乱属甲类传染病。

一、病原学

霍乱弧菌革兰染色阴性，菌体长 1.5 ～ 2.0 μm，宽 0.3 ～ 0.4 μm，弯曲如逗点状，有一根极端鞭毛， 其长度为菌体的 4 ～ 5 倍。该菌运动活泼，在暗视野悬滴镜检中可见穿梭运动，粪便直接涂片检查可见呈"鱼 群"样排列的弧菌。

霍乱弧菌在碱性（pH 8.8 ～ 9.0）肉汤或蛋白胨水中繁殖迅速，表面形成透明菌膜。弧菌在营养琼脂 或肉浸膏琼脂培养过夜后，其菌落大、半透明、带灰色。在选择性培养基中弧菌生长旺盛，常用者有胆 盐琼脂、硫代硫酸盐 - 枸橼酸盐 - 胆盐 - 蔗糖培养基（TCBS）、亚碲酸盐琼脂等。

霍乱弧菌有耐热的菌体（O）抗原和不耐热的鞭毛（H）抗原。H 抗原为霍乱弧菌属所共有；O 抗原 有群特异性和型特异性两种抗原，是霍乱弧菌分群和分型的基础。群的特异性抗原可达 100 余种。

以抗原性、致病性等特点，WHO 腹泻控制中心将霍乱弧菌分为三群。

1. O1 群霍乱弧菌

包括古典生物型霍乱弧菌（vibrio cholerde）和埃尔托生物型（vibrio cholerde EL-Tor biotype）。O1 群 的特异抗原有 A、B、C 三种，其中 A 抗原为 O1 群所共有，A 抗原与其他 B 与 C 抗原结合则可分为三型， 即：原型 -AC（稻叶，inaba）、异型 -AB（小川，ogawa）和中间型 -ABC（彦岛，hikojima）。

2. 非 O1 群霍乱弧菌

本群弧菌鞭毛抗原同 O1 群，而菌体（O）抗原则不同，不被 O1 群霍乱弧菌多价血清所凝集，依 O 抗原之异，本群可分为 137 个血清型。以往认为本群仅引起散发的胃肠炎性腹泻，一般此类弧菌感染不 做霍乱处理，但 1992 年在印度及孟加拉等地发生霍乱暴发流行，后证实流行菌不被 O1 群和 137 个非 O1 群霍乱弧菌诊断血清所凝集。乃定为 O139 霍乱弧菌，并认定为真正的霍乱弧菌。

3. 不典型 O1 群霍乱弧菌

可被多价 O1 群血清所凝集，但该群菌不产生肠毒素，因此无致病性。霍乱弧菌能产生肠毒素、神经 氨酸酶、血凝素、菌体裂解后能释放出内毒素。其中霍乱肠毒素（CT）在古典型、ET-Tor 型和 O139 型之间很难区别。O1 群霍乱弧菌和非典型 O1 群霍乱弧菌均能发酵蔗糖和甘露糖，不发酵阿拉伯糖。非 O1 群霍乱弧菌对蔗糖和甘露糖发酵情况各不相同。此外埃尔托生物型能分解葡萄糖产生乙酰甲基甲醇（即 VP 试验）。O139 型能发酵葡萄糖、麦芽糖、蔗糖和甘露糖，产酸不产气，不发酵肌醇和阿拉伯糖。

霍乱弧菌经干燥 2 h 或加热 55℃ 10 min 即可死亡，煮沸立即死亡。弧菌接触 1∶2 000 ～ 3 000 升汞或 1∶500 000 高锰酸钾，数分钟即被杀灭，在 0.1% 漂白粉中 10 min 即死亡。霍乱弧菌在正常胃酸中能生存 4 min，在未经处理的粪便中存活数天。在 pH 7.6 ～ 8.8 的浅水井中，古典霍乱弧菌平均存活 7.5 d，埃尔托霍乱弧菌为 19.3 d。埃尔托霍乱弧菌在海水和深水井中存活 10 ～ 13 d。氯化钠浓度高于 4% 或蔗糖浓度在 5% 以上的食物、香料、醋、酒等，均不利于弧菌的生存。霍乱弧菌在冰箱内的牛奶、鲜肉和鱼虾水产品存活时间分别为 2 ～ 4 周、1 周和 1 ～ 3 周；在室温存放的新鲜蔬菜存活 1 ～ 5 d。霍乱弧菌在砧板和布上可存活相当长时间，在玻璃、瓷器、塑料和金属上存活时间不超过 2 d。

二、流行病学

（一）传染源

患者与带菌者是霍乱的传染源。典型患者的吐泻物含菌量甚多，每毫升粪便可含 107 ～ 109 弧菌，这对疾病传播起重要作用。轻型患者易被忽略，健康带菌者不易检出，两者皆为危险传染源。潜伏期带菌者尚无吐泻，恢复期带菌者排菌时间一般不长，两者作为传染源的意义居次要地位。海洋甲壳类生物表面可黏附埃尔托弧菌，后者分泌甲壳酶，分解甲壳作为营养而长期存活。当进食污染海产品后可形成霍乱流行。实验观察，EL-Tor 弧菌为人工饲养的泥鳅、鳝鱼吞食后，可在后者体内生长繁殖，然后排入水中。因此泥鳅、鳝鱼可成为弧菌的保存宿主，散播病原菌，造成霍乱流行。

（二）传播途径

本病主要借水传播，另外通过污染的食品、生活密切接触以及苍蝇媒介也可引起传播。患者吐泻物和带菌者粪便污染水源后易引起局部暴发流行。通常先发生于边疆地区、沿海港口、江河沿岸及水网地区，然后再借水路、陆路、空中交通传播。

（三）易感人群

男女老幼均对本病易感。新疫区成人发病多。在地方流行区，儿童发病率较成人为高，后者对感染的抵抗力随着对霍乱弧菌抗体滴度的升高而增加。病后再次发生严重感染者少见。霍乱患者虽然对新感染的保护免疫可达数年，但对霍乱毒素和细菌的肠抗体仅维持一致数月。

（四）流行特征

自 1817 年古典型弧菌引起世界大流行以来，已先后波及一百多个国家和地区。特别是 1991 年初发生在南美洲的大流行，至今仍未熄灭，仅 1991 年全世界已累计发病 50 余万人，成为世人瞩目的生物公害。

1. 地区分布

两型弧菌引起的霍乱均有地方性疫源地，印度素有"人类霍乱的故乡"之称，印度尼西亚的苏拉威西岛则是 EL-Tor 弧菌的疫源地，每次世界大流行都是从上述地区扩散而来。我国是外源性，历次世界大流行均受其害。

2. 季节分布

我国发病季节一般在 5 ～ 11 月份，而流行高峰多在 7 ～ 10 月份。

3. 流行方式

有暴发及迁延散发两种形式，前者常为经水或食物传播引起暴发流行，多见于新疫区，而后者多发生在老疫区。

三、发病机制

霍乱弧菌经口侵入人体后，人体存在非特异性免疫，胃酸起主要作用，若胃酸分泌减少或被中和，导致霍乱所需的弧菌数量比胃酸正常者少 100 万倍。胃大部切除后、大量饮水、大量进食使胃酸稀释均降低对霍乱弧菌的抵抗力。

人体的其他屏障如肠道动力、肠腔黏液、酶及胆盐等，霍乱弧菌却可以适应。霍乱弧菌通过鞭毛活动、黏蛋白溶解酶、黏附素以及细菌的化学趋化作用等，使弧菌能成功地黏附于肠黏膜上皮细胞，但不侵入细胞，继续繁殖，肠毒素继而起重要作用。

霍乱肠毒素是一种蛋白质，有 A、B 两个亚单位，具有毒素活性的亚单位 A 又可分为由二硫化物联结的 A1 和 A2 两个多肽，相对分子质量分别为 23 ~ 24 kD 和 5 ~ 6 kD。B 亚单位有 5 个部分，每个相对分子质量为 11.5 kD，可各自与肠黏膜上皮细胞刷状缘细胞膜的受体（Gm，神经节苷脂）结合。亚单位 B 与肠黏膜细胞结合后，亚单位 A 与毒素整个分子脱离，并移行至细胞膜内侧，其 A 部分被释放至胞液内，激活腺苷环酶，后者使三磷酸腺苷变成环磷酸腺苷。大量的环磷酸腺苷积聚在黏膜细胞内，发挥第二信使作用，刺激隐窝细胞分泌氯离子并可能分泌碳酸氢根离子，同时抑制绒毛细胞对氯和钠离子的正常吸收。由于肠黏膜分泌增强，回收减少，因而大量肠液聚集在肠腔内，形成本病特征性的剧烈水样腹泻。

霍乱弧菌的内毒素来自弧菌细胞壁，耐热，具有弧菌 O 抗原的特异性，与霍乱发病关系不大。弧菌产生的酶（如黏蛋白酶）、代谢产物或其他毒素（如血管渗透因子、溶血素等）对人体有一定损害作用。

剧烈腹泻和呕吐，导致水和电解质大量丢失，迅速形成严重脱水，因而出现微循环衰竭。钾、钠、钙及氯化物的丧失，可发生肌肉痉挛、低钠、低钾和低钙血症等。由于胆汁分泌减少，肠液中有大量水、电解质和黏度，所以吐泻物呈米泔水样。碳酸氯盐的丢失，形成代谢性酸中毒。由于循环衰竭造成的肾缺血、低钾及毒素对肾脏的直接作用，可引起肾功能减退或衰竭。

四、病理改变

病理解剖可见患者小肠活检仅显示轻微炎症。绒毛细胞有变形的微绒毛或无微绒毛相伴的大伪足样胞质突起，自尖端细胞表面伸入肠腔。隐窝细胞也有伪足样突起伸到隐窝腔内。上皮细胞有线粒体肿胀和嵴垢消失、高尔基体泡囊数增加及内质网的扩张和囊泡形成。死亡患者的主要病理变化为严重脱水现象：尸僵出现早，皮肤干而发绀，皮下组织及肌肉干瘪。内脏浆膜无光泽，肠内充满米泔水样液体，胆囊内充满黏稠胆汁。心、肝、脾等脏器均见缩小。肾小球及间质的毛细管扩张，肾小管肿胀、变性及坏死。其他脏器也有出血、变性等变化。

五、临床表现

潜伏期 1 ~ 3 d，短者数小时，长者 7 d。大多急性起病，少数在发病前 1 ~ 2 d 有头晕、疲劳、腹胀、轻度腹泻等前驱症状。古典生物型与 O139 型霍乱弧菌引起的疾病，症状较严重。埃尔托型所致者，轻型较多，无症状者也多。

（一）典型病例的病程

1. 泻吐期

绝大多数患者以急剧腹泻、呕吐开始。腹泻为无痛性，排便后自觉轻快感。少数患者可因腹直肌痉挛而引起腹痛，但不伴里急后重。大便开始为泥浆样或水样，尚有粪质。迅速成为米泔水样或无色透明水样，无粪臭，微有淡甜或鱼腥味，含大量片状黏液。少数重症患者偶有出血，则大便呈洗肉水样，出血多可呈柏油样，以 EL-Tor 弧菌所致者为多。大便量多，每次可超过 1 000 mL，每日十余次，甚至难以计数，呕吐多在腹泻后出现，常为喷射性和连续性，呕吐物先为胃内容物，以后为清水样。严重者可为"米泔水"样，轻者可无呕吐。本期持续数小时至 1 ~ 2 d。

2. 脱水期

由于剧烈腹泻和呕吐导致大量水和电解质丧失，患者迅速出现脱水、电解质紊乱和代谢性酸中毒，严重者出现循环衰竭。严重脱水时，患者神志淡漠、表情呆滞或烦躁不安，儿童可有昏迷；伴口渴、声音嘶哑、呼吸增快、耳鸣、眼球下陷、面颊深凹、口唇干燥、皮肤凉、弹性消失、手指皱瘪等。肌肉痉挛多由严重低钠引起，多见于腓肠肌和腹直肌。脉细速或不能触及，血压低。此期一般为数小时至 2 ~ 3 d。

3. 恢复期

患者腹泻停止，脱水得到及时纠正后，多数症状消失而恢复正常。约 1/3 患者有反应性发热，极少数患者，尤其是儿童可有高热。

（二）根据临床表现可分为 5 型

1. 无症状型

感染后无何症状，仅呈排菌状态，称接触或健康带菌者，排菌期一般为 5 ~ 10 d，个别人可迁延至数月或数年，成为慢性带菌者。

2. 轻型

患者微感不适，每日腹泻数次，大便稀薄，一般无呕吐无脱水表现，血压、脉搏均正常，血浆比重在 1.026 ~ 1.030，尿量无明显减少。

3. 中型

吐泻次数较多，每日达 10 ~ 20 次。大便呈米泔水样，有一定程度的脱水。血压降低（收缩压 9.31 ~ 12 kPa）（70 ~ 90 mmHg），脉搏细速，血浆比重为 1.031 ~ 1.040，24 h 尿量在 500 mL 以下。

4. 重型

吐泻频繁，脱水严重，血压低，甚至不能测出，脉速弱常不能触及，血浆比重超过 1.041，尿极少或无尿。

5. 暴发型

亦称干性霍乱，甚罕见。起病急剧，不待泻吐出现，即因循环衰竭而死亡。

六、并发症

（一）肾衰竭

由于休克得不到及时纠正和低血钾所引起，表现为尿量减少和氮质血症，严重者出现尿闭，可因尿毒症而死亡。

（二）急性肺水肿

代谢性酸中毒可导致肺循环高压，后者又因补充大量不含碱的盐水而加重。

（三）其他

低钾综合征、心律失常及流产等。

七、诊断和鉴别诊断

（一）诊断标准

具有下列之一者，可诊断为霍乱。

（1）有腹泻症状，粪便培养霍乱弧菌阳性。

（2）霍乱流行期间，在疫区内有典型的霍乱腹泻和呕吐症状，迅速出现严重脱水，循环衰竭和肌肉痉挛者。虽然粪便培养未发现霍乱弧菌，但并无其他原因可查者。如有条件可做双份血清凝集素试验，滴度 4 倍上升者可诊断。

（3）病原检查中发现粪便培养阳性前 5 d 内有腹泻症状者，可诊断为轻型霍乱。

（二）疑似诊断

具有以下之一者。

（1）具有典型霍乱症状的首发病例，病原学检查尚未肯定前。

（2）霍乱流行期间与霍乱患者有明确接触史，并发生泻吐症状，而无其他原因可查者。

疑似患者应进行隔离、消毒，作疑似霍乱的疫情报告，并每日做大便培养，若连续 2 次大便培养阴性，可否定诊断，并作疫情订正报告。

典型霍乱的临床表现也可由非 O1 群弧菌和产生肠毒素的大肠杆菌（ETEC）引起。前者多数患者的腹泻伴剧烈腹痛和发热；1/4 的患者粪便呈血性。大肠杆菌引起的腹泻一般病程较短。两者与霍乱的鉴别有赖于病原学检查。

霍乱应与各种细菌性食物中毒相鉴别，如金黄色葡萄球菌、变形杆菌、蜡样芽孢杆菌及副溶血如金黄色葡萄球菌、变形杆菌、蜡样芽孢杆菌及副溶血弧菌引起者。各种食物中毒起病急，同食者常集体发病，常先吐后泻，排便前有阵发性腹痛，粪便常为黄色水样，偶带脓血。部分副溶血弧菌食物中毒的患者的粪便呈洗肉水样或痢疾样。

八、治疗

包括严格隔离、补液、抗菌及对症治疗。

（一）隔离

患者应进行严格隔离。确诊及疑诊病例应分别隔离，彻底消毒排泄物。患者症状消除后，粪便连续 2 次培养阴性方可解除隔离。

（二）补液

及时补充液体和电解质是治疗该病的关键。

1. 口服补液

霍乱患者肠黏膜由于霍乱肠毒素影响钠离子和氯离子的吸收受到抑制，故口服氯化钠溶液后不能吸收，但钾盐和碳酸盐可以吸收，对葡萄糖的吸收能力也无改变，且葡萄糖可促使氯化钠和水分的吸收。因此，对轻、中型患者可予口服补液，对重症患者先予以静脉补液，待休克纠正、情况改善后，再改为口服补液。口服补液配方较多，皆大同小异。补液加温后口服或经鼻饲管注入。在第 1 个 6 h，成人口服液量为 700 mL/h，儿童每小时 15 ~ 25 mL/kg，腹泻严重时入液量可适当增加。呕吐并非口服补液的禁忌，但呕吐物量应计算在液量中。碳酸氢盐可为柠檬酸盐代替，后者较为稳定，不易潮解，也有良好纠酸作用，且能促进钠离子在小肠的吸收。蔗糖代替葡萄糖也可获得满意的疗效，但蔗糖用量为葡萄糖的 1 倍。甘氨酸也能促进水和电解质的吸收，可加入口服补液中，每 1 000 mL 溶液含 110 mmol 甘氨酸。经甘氨酸治疗的患者粪便量、腹泻天数及口服液用量均显著减少。

2. 静脉补液

适应证为难以接受口服补液的严重吐泻患者。原则为先快后慢、先盐后糖、见尿补钾、适时补碱。补液量包括治疗前累积丢失量、继续丢失量和生理需要量。通常选择与患者所失去的电解质浓度相似的 541 液，其每升含 NaCl 5 g，NaHCO$_3$ 4 g，KCl 1 g，为防低血糖，常另加 50% 葡萄糖液 20 mL，配制时可用 0.9%NaCl 500 mL，1.4%NaHCO$_3$ 300 mL，10%KCl 10 mL，10% 葡萄糖液 140 mL 比例配制。

静脉输液的量与速度应根据病情轻重、脱水程度、血压、脉搏、尿量与血浆比重而定。根据失水程度而定，24 h 的补液量依病情轻重而定，轻度失水者应以口服补液为主，若有呕吐无法口服者给予静脉补液 3 000 ~ 4 000 mL/d，初 1 ~ 2 h 宜快速，5 ~ 10 mL/min；中度失水补液 4 000 ~ 8 000 mL/d，最初 1 ~ 2 h 快速滴入，至血压、脉搏复常后，减至 5 ~ 10 mL/min；重度失水需每日补 8 000 ~ 12 000 mL，以两条静脉管道，先以 40 ~ 80 mL/min，以后减至 20 ~ 30 mL/min 直至休克纠正后减速，直至脱水纠正。

儿童患者病情发展较快，粪便含钠量较低而含钾量较高，失水较严重，易发生低血糖、昏迷、脑水肿和低血钾症，故应及时纠正失水和补充钾盐。轻者 24 h 补液量为 100 ~ 150 mL/kg，中、重型患儿 24 h 静脉补液各为 150 ~ 200 mL/kg 和 200 ~ 250 mL/kg，可用 541 液。婴幼儿可适当增加。最初 15 min 内 4 岁以上儿童每分钟补液 20 ~ 30 mL，婴幼儿 10 mL/min。根据血浆比重计算，比重每升高 0.001 婴幼儿的补液量为每千克体重 10 mL，其总量的 40% 于 30 min 内输入，余量于 3 ~ 4 h 输完。

碱性药物的补充使代谢性酸中毒迅速得到纠正也是治疗成功的重要条件。碳酸氢钠能迅速纠正酸中毒，乳酸盐和醋酸盐则于 1 ~ 2 h 内使酸中毒徐缓得到纠正。钾盐也需及时适当补充，可由静脉或口服给予。

（三）抗菌治疗

抗菌药物控制病原菌后可缩短病程，减少腹泻次数。但仅作为液体疗法的辅助治疗。近年来已发现四环素的耐药菌株，但对多西环素仍敏感。目前常用药物：复方磺胺甲基异噁唑成人每次 2 片，2/d；小儿 30 mg/kg，分 2 次口服。多西环素成人每次 200 mg，2/d；小儿每日 6 mg/kg 分 2 次口服。诺氟沙星成人每次 200 mg，每日 3 次；或环丙沙星成人每次 250 ~ 500 mg，2/d，口服。以上药物任选一种，连服 3 d。不能口服者可应用氨苄西林肌内或静脉注射。

（四）抗肠毒素治疗

目前认为氯丙嗪对小肠上皮细胞的腺苷环化酶有抑制作用，临床应用能减轻腹泻，可应用 1 ~ 2 mg/kg 口服或肌内注射。小檗碱（黄连素）亦有抑制肠毒素和具有抗菌作用，成人每次 0.3 g，3/d，口服。小儿 50 mg/kg，分 3 次口服。

（五）并发症的处理

少数患者经补液后血容量基本恢复，皮肤黏膜脱水表现已逐渐消失，但血压未复常者，可用地塞米松 20 ~ 40 mg 或氢化可的松 100 ~ 300 mg，静脉滴注，并可加用血管活性药物多巴胺和间羟胺（阿拉明）静脉滴注。如出现心衰、肺水肿，则应暂停或减慢输液速度，应用毛花苷 C（西地兰）0.4 mg 或毒毛花苷 K 0.25 mg 加葡萄糖液 20 mL，缓慢静脉注射，必要时应用速尿 20 ~ 40 mg 静脉注射，亦可应用哌替啶（杜冷丁）50 mg 肌内注射镇静。

九、预防

（一）控制传染源

患者按甲类传染病强制管理，尽早予以隔离治疗至症状消失后 6 d、连续 2 次大便培养阴性才可解除隔离。对密切接触者应严密检疫 5 d，同时进行粪便检查和药物治疗，粪便培养应每日 1 次，连续 2 d，每 1 次粪检后给予服药可减少带菌者，一般应用多西环素 200 mg 顿服，次日口服 100 mg。儿童每日 6 mg/kg，连服 2d。亦可应用诺氟沙星，每次 200 mg，3/d，连服 2 d。加强国境卫生检疫和国内变通检验，一旦发现患者或疑似患者，应立即进行隔离治疗，并对交通工具进行彻底消毒。

（二）切断传播途径

执行"三管一灭"，即管理饮食、水源和粪便，消灭苍蝇。加强饮水消毒和食品管理，对患者和带菌者的排泄物进行彻底消毒，强调个人卫生。

（三）提高人群免疫力

以往应用全菌体死菌菌苗或并用霍乱肠毒素的类毒素疫苗免疫人群，由于保护率低，保护时间短，且不能防止隐性感染和带菌者，因而已不提倡应用。目前国内外应用基因工程技术制成的减毒口服活菌苗 CVD103-HgR 保护率有所提高，但不能作为预防本病的唯一措施。

第三节　急性出血坏死性肠炎

急性出血坏死性肠炎是由产生 B 毒素的 C 型产气荚膜梭状芽孢杆菌感染所致的肠道急性炎症，病变主要累及空、回肠，偶尔累及十二指肠、结肠。夏秋季发病多见，儿童多发，其次为青少年，常见于食用变质肉食之后。

一、诊断

1. 急性腹痛

突发性左上腹、脐周疼痛，阵发性绞痛，逐渐转为持续性腹痛伴阵发性加重，常伴有恶心、呕吐，病情严重者局部有压痛、反跳痛与腹肌紧张。

2. 腹泻及便血

每日腹泻数次，有时达 10 次以上，初为糊状，带有粪质，继而发展为果酱样、鲜红或暗红色血便，具有腥臭味，有时混有腐肉状坏死黏膜。发生肠麻痹时可无腹泻，但肛门指检时可发现血便。

3. 发热

体温可达 38 ~ 39℃，甚至 40℃，伴有畏寒、乏力，白细胞升高，明显核左移，不同程度贫血。

4. 毒血症状

面色苍白、冷汗、口唇发绀，甚至谵语、嗜睡及休克。并有明显腹胀、肠麻痹，幼儿可出现高热抽搐。

5. 大便镜检

可见大量红、白细胞，需做厌氧菌培养。腹部平片见小肠胀气、肠腔扩张、肠间隙增宽，坏死肠段可呈不规则致密阴影团。

二、治疗

绝大多数内科治疗后康复，甚少复发。

1. 非手术治疗

（1）一般治疗：禁食、休息，待呕吐停止，便血减少，腹痛减轻予流质饮食，逐步过渡至正常饮食。

（2）支持疗法：输血、补液、补充白蛋白、各种维生素。注意水、电解质平衡。

（3）抗休克：补充血容量，纠正酸中毒，酌情应用血管活性药物间羟胺、多巴胺。短程静脉滴注肾上腺皮质激素，成人每日给予氢化可的松 200 ~ 300 mg，或地塞米松 5 ~ 10 mg。

（4）抗感染治疗：可选用头孢菌素、甲硝唑等联合使用。

（5）中药治疗：可予清热、解毒、行气、止血中药辨证施治。

2. 手术治疗

大部分病例非手术疗法而痊愈，仅有少数病例需手术治疗，手术探查的指征是：①反复大量便血，内科治疗无效；②有明显腹膜炎表现者，腹腔诊断性穿刺有脓性或血性渗液；③中毒性休克治疗后，病情仍不稳定，提示肠道毒素持续吸收者；④未能排除其他需手术的急腹症患者。

第四节　溃疡性结肠炎

溃疡性结肠炎是少见的以结肠黏膜广泛溃疡形成特点的结肠慢性炎症。常累及直肠和乙状结肠，也可累及全结肠，甚至末端回肠。有甚者可并发肠穿孔、肠狭窄梗阻或癌变。

一、病因

有自身免疫、遗传因素、胆管感染、肠型变态性反应、神经精神因素等。

二、临床表现

（一）消化系统

1. 腹泻

常为黏液血便，或腹泻与便秘交替。

2. 腹痛

一般为轻中度，可为绞痛，多限于左下腹或下腹，有疼痛→便意→便后疼痛缓解的规律，伴有腹胀。

3. 其他

常有里急后重。少数可并发肛瘘、肛裂及肛周感染。严重者可有食欲不振、恶心呕吐。

4. 体征

左下腹压痛，部分患者可触及乙状结肠或降结肠，重者可伴肌紧张、反跳痛。直肠指检有脓血，慢性期可触及结节感或假性息肉。

（二）全身表现

急性期可有发热，重型可有高热、心率加快等中毒症状。慢性病例可出现贫血、消瘦、水电解质紊乱、低蛋白血症等。

（三）肠外表现

伴有其他自身免疫性疾病的表现，如结节性红斑、关节炎、眼炎、口腔炎、肝炎、硬化性胆管炎、溶血性贫血等。

三、诊断要点

1. 本病好发于 20 ~ 40 岁。

2. 以腹痛、腹泻和黏液血便为主要症状。

3. 可有全身中毒症状及营养不良表现，可伴有其他自身免疫性疾病的表现。

4. 左下腹压痛，直肠指诊有脓血且有结节感。

5. 钡灌肠 X 线表现可有肠轮廓呈锯齿状、肠狭窄、僵硬、缩短、结肠袋消失及假息肉样改变。急性期疑有中毒性结肠炎时可拍腹部平片。

6. 内镜可了解病变范围和病程，但急性期特别是重型者应慎用。

四、治疗

（一）一般治疗

适当休息、易消化富营养饮食、必要时静脉营养。对症治疗。

（二）药物治疗

根据病情轻重及病变范围不同，可选用不同的药物及给药途径。如水杨酸类（SASP 或 5-ASA）、糖皮质激素（地塞米松、氢化可的松、泼尼松或泼尼松龙等）或免疫抑制药等，经静脉、口服或经肛门给药。

1. 轻型患者

SASP 3 ~ 4 g/d，分 3 ~ 4 次口服。病变部位较低者可用 5-ASA 栓剂塞肛，如无效可改用氢化可的松保留灌肠。如灌肠效果不好或病变范围较广者，口服泼尼松或泼尼松龙 30 ~ 40 mg/d。

2. 中型患者

口服泼尼松或泼尼松龙 40 mg/d，症状控制后逐渐减量。

3. 重型患者

静脉滴注氢化可的松 300 mg/d 或地塞米松 10 mg/d，并加用广谱抗生素以控制继发感染。

4. 维持治疗

病情稳定后以水杨酸类药或免疫抑制药维持治疗，一般需维持 1 ~ 2 年。

（三）外科治疗

出现肠穿孔、严重出血、肠梗阻、癌变或多发性息肉、并发中毒性巨结肠、结肠周围脓肿或瘘管形成、长期内科治疗无效等，需手术治疗。

第五节　假膜性肠炎

假膜性肠炎是主要发生于结肠的急性黏膜坏死性炎症，并覆有假膜。此病常见于应用抗生素后，肠道菌群失调，难辨梭状芽孢杆菌异常繁殖产生毒素，造成肠黏膜血管壁通透性增加，组织缺血坏死，并刺激黏液分泌，与炎性细胞等形成假膜。

一、病因和发病机制

本病大多数发生于应用广谱抗生素之后，亦见于腹部手术之后。过去因发现粪便中或假膜中有凝固酶阳性的金黄色葡萄球菌，而认为是金黄色葡萄球菌增生过度所致。但该菌引起的肠炎不一定有假膜，患者粪便及假膜中仅部分查及此菌。1977 年 Lowson 首次发现假膜性肠炎大便中存在难辨梭状芽孢杆菌，并证实其滤液对实验动物有致病作用。此后研究表明，该菌存在于约 3% 的正常人及 50% 的婴儿肠内，在污染物中可存活达数月之久。在监护病房获得该菌感染者可高达 22%，因此，常为一种院内感染疾病。抗生素，特别是林可霉素（洁霉素）、氯林可霉素（氯洁霉素）、庆大霉素、头孢菌素使用之后，在老年、体弱及手术后的患者，均可能由于正常菌群的抑制，有利于 Cd 的定植。该菌产生两种毒素：毒素 A 为肠毒素，主要刺激肠黏膜上皮的环磷腺苷（cAMP）系统，引起分泌性腹泻，亦可使黏膜细胞变性坏死；毒素 B 为细胞毒素，可引起细胞内细微结构的破坏及纤维索性渗出，形成假膜。推测此毒素尚可引起肠黏膜局部的 Schwartzman 反应，致血管内凝血及血管壁坏死，导致黏膜缺血性损害。肠黏膜损伤后肠道气体得以通入肠壁，形成肠气囊肿，提示预后严重。

二、临床表现

（1）患者常有使用广谱抗生素、外科大手术史或其他严重的全身疾病等病史。

（2）腹泻：多在应用抗生素 4 ~ 10 d 内，或在停药后的 1 ~ 2 周内，或于手术后 5 ~ 20 d 发生。轻者大便每日 2 ~ 3 次，停用抗生素后可自愈。重者大便每日达 30 余次，可持续 4 ~ 5 周，少数病例可排出假膜。

（3）腹痛、腹胀：较多见，可伴恶心、呕吐等。

（4）其他表现：可出现发热等毒血症表现，重者可有低血压休克、电解质失平衡以及代谢性酸中毒、少尿，甚至急性肾功能不全等表现。

（5）外周血象白细胞升高，多在（10 ~ 20）× 10^9/L 以上，以中性粒细胞增多为主。

三、辅助检查

（1）粪便检查：常规检查仅有白细胞。粪便细菌特殊条件下（厌氧）培养，多数病例可发现有难辨梭状芽孢杆菌生长。

（2）粪细胞毒素检测有确诊价值。

（3）内镜检查：病变早期或治疗及时者，内镜可无典型表现；严重者黏膜脆性增加、溃疡形成，表面覆有黄白或黄绿色假膜。病变多累及左半结肠。

（4）X 线检查：腹部平片可显示肠扩张。钡剂灌肠可见肠壁水肿增厚，结肠袋消失。如见到肠壁间有气体，提示有部分肠壁坏死，结肠细菌侵入所致。或可见到溃疡或息肉样病变。

四、治疗

（1）及早停用所有正在使用的抗生素。加强支持疗法，纠正休克及水电解质、酸碱失衡。

（2）抗菌治疗：①甲硝唑（灭滴灵）：首选药物，250 ~ 500 mg/ 次，3/d，7 ~ 10 d，重症病例可静脉滴注给药，但疗效低于口服给药；②万古霉素：有效率和复发率与甲硝唑（灭滴灵）相似，口服 125 ~ 250 mg/ 次，4/d，7 ~ 10 d；③杆菌肽：25 000 U/ 次，4/d，7 ~ 14 d。多用于上述两种药无效或复发者。

（3）考来烯胺（消胆胺）可吸附毒素，减少毒素吸收。特异性抗毒素可中和毒素。

（4）恢复肠道正常菌群，轻者停用抗生素后可自行恢复。严重病例可口服乳酸杆菌制剂、维生素 C 以及乳糖、麦芽糖等扶植大肠杆菌。口服叶酸、复合维生素 B、谷氨酸及维生素 B12 以扶植肠球菌。

（5）手术治疗

暴发型病例内科治疗无效，或有肠梗阻、中毒性巨结肠、肠穿孔时，可考虑手术治疗。

第七章

肝脏感染

第一节 细菌性肝脓肿

细菌性肝脓肿是细菌所致的肝化脓性疾病，近年来，由于诊断技术的进步、有效抗生素品种增多及创伤性较小的经皮穿刺脓肿置管引流术的应用，治愈率有显著提高，预后也大有改观。

一、感染途径

1. 胆道感染

胆道逆行感染是细菌性肝脓肿的主要病因。如肝内、外胆管结石，化脓性胆管炎，肝内胆囊炎，急性胰腺炎。其中20%与胆总管、胰腺管、壶腹部恶性肿瘤，胆囊癌等疾病有关。多系分布于肝两叶的多发性脓肿。

2. 直接蔓延或感染

由胃、十二指肠溃疡或胃癌性溃疡穿透至肝，膈下脓肿、胆囊积脓直接蔓延至肝而发病。经肝动脉插管灌注化疗药物引起肝动脉内壁或肝组织损伤、坏死等也可引起。

3. 门静脉血源性感染

20世纪30年代以前，细菌性肝脓肿最主要原因是化脓性阑尾炎，细菌沿门静脉血流到达肝而引起，由此所致的肝脓肿现已少见。此外，多发性结肠憩室炎、Crohn病、肠瘘也可经门脉导致肝脓肿发生，但国内少见。

4. 肝动脉血源性感染

体内任何器官或部位的化脓性病灶、菌血症如金黄色葡萄球菌败血症都有可能经肝动脉而致细菌性肝脓肿。此种肝脓肿常被原发病掩盖而漏诊。

5. 转移性肝癌

胰腺癌、胆道癌、前列腺癌出现坏死时，经血道也可引起细菌性肝脓肿。

6. 腹部创伤

除肝直接受刀、枪弹伤外，肝区挫伤也可引致发病。既往腹部手术史。

7. 隐源性

据估计，约有15%的细菌性肝脓肿的起因为隐源性。

8. 其他因素

近年发现老年人细菌性肝脓肿有所增多，这可能与糖尿病、心血管疾病、肿瘤、胰腺炎等在老年人发病率高有关。

二、致病菌

从胆系和门静脉入侵多为大肠埃希菌、肺炎克雷白或其他革兰阴性杆菌；从肝动脉入侵多为革兰阳性球菌，如链球菌、金黄色葡萄球菌等；厌氧菌如微需氧性链球菌、脆弱杆菌、梭状芽孢菌也有发现。

在长期应用激素治疗免疫功能减退患者时，经化学治疗的肝转移癌患者中，也有霉菌引起的霉菌性肝脓肿。多数细菌性肝脓肿由单种细菌感染，20%由两种细菌甚至多种细菌混合感染。

三、临床表现与诊断

临床表现轻重不一，与脓肿的数量、体积、肝受累的范围、是否有并发疾病有关。发热、寒战最常见，体温多在38.0℃以上。呈稽留型、弛张型或不规则热，伴大汗。右上腹、肝区或右下胸部疼痛。多为持续性钝痛，可放射至右侧腰背部，于咳嗽或深呼吸时加剧。有恶心、呕吐、腹泻、食欲缺乏、消瘦、乏力、全身衰弱等脓毒症表现。多发性肝脓肿易出现黄疸。

肝增大，有叩击痛。有时似可触及非实性包块。胸部听诊偶可发现胸膜或心包摩擦音、肺部湿啰音或胸腔积液征象。部分伴有轻度脾增大。

贫血常见，白细胞增高，多 $> 10 \times 10^9/L$，中性粒细胞明显升高。50%患者转氨酶增高，可有总胆红素增高，90%患者碱性磷酸酶升高。不少患者清蛋白 $< 30 g/L$，球蛋白增高。

胸部X线检查可见患侧膈肌抬高，运动受限，少量胸腔积液等。腹部超声可了解病变部位、大小、性质等。CT、能发现2 cm以上的病灶，为低密度不均匀，形态多样化，单发或多发边界较清楚的圆形病灶。MRI能发现1 cm以上的病灶，多微小脓肿可获早期诊断。对于不典型的肝脓肿进行肝穿刺活检，可提供重要的诊断线索。

四、治疗

（一）抗菌治疗

利用脓肿穿刺尽可能获得病原学结果。对穿刺标本进行常规及厌氧菌培养，细菌革兰染色涂片，还应依据临床加做真菌培养。根据菌种和药敏结果，选用抗生素。革兰阴性杆菌感染常用药物为碳青霉烯类、第三代头孢+酶抑制药；厌氧菌感染可选用替硝唑、哌拉西林等；肠球菌感染常用万古霉素、替考拉宁等；对致病菌尚未明确时，可针对革兰阴性杆菌及革兰阳性球菌进行联合治疗。

（二）经皮穿刺排脓或置管引流

穿刺排脓可以帮助确定诊断，并为置管引流做准备。先超声定位穿刺点，避开血管、胆道和重要器官，患者屏住呼吸，穿刺针在超声引导下进入脓肿内，置入导引钢丝，再在钢丝外套入猪尾巴导管，导管先端位于脓肿的最低部位后固定好导管。先抽脓后做闭式持续引流。脓液过于黏稠时用盐水或含抗生素液间断冲洗。脓腔过大、脓液过多影响排脓时换用管腔较大的导管，或在原引流导管附近再放置一导管。以后观察脓腔大小的改变直至闭合为止。对多发性脓肿可同时1次多处穿刺引流排脓治疗。

穿刺置管引流术的侵袭性小，较安全，在有效的抗菌治疗配合下，治愈率高。置管引流失败的原因有引流导管放置位置欠佳，引流不畅；脓液黏稠，堵塞导管或脓液过多，此时需换用较粗引流管进行排脓；脓腔多发，深部脓腔未能引流；或脓腔壁纤维化增厚以致脓腔不能塌陷闭合。

（三）手术切开引流

20世纪60年代前，细菌性肝脓肿主要采用手术切开引流，病死率高，可达40%。近年来认为对胆道有病变而直接种植引起的或已经置管引流而脓腔久治不愈合者，可考虑手术切开引流。切开引流术前应了解脓肿的数目及部位，并进行详细的超声检查以确定肝内、外胆道系统有无病变。无论采用前方或侧腹部切口，经腹膜腔或腹膜外途径，都应充分显露肝叶的前面及后面，才不致将深部小脓肿遗漏。对置管或切开引流效果较差的慢性厚壁性脓肿，或有出血危险的左叶脓肿，可做部分肝切除术。

第二节 阿米巴肝脓肿

人感染溶组织内阿米巴包囊后，阿米巴原虫侵入肠黏膜下层，随之进入黏膜下小血管和淋巴管，再随血流和淋巴液迁徙到肝形成肝脓肿。

阿米巴肝脓肿可仅数毫米至数厘米大，若治疗延迟脓肿体积可扩大，直径可达10 cm以上。脓肿中心为果酱色混浊黏稠液体，由液化溶解的肝细胞等组成，一般无气味。继发感染后，呈黄色脓样，有臭味。液体的周围为残存的肝基质。外层为脓肿壁及其周围的正常肝组织，可发现有阿米巴虫体侵蚀其间。多数脓肿位于右叶，左叶仅占 15% 左右。

一、临床表现

多见于青壮年男性农民。发病缓慢，多数无典型肠阿米巴病史，甚至无腹泻病史。

肝区疼痛或不适是最常见症状，多为钝痛，肝顶部脓肿疼痛可放射至右肩背部，呼吸、咳嗽时加重。肝增大，有压痛及叩击痛。右叶包膜下肝脓肿常致邻近肋间隙饱满，微隆起，肋间隙增宽，表面皮肤水肿，隆起最高处常压痛最明显。畏寒、发热，很少有寒战发作。热型多不规则，可呈弛张热，少数无发热或仅轻微体温升高。呼吸道症状可有刺激性咳嗽，咳白色黏痰；检查可见右下胸膜炎，右下肺呼吸音减低等。其他如恶心、食欲下降、腹胀、乏力等常见，黄疸少见，贫血和下肢水肿可见于重症患者。

实验室检查有白细胞及中性粒细胞增高，与细菌性肝脓肿相似，阿米巴肝脓肿继发细菌性感染时更高。肝功能试验大致正常，脓肿巨大时，人血清蛋白可明显降低。

二、病原学检查

1. 粪便检查

收集粪样的容器要洁净，应选择有黏液、脓、血的粪便取样送检，粪便检出溶组织内阿米巴包囊或滋养体时，只能作为带虫者或肠阿米巴病患者诊断依据，不能直接诊断为阿米巴肝脓肿。

2. 血清学检查

可用间接血凝试验、间接荧光抗体试验、酶联免疫吸附试验等。血清学检查阴性临床意义大，可排除阿米巴肝脓肿或现症阿米巴肠病感染，而阳性只能为阿米巴肝脓肿的诊断提供线索。

三、诊断

胸部 X 线检查可见右膈抬高，肝影增大，膈肌运动受限，其征象与细菌性肝脓肿不易区分。B 超检查与细菌性肝脓肿超声图像也不易区分。脓液积聚时，阿米巴肝脓肿的脓腔中心为无回声区或低回声区。中心液体周围为一圈异常组织反应区，呈现边界不清晰不规则低回声区。脓腔壁毛糙不规则，并有不同程度后方增强。在 B 超引导下定位穿刺抽脓可确定诊断。典型脓液呈巧克力或果酱色，混浊液体，一般为无菌。显微镜下所见为细胞碎片或无定形物，不含或少含脓细胞。脓肿穿刺液标本中，较容易发现阿米巴滋养体。

四、治疗

1. 抗阿米巴治疗

甲硝唑是治疗阿米巴肝脓肿最安全而有效的药物。剂量是甲硝唑，0.4 ~ 0.6 g，每日 3 次。可连续服用 3 ~ 4 周，根据脓肿体积消长调整剂量。

2. 肝穿刺排脓

国外报道阿米巴肝脓肿无须经皮肝穿刺置管引流，而只用药物治疗即可痊愈，国内多认为肝穿刺排脓有加速愈合、缩短住院治疗天数的作用。但反复穿刺必须注意无菌操作，避免继发感染。对于巨大的肝脓肿，位于肝表浅的脓肿或有穿破先兆者，应行肝穿刺排脓，以预防严重并发症发生。

3. 手术

手术适应证为内科治疗无效，左叶脓肿，或脓肿破裂而诊断不能确定者。

第三节　肝结核

肺外结核病例中，肝结核实非少见，由于临床表现轻重程度相差很大，无特异征象，如无肺结核同时存在则临床诊断非常困难。国内尸检资料显示慢性结核病患者中肝结核的发生率为 50% ~ 80%，必须引起重视。

肝结核的基本病理变化为肉芽肿，分粟粒型和孤立型。粟粒型结节小，但分布广，可累及包膜；孤立型为小结节融合形成，结节大，中央往往有干酪样坏死，有时形成脓肿。

一、临床表现

（一）症状与体征

肝结核可能没有任何症状，已经确诊的病例，其症状与体征并无特异性。发热者为 80% ~ 98%，多为低热和弛张热，少数为稽留热，畏寒，少有寒战。可见消瘦，食欲缺乏，上腹胀痛，肝区痛，恶心、呕吐，盗汗等。10% ~ 35% 出现黄疸，黄疸高低与肝脏受损的严重程度相关，可发生阻塞性黄疸，个别病例还出现黄色瘤。无黄疸的病例自觉症状很少，而且较轻。肝大者 76% ~ 100%，多属轻度增大，个别病例肝大平脐，有的病例增大的肝可触到结节，多数病例增大的肝有触痛，1/4 ~ 1/2 的病例脾大，其中有的并有触痛。还可出现门静脉高压，并因食管静脉曲张出血而死亡，以及脾功能亢进、出血倾向或昏迷。

（二）实验室检查

常有轻度贫血，白细胞计数多数正常或偏低，少数病例可能增高，个别病例出现类白血病反应。血沉多数加快，清蛋白减少，丙种球蛋白增多，絮状试验阳性，转氨酶升高，ICG 潴留量增加，胆红素升高，淤胆患者血清 ALP 及 γ-GT 升高，胆固醇升高，约 1/4 的患者凝血试验异常。约 9% 的病例肝活检组织中可能发现结核菌，肝穿刺所抽吸的内容物培养可提高阳性率，或动物接种则可能引起典型的结核病变。

结核菌素试验（PPD）为结核患者体液免疫检测，肝结核患者结核菌素试验一般为强阳性，但阴性结果不能排除结核，因为重症病例、并发糖尿病、酒精中毒、营养不良及老年人均可出现假阴性，60 岁以上的老年结核患者阳性率约 80%，每增加 10 岁阳性率下降 10%。如果原来阴性的病例以后转为阳性，则具有重要的诊断价值。

（三）影像学检查

胸部 X 线平片可发现大部分不同程度的肺结核现象，但有 1/4 ~ 1/3 的病例胸片正常，对胸片未见结核者应定期复查，在以后的胸片中可能发现肺结核。腹部平片可能发现肝内钙化灶。腹部 CT 或 MRI 联合应用可为诊断各型肝结核提供更准确的诊断依据。B 超检查可确定肝大小，发现较大的结节、钙化灶和脓肿。胆道阻塞时，可发现阻塞的部位及其上游的胆管扩张。它还可以引导穿刺的部位和方向。

（四）腹腔镜检查

通过腹腔镜可见到肝表面有大小不等的结核结节呈乳酪色或白垩样白色，有时可见到突起的块物。通过腹腔镜还可收集腹水标本，进行肝穿刺活检。

（五）细胞免疫检测

如特异性结核抗原刺激 T 细胞分泌 γ 干扰素试验，包括 γ 干扰素释放分析试验（IGRA）、释放 γ 干扰素的特异性 T 细胞检测（T 细胞斑点试验，T-SPOT）等。IGRA 和 T-SPOT 在鉴别结核分枝杆菌感染和卡介苗接种影响及非结核分枝杆菌感染方面比 PPD 皮试更有意义。体液免疫检测与细胞免疫检测结果可以互相补充，但不能互相替代。

二、诊断

肝结核的诊断很难，如无肺结核或其他肺外结核存在，诊断就更困难，特别是老年患者。因而误诊率很高，常误诊为肝炎、肝硬化、肿瘤、胆石症、胆囊炎、肺炎、败血症、白血病、伤寒、肝脓肿或结缔组织病等。以下情况为肝结核确诊提供了重要线索：①原因不明的发热，伴有消瘦、乏力、食欲缺乏、上腹部胀痛及盗汗；②肝大并有压痛，肝功能异常；③中等贫血，白细胞计数正常或稍低，血沉加快；④肺结核或其他肺外结核的检测中，结核菌素试验（PPD）为结核患者体液免疫检测，肝结核患者结核菌素试验一般为强阳性，但阴性结果不能排除结核；⑤结核菌素试验强阳性或由阴性转为阳性者；⑥细胞免疫检测结果阳性；⑦试验性抗结核治疗后，症状与体征有改善者。

最可靠的诊断依据是活检获得病理诊断，肝穿刺有禁忌证者，可经肝静脉途径活检，寻找组织学特征性变化，穿刺抽吸到的内容可能是干酪样坏死物质或脓液，干酪化本身为结核的特点，将抽吸到的内容物进行结核菌培养，或动物接种引起典型的结核病变，均支持结核的诊断。

三、治疗

（一）基础治疗

主要包括休息、增加营养、保护肝脏、避免加重肝损伤的因素，密切观察病情演变，防治并发症以及对症治疗。

（二）抗结核治疗

根据药物的作用分 3 级。

一级：为强有力的杀菌药（包括细胞内细菌），如异烟肼、利福平。

二级：虽有杀菌作用，但受细胞内、外菌群和血清药物浓度等的限制，影响疗效，如乙胺丁醇、链霉素、卡那霉素、卷曲霉素、吡嗪酰胺、乙硫异烟胺和环丝氨酸等。

三级：仅有抑菌作用而无杀菌作用，如对氨柳酸钠、氨硫脲等。

选用药物时，应当兼顾结核菌对药物的敏感性和患者的耐受性，以减少药物的不良反应。表 7-1 列举了抗结核药的用法、用量和主要的不良反应。

表 7-1　抗结核药的用法用量和主要的不良反应举例

药品	用法与用量	主要不良反应
异烟肼	300 mg/d，顿服或分次服	神经炎、肝炎
链霉素	0.75 ~ 1 g，每日或隔日肌内注射	听神经、前庭损伤，肾损伤
利福平	450 ~ 600 mg/d，分次服	肝炎
乙胺丁醇	前 3 个月 25 mg/（kg·d），以后 15 mg/kg	视神经炎
吡嗪酰胺	1.5 ~ 2 g/d，1 次或分 3 次服	肝炎，高尿酸血症
卡那霉素	1 g/d，1 次或分 2 次肌肉注射	听神经及肾损伤
卷曲霉素	0.75 ~ 1 g/d，分 2 次肌肉注射	听神经及前庭神经损伤
乙硫异烟胺、丙硫异烟胺	0.5 ~ 1 g/d，分 4 次服	胃肠症状，肝损伤
紫霉素	0.5 ~ 1 g/d，肌肉注射	听神经及肾损伤
结核胺	100 ~ 150 mg/d，1 次或分次服	胃肠症状，肝损伤，皮疹
环丝氨酸	15 mg/（kg·d），分 3 ~ 4 次服	中枢神经毒性反应
对氨柳酸钠	8 ~ 12 g/d，分次服	胃肠刺激，肝炎、皮炎和肾损伤

治疗用药最好是选择作用机制不同的两种以上的药物联用，可提高疗效，减少耐药。因为，大多数耐药菌只耐受一种药，同时两种以上药物耐药者少见。对肝结核以联合用 3 种药为宜，治疗 1 ~ 2 个月后病情好转，可考虑减少 1 种，继续用 2 种药，总疗程不宜少于 18 个月。治疗中应注意药物性肝损伤，严密观察病情，反复检查肝功能，如治疗中症状加重或出现黄疸，转氨酶超过 200 U/L，则应停药；联合用药应当注意药物之间的相互关系，例如利福平具有广谱抗菌作用，还是诱导药，能促进药物代谢，与异烟肼同用可能增加对肝的毒性，利福平还进入肠肝循环，停药后还继续发挥作用。

（三）手术治疗

肝结核一般不需手术，具有下列情况之一者，可考虑手术：①肝结核瘤，即结核结节融合形成较大的干酪性脓肿，药物治疗不能消除或向胆系穿破引起胆道出血者；②并发门静脉高压食管静脉曲张出血，或有脾结核与脾功能亢进者；③肝门部淋巴结结核阻塞胆管者；④肠结核并发穿孔者；⑤诊断不明，必须剖腹探查时。

（四）其他治疗措施

1. 中医药

传统中医并无肝结核一词，但发热、黄疸、腹水及肺结核等辨证方法可以借鉴。近代发现有些中草药具有抗结核作用，如酒花素、石吊兰素、百部、狼毒、星秀花、白花蛇舌草、卷柏、黄连、柴胡、防风、连翘、萑草、蒺藜等，可作为选方择药的参考。

2. 糖皮质激素

有报道加用糖皮质激素治疗肝结核取得较好效果，如患者毒血症状明显又无较严重的禁忌，可在有力的抗结核治疗的基础上慎重进行短程治疗。

3. 增强免疫力

结核患者细胞免疫功能降低，特别是老年患者可应用转移因子、胸腺素及维生素 C 等。实验证明白细胞介素 –2、异丙肌苷（isoprinosine）及左旋咪唑（levamisole）等均有提高免疫功能的作用。中药黄芪、党参、灵芝等不仅有增强单核巨噬细胞系统的吞噬作用，而且能增强异烟肼、利福平等的作用。

微信扫码
◆临床科研
◆医学前沿
◆临床资讯
◆临床笔记

第八章
病毒性肝炎

第一节 甲型病毒性肝炎

甲型病毒性肝炎（甲型肝炎）是由甲型肝炎病毒（hepatitis A virus，HAV）感染引起的、主要通过粪一口途径传染的自限性急性肠道传染病。我国是甲型肝炎的高发区，自 20 世纪 80 年代在上海暴发流行后，近年呈现散发和小规模流行的特点。大部分 HAV 感染表现为隐性或亚临床性感染，少部分感染者在临床上表现为急性黄疸 / 无黄疸型肝炎。一般而言，甲型肝炎不会转为慢性，发展为重型肝炎者也十分少见，大部分预后良好。

一、病原学

HAV 属微小 RNA 病毒科（picornavirus），1973 年 Feinston

应用免疫电镜在急性肝炎患者的大便中发现，1987 年获得 HAV 全长核苷酸序列。HAV 基因组由 7 478 个核苷酸组成，包括 3 个部分：① 5'- 非编码区；②结构与非结构编码区，单一开放读码框架（ORF）可编码一个大的聚合蛋白和蛋白酶，后者将前者水解为至少 3 ~ 4 个结构蛋白和 7 个非结构蛋白；③ 3'- 非编码区。目前 HAV 只有一个血清型和一个抗原–抗体系统，感染 HAV 早期产生 IgM 抗体，一般持续 8 ~ 12 周，少数持续 6 月以上。

HAV 对外界抵抗力较强，耐酸碱，能耐受 60C 至少 30 min，室温下可生存 1 周；于粪便中在 25℃时能存活 30 d，在贝壳类动物、污水、淡水、海水、泥土中能存活数月。采用紫外线（1.1 W，0.9 cm）min、85℃加热 1 min、甲醛（8%，25℃）1 min、碘（3 mg/L）5 min 或氯（游离氯浓度为 2. 0 ~ 2.5 mg/L）15 min 可将其灭活。

二、流行病学

（一）传染源

急性期患者和隐性感染者为主要传染源，后者多于前者。粪便排毒期在起病前 2 周至血清 ALT 高峰期后 1 周；黄疸型患者在黄疸前期传染性最强；少数患者可延长至其病后 30 d。一般认为甲型肝炎病毒无携带状态，近年有报道部分病例表现为病程迁延或愈后 1 ~ 3 个月再复发，但比例极小，传染源的意义不大。

（二）传染途径

HAV 主要由粪–口途径传播。粪便污染水源、食物、蔬菜、玩具等可引起流行。水源或食物污染可致暴发流行，如 1988 年上海市由于食用受粪便污染的未煮熟的毛蚶而引起的甲型肝炎暴发流行，4 个月内发生 30 余万例，死亡 47 人。日常生活接触多为散发病例，输血感染或母婴垂直传播极为罕见。

（三）易感人群

人群普遍易感。在我国，大多在儿童、青少年时期受到隐性感染，人群抗 HAV-IgG 阳性率可达 80%。感染 HAV 后可获持久免疫力，但与其他型肝炎病毒无交叉免疫性。

三、发病机制及病理组织学

甲型肝炎的发病机制尚未完全阐明。经口感染 HAV 后，由肠道进入血液，引起短暂病毒血症。目前认为，其发病机制倾向于以宿主免疫反应为主。发病早期，可能由于 HAV 在肝细胞中大量复制及 CD_8^+ 细胞毒性 T 细胞杀伤作用共同造成肝细胞损害；在疾病后期，体液免疫产生的抗 HAV，可能通过免疫复合物机制破坏肝细胞。

其组织病理学特点包括：以急性炎症病变为主，淋巴细胞浸润，小叶内可见肝细胞点状坏死；也可引起胆汁瘀积（瘀胆型肝炎）和大块或亚大块坏死（重型肝炎）。

四、临床表现

感染 HAV 后，不一定都出现典型的临床症状，大部分患者感染后没有任何症状，甚至肝功能也正常，而到恢复期却产生抗 HAV-IgG，为亚临床型感染。经过 2 ~ 6 周的潜伏期（平均为 30 d），少部分患者可出现临床症状，主要表现为急性肝炎，少数患者可表现为瘀胆型肝炎和急性或亚急性重型肝炎（肝衰竭）。

（一）急性黄疸型肝炎

80% 患者以发热起病，伴乏力，四肢酸痛，似"感冒"。热退后患者出现食欲缺乏，伴恶心或呕吐，腹胀等消化道症状，临床似"急性胃肠炎"。皮肤及巩膜出现黄染，尿颜色深，似浓茶色。极少数患者临床症状重，可出现腹水、肝性脑病及出血倾向等肝功能衰竭的表现。总病程为 2 ~ 4 个月。

（二）急性无黄疸型肝炎

占 50% ~ 90%，尤以儿童多见。起病较缓，症状较轻，恢复较快，病程大多在 2 个月内。

（三）HAV 双重或多重感染

按与其他肝炎病毒感染的时间顺序，可分为混合感染、重叠感染。例如，甲肝病毒感染和乙肝病毒感染同时发生，称混合感染。在慢性乙型肝炎或乙肝表面抗原携带者基础上又发生甲肝病毒感染，称重叠感染。无论 HAV 是同时感染或重叠感染所引起的临床症状，少部分患者与单纯 HAV 感染所致的急性肝炎相似。大部分 HAV 与其他肝炎病毒同时感染或重叠感染患者的临床症状严重，病情也较复杂。重叠感染的预后取决于原有肝脏病变的严重程度，大多数患者预后良好。

五、辅助检查

（一）肝功能及凝血象检查

丙氨酸转氨酶（ALT）、天冬氨酸转氨酶（AST）明显升高，AST/ALT 比值常 < 10 如果患者可出现 ALT 快速下降，而胆红素不断升高（即所谓酶、胆分离现象）或 AST/ALT > 1，常提示肝细胞大量坏死。如果直接胆红素 / 总胆红素 > 10%，且伴血清谷氨酰转肽酶（γ-GT）、碱性磷酸酶（ALP）升高，则提示肝内胆汁瘀积。绝大部分患者人清白蛋白及 γ 球蛋白、凝血酶原活动度（PTA）均在正常范围。PIA < 40% 是诊断重型肝炎（肝衰竭）的重要依据之一，亦是判断其预后的重要指标。

（二）病原学检查

1. 抗 HAV-IgM

在病程早期即为阳性，3 ~ 6 个月后转阴，极少部分患者的抗 HAV-IgM 在 6 个月后才转阴，因而是早期诊断甲型肝炎最简便而可靠的血清学标志。但应注意，接种甲型肝炎疫苗后 2 ~ 3 周，有 8% ~ 20% 接种者可呈抗 HAV-IgM 阳性。

2. 抗 HAV-IgG

于 2 ~ 3 个月达高峰，持续多年或终身。因此，它只能提示感染 HAV，而不能作为诊断急性甲型肝炎的指标。

3. HAV-RNA

PCR 检测血液或粪便中 HAV-RNA，阳性率低，临床很少采用。HAV-RNA 载量与轻至中度甲型肝炎患者血清 ALT、PTA 正相关，而与严重甲型肝炎患者血清 ALT、PTA 水平无明显相关。但是，HAV-RNA 载量与血清 C- 反应蛋白呈正相关，与外周血血小板计数呈负相关。

六、诊断及鉴别诊断

（一）诊断依据

1. 流行病学资料

发病前是否到过甲型肝炎流行区，有无进食未煮熟海产品如毛蚶、蛤蜊等不洁饮食及饮用可能被污染的水等病史。

2. 临床特点

起病较急，以"感冒"样症状起病，常伴乏力、食欲差、恶心、呕吐、尿颜色深似浓茶色等症状。

3. 病原学诊断

血清抗 HAV-IgM 阳性，是临床确诊甲型肝炎的依据。

4. 临床要注意的特殊情况

（1）HAV 混合感染/重叠感染：患者原有慢性 HBV 感染或其他慢性肝脏疾病，出现上述临床症状；或原有慢性性肝炎、肝硬化病情恶化，均应考虑重叠感染甲型病毒肝炎的可能，应及时进行有关病原学指标检测。

（2）甲型肝炎所致重型肝炎（急性肝衰竭）：占 0.5% ～ 1.5%。早期表现极度疲乏；严重消化道症状如腹胀、频繁呕吐、呃逆；黄疸迅速加深，出现胆酶分离现象；中晚期表现出血倾向、肝性脑病、腹水等严重并发症，PTA < 40%。

（二）鉴别诊断

1. 其他原因引起的黄疸

（1）溶血性黄疸：常有药物或感染等诱因，表现为贫血、腰痛、发热、血红蛋白尿、网织红细胞升高，黄疸大都较轻，主要为间接胆红素升高，ALT、AST 无明显升高。

（2）梗阻性黄疸：常见病因有胆石症，壶腹周围癌等。有原发病症状、体征，肝功能损害轻，以直接胆红素为主，B 超等影像学检查显示肝内外胆管扩张。

2. 其他原因引起的肝炎

（1）急性戊型肝炎：老年人多见，临床表现与甲型肝炎相似。根据病原学检查可资鉴别。

（2）药物性肝损害：有使用肝损害药物的明确病史，临床常表现为发热伴皮疹、关节痛等症状。部分患者外周血嗜酸性粒细胞增高，肝炎病毒标志物阴性。

（3）感染中毒性肝炎：如流行性出血热，伤寒，钩端螺旋体病等所导致的肝功能试验异常。主要根据原发病的临床特点和相关实验室检查加以鉴别。

七、并发症

甲型肝炎的并发症较少，一般多见于婴幼儿、老年人等免疫功能较低者。临床常见的有胆囊炎、胰腺炎、病毒性心肌炎等。少见并发症如皮疹、关节炎、格林-巴利综合征等，可能与 HAV 感染后血清中有短暂的免疫复合物形成有关。严重并发症还包括再生障碍性贫血，发病率为 0.06% ～ 0.4%，机制尚未明确。

甲型肝炎一般预后良好，在急性期注意休息及给予适当的保肝药物治疗，如甘草酸制剂、还原型谷胱甘肽制剂等，1 ～ 2 周临床症状完全消失，2 ～ 4 个月肝脏功能恢复正常。HAV 感染，由于病毒血症短，不需要抗病病毒治疗。对于有明显胆汁瘀积或发生急性重型肝炎（急性肝衰竭者），则应给予相应的治疗。

八、预防

养成良好的卫生习惯，防止环境污染，加强粪便、水源管理是预防甲型肝炎的主要方法。在儿童及高危人群中注射甲型肝炎疫苗是预防甲型肝炎的有效方法。甲型肝炎减毒活疫苗在我国人群中广泛应用，其价格相对较便宜，但其抗体水平保持时间相对较短，而且必须在冷链条件下运输和保存。灭活疫苗在国内外人群中广泛使用，其抗体水平较高且持续时间较长（至少20年）、无须冷链条件下运输和保存，但其价格相对较贵。

九、预后

多在2～4个月临床康复，病理康复稍晚。病死率约为0.01%。妊娠后期合并甲型肝炎病死率10%～40%。极少数患者的病程迁延超过6个月或临床病程出现复发，但至今尚未确认真正的慢性甲型肝炎病例。

第二节 乙型病毒性肝炎

一、病原学

乙型肝炎病毒（hepatitis B virus，HBV）属于嗜肝DNA病毒科（hepadnavirus）正嗜肝DNA病毒属（orthohepadna virus）。1965年Blumberg等报道在研究血清蛋白多样性中发现澳大利亚抗原，1967年Krugman等发现其与肝炎有关，故称其为肝炎相关抗原（hepatitis associated antigen，HAA），1972年世界卫生组织将其正式命名为乙型肝炎表面抗原（hepatitis Bsurface antigen，HBsAg）。1970年Dane等在电镜下发现HBV完整颗粒，称为Dane颗粒。HBV基因组由不完全的环状双链DNA组成，长链（负链）约含3 200个碱基（bp），短链（正链）的长度可变化，为长链的50%～80%。HBV基因组长链中有4个开放读码框（open reading frame，ORF）即S区、C区、P区和X区，它们可分别编码HBsAg、HBeAg/HBcAg、DNA聚合酶及HBxAg。

二、流行病学

全世界HBsAg携带者约3.5亿，其中我国9 000余万，约占全国总人口的7.18%。按流行的严重程度分为低、中、高度三种流行地区。低度流行区HBsAg携带率0.2%～0.5%，以北美、西欧、澳大利亚为代表。中度流行区HBsAg携带率2%～7%，以东欧、地中海、日本、俄罗斯为代表。高度流行区HBsAg携带率8%～20%，以热带非洲、东南亚和中国部分地区为代表。本病婴幼儿感染多见；发病男性高于女性；以散发为主，可有家庭聚集现象。

1. 传染源

乙型肝炎患者和携带者血液和体液（特别是组织液、精液和月经）的HBV都可以成为传染源。

2. 传播途径

HBV通过输血、血液制品或经破损的皮肤、黏膜进入机体而导致感染，主要的传播途径下列几种。

（1）母婴传播：由带有HBV的母亲传给胎儿和婴幼儿，是我国乙型肝炎病毒传播的最重要途径。真正的宫内感染的发生只占HBsAg阳性母亲的5%左右，可能与妊娠期胎盘轻微剥离等因素有关。围生期传播或分娩过程传播是母婴传播的主要方式，系婴儿因破损的皮肤、黏膜接触母血、羊水或阴道分泌物而传染。分娩后传播主要由于母婴间密切接触导致。虽然母乳中可检测到HBV，但有报道显示母乳喂养并不增加婴儿HBV的感染率。HBV经精子或卵子传播未被证实。

（2）血液、体液传播：血液中HBV含量很高，微量的污染血进入人体即可造成感染，如输血及血制品、注射、手术、针刺、血液透析、器官移植等均可传播。

（3）日常生活接触传播：HBV可以通过日常生活密切接触传播给家庭成员。主要通过隐蔽的胃肠道外传播途径，如共用剃须刀、牙刷等可引起HBV的传播；易感者的皮肤、黏膜微小破损接触带有HBV的微量血液及体液等，是家庭内水平传播的重要途径。

（4）性接触传播：无防护的性接触可以传播HBV。因此，婚前应做HBsAg检查，若一方为HBsAg阳性，另一方为乙型肝炎易感者，则应在婚前应进行乙肝疫苗接种。

（5）其他传播途径：经破损的消化道、呼吸道黏膜或昆虫叮咬等只是理论推测，作为传播途径未被证实。

3. 易感人群

抗 HBs 阴性者均为易感人群，婴幼儿是获得 HBV 感染的最危险时期。高危人群包括 HBsAg 阳性母亲的新生儿、HBsAg 阳性者的家属、反复输血及血制品者（如血友病患者）、血液透析患者、多个性伴侣者、静脉药瘾者、经常有血液暴露的医务工作者等。

三、发病机制与病理学

（一）发病机制

乙型肝炎的发病机制非常复杂，目前尚不完全清楚。HBV 侵入人体后，未被单核 – 吞噬细胞系统清除的病毒到达肝脏或肝外组织（如胰腺、胆管、脾、肾、淋巴结、骨髓等）。病毒包膜与肝细胞膜融合，导致病毒侵入。HBV 在肝细胞内的复制过程非常特殊，其中包括一个反转录步骤，同时细胞核内有稳定的 cDNA 作为 HBV 持续存在的来源。

乙型肝炎慢性化的发生机制亦是研究关注的热点和难点。HBeAg 是一种可溶性抗原，其大量产生可能导致免疫耐受。非特异性免疫应答方面的功能障碍亦可能与慢性化有明显关系，慢性化还可能与遗传因素有关。在围生期和婴幼儿时期感染 HBV 者，分别有 90% 和 25% ~ 30% 发展成慢性感染；在青少年和成人期感染 HBV 者，仅 5% ~ 10% 发展成慢性。

慢性 HBV 感染的自然病程一般可分为 4 个时期：

第一时期为免疫耐受期，其特点是 HBV 复制活跃，血清 HBsAg 和 HBeAg 阳性，HBV–DNA 滴度较高，但血清丙氨酸氨基转移酶（ALT）水平正常或轻度升高，肝组织学亦无明显异常，患者无临床症状。与围生期感染 HBV 者多有较长的免疫耐受期，此期可持续存在数十年。

第二时期为免疫清除期，随年龄增长及免疫系统功能成熟，免疫耐受被打破而进入免疫清除期，表现为 HBV–DNA 滴度有所下降，但 ALT 升高和肝组织学有明显坏死炎症表现，本期可以持续数月到数年。成年期感染 HBV 者可直接进入本期。

第三时期为非活动或低（非）复制期，这一阶段表现为 HBeAg 阴性，抗 –HBe 阳性，HBV–DNA 检测不到（PCR 法）或低于检测下限，ALT/AST 水平正常，肝细胞坏死炎症缓解，此期也称非活动性 HBsAg 携带状态。进入此期的感染者有少数可以自发清除 HBsAg，一般认为每年有 1% 左右的 HBsAg 可以自发转阴。

第四时期为再活动期，非活动性抗原携带状态可以持续终身，但也有部分患者可能随后出现自发的或免疫抑制等导致 HBV–DNA 再活动，出现 HBV–DNA 滴度升高（血清 HBeAg 可逆转为阳性或仍保持阴性）和 ALT 升高，肝脏病变再次活动。HBV 发生前 C 区和 C 区变异者，可以通过阻止和下调 HBeAg 表达而引起 HBeAg 阴性慢性乙型肝炎。

在 6 岁以前感染的人群，最终约 25% 在成年时发展成肝硬化和 HCC，但有少部分患者可以不经过肝硬化阶段而直接发生 HCC。慢性乙型肝炎患者中，肝硬化失代偿的年发生率约 3%，5 年累计发生率约 16%。

（二）病理学

慢性乙型肝炎的肝组织病理学特点是：汇管区炎症，浸润的炎症细胞主要为淋巴细胞，少数为浆细胞和巨噬细胞；炎症细胞聚集常引起汇管区扩大，并可破坏界板引起界面肝炎（interface hepatltis）。小叶内可见肝细胞变性、坏死，包括融合性坏死和桥形坏死等，随病变加重而日趋显著。肝细胞炎症坏死、汇管区及界面肝炎可导致肝内胶原过度沉积，肝纤维化及纤维间隔形成。如病变进一步加重，可引起肝小叶结构紊乱、假小叶形成最终进展为肝硬化。

目前国内外均主张将慢性肝炎进行肝组织炎症坏死分级（G）及纤维化程度分期（S）。目前国际上常用 Knodell HAI 评分系统，亦可采用 Ishak、Scheuer 和 Chevallier 等评分系统或半定量计分方案，了解肝脏炎症坏死和纤维化程度，以及评价药物疗效。

四、临床表现

乙型肝炎潜伏期 1 ~ 6 个月，平均 3 个月。临床上，乙型肝炎可表现为急性肝炎、慢性肝炎及重型肝炎（肝衰竭）。

（一）急性肝炎

急性肝炎包括急性黄疸型肝炎和急性无黄疸型肝炎。具体表现可参见"戊型肝炎"部分。5 岁以上儿童、少年及成人期感染 HBV 导致急性乙型肝炎者，90% ~ 95% 可自发性清除 HBsAg 而临床痊愈；仅少数患者可转为慢性。

（二）慢性肝炎

成年急性乙型肝炎有 5% ~ 10% 转慢性。急性乙肝病程超过半年，或原有 HBsAg 携带史而再次出现肝炎症状、体征及肝功能异常者；发病日期不明确或虽无肝炎病史，但根据肝组织病理学或症状、体征、化验及 B 超检查综合分析符合慢性肝炎表现者。慢性乙型肝炎依据 HBeAg 阳性与否可分为 HBeAg 阳性或阴性慢性乙型肝炎。

（三）瘀胆型肝炎

瘀胆型肝炎（cholestatic viral hepatitis），是一种特定类型的病毒性肝炎，可参见"戊型肝炎"部分。

（四）重型肝炎

重型肝炎又称肝衰竭（liver failure），是指由于大范围的肝细胞坏死，导致严重的肝功能破坏所致的临床症候群；可由多种病因引起、诱因复杂，是一切肝脏疾病重症化的共同表现。在我国，由病毒性肝炎及其发展的慢性肝病所引起的肝衰竭亦称"重型肝炎"。临床表现为从肝病开始的多脏器损害症候群：极度乏力，严重腹胀、食欲低下等消化道症状；神经、精神症状（嗜睡、性格改变、烦躁不安、昏迷等）；有明显出血倾向，凝血酶原时间显著延长及凝血酶原活动度（PTA）< 40%；黄疸进行性加深，胆红素每天上升 ≥ 17.1 μ mol/L 或大于正常值 10 倍；可出现中毒性巨结肠、肝肾综合征等。

根据病理组织学特征和病情发展速度，可将肝衰竭分为四类：

1. 急性肝衰竭（acute liver failure，ALF）

急性肝衰竭又称暴发型肝炎（fulminant hepatitis），特点是起病急骤，常在发病 2 周内出现 Ⅱ 度以上肝性脑病的肝衰竭症候群。发病多有诱因。本型病死率高，病程不超过 3 周；但肝脏病变可逆，一旦好转常可完全恢复。

2. 亚急性肝衰竭（subacute liver failure，SALF）

亚急性肝衰竭又称亚急性重型肝炎。起病较急，发病 15 日 ~ 26 周出现肝衰竭症候群。晚期可有难治性并发症，如脑水肿、消化道大出血、严重感染、电解质紊乱及酸碱平衡失调。白细胞升高、血红蛋白下降、低血糖、低胆固醇、低胆碱酯酶。一旦出现肝肾综合征，预后极差。本型病程较长，常超过 3 周至数月。容易转化为慢性肝炎或肝硬化。

3. 慢加急性（亚急性）

肝衰竭（acute-on-chronic liver failure，ACLF）是在慢性肝病基础上出现的急性肝功能失代偿。

4. 慢性肝衰竭（chronic liver failure，CLF）

慢性肝衰竭是在肝硬化基础上，肝功能进行性减退导致的以腹水或门脉高压、凝血功能障碍和肝性脑病等为主要表现的慢性肝功能失代偿。

（五）肝炎肝硬化

由于病毒持续复制、肝炎反复活动而发展为肝硬化，其主要表现为肝细胞功能障碍和门脉高压症。

五、实验室检查

（一）血常规

急性肝炎初期白细胞总数正常或略高，黄疸期白细胞总数正常或稍低，淋巴细胞相对增多，偶可见异型淋巴细胞。重型肝炎时白细胞可升高，红细胞及血红蛋白可下降。

（二）尿常规

尿胆红素和尿胆原的检测有助于黄疸的鉴别诊断。肝细胞性黄疸时两者均阳性，溶血性黄疸以尿胆原为主，梗阻性黄疸以尿胆红素为主。深度黄疸或发热患者，尿中除胆红素阳性外，还可出现少量蛋白质、红、白细胞或管型。

（三）病原学检查

1. 乙肝抗原抗体系统的检测意义

（1）HBsAg 与抗 HBs：成人感染 HBV 后最早 1 ~ 2 周，最迟 11 ~ 12 周血中首先出现 HBsAg。急性自限性 HBV 感染时血中 HBsAg 大多持续 1 ~ 6 周，最长可达 20 周。无症状携带者和慢性患者 HBsAg 可持续存在多年，甚至终身。抗 HBs 是一种保护性抗体，在急性感染后期，HBsAg 转阴后一段时间开始出现，在 6 ~ 12 个月逐步上升至高峰，可持续多年。抗 HBs 阳性表示对 HBV 有免疫力，见于乙型肝炎恢复期、既往感染及乙肝疫苗接种后。

（2）HBeAg 与抗 HBe：急性 HBV 感染时 HBeAg 的出现时间略晚于 HBsAg，在病变极期后消失，如果 HBeAg 持续存在预示转向慢性。HBeAg 消失而抗 HBe 产生称为血清转换（HBeAg Seroconversion）。一般来说，抗 HBe 阳转阴后，病毒复制多处于静止状态，传染性降低；但在部分患者由于 HBV 前 –C 区及 BCP 区发生了突变，仍有病毒复制和肝炎活动，称为 HBeAg 阴性慢性肝炎。

HBcAg 与抗 HBc 血液中 HBcAg 主要存在于 Dane 颗粒的核心，故一般不用于临床常规检测。抗 HBc-IgM 是 HBV 感染后较早出现的抗体，绝大多数出现在发病第一周，多数在 6 个月内消失，抗 HBc-IgM 阳性提示急性期或慢性肝炎急性活动。抗 HBc-IgG 出现较迟，但可保持多年甚至终身。

2. HBV-DNA 测定

HBV-DNA 是病毒复制和传染性的直接标志。目前常用聚合酶链反应（PCR）的实时荧光定量技术测定 HBV，对于判断病毒复制水平、抗病毒药物疗效等有重要意义。

3. HBV-DNA 基因耐药变异位点检测

对核苷类似物抗病毒治疗有重要指导意义。

（四）甲胎蛋白（AFP）

AFP 含量的检测是筛选和早期诊断 HCC 的常规方法。但在肝炎活动和肝细胞修复时 AFP 有不同程度的升高，应动态观察。急性重型肝炎 AFP 升高时，提示有肝细胞再生，对判断预后有帮助。

（五）肝纤维化指标

透明质酸（HA）、Ⅲ型前胶原肽（PⅢP）、Ⅳ型胶原（C-Ⅳ）、层连蛋白（LN）、脯氨酰羟化酶等，对肝纤维化的诊断有一定参考价值。

（六）影像学检查

B 型超声有助于鉴别阻塞性黄疸、脂肪肝及肝内占位性病变。对肝硬化有较高的诊断价值，能反映肝脏表面变化，门静脉、脾静脉直径，脾脏大小，胆囊异常变化，腹水等。在重型肝炎中可动态观察肝脏大小变化等。彩色超声尚可观察到血流变化。CT、MRI 的临床意义基本同 B 超，但更准确。

（七）肝组织病理检查

对明确诊断、衡量炎症活动度、纤维化程度及评估疗效具有重要价值。还可在肝组织中原位检测病毒抗原或核酸，有助于确定诊断。

六、并发症

慢性肝炎时可出现多个器官损害。肝内并发症主要有肝硬化，肝细胞癌，脂肪肝。肝外并发症包括胆道炎症、胰腺炎、糖尿病、甲状腺功能亢进、再生障碍性贫血、溶血性贫血、心肌炎、肾小球肾炎、肾小管性酸中毒等。

各型病毒型肝炎所致肝衰竭时可发生严重并发症，主要有：

（一）肝性脑病

肝功能不全所引起的神经精神症候群，可发生于重型肝炎和肝硬化。常见诱因有上消化道出血、高蛋白饮食、感染、大量排钾利尿、大量放腹水、使用镇静剂等，其发生可能是多因素综合作用的结果。

（二）上消化道出血

病因主要有：①凝血因子、血小板减少；②胃黏膜广泛糜烂和溃疡；③门脉高压。上消化道出血可诱发肝性脑病、腹水、感染、肝肾综合征等。

（三）腹水、自发性腹膜炎及肝肾综合征

腹水往往是严重肝病的表现，而自发性细菌性腹膜炎是严重肝病时最常见的临床感染类型之一。发生肝肾综合征者约半数病例有出血、放腹水、大量利尿、严重感染等诱因，其主要表现为少尿或无尿、氮质血症、电解质平衡失调。

（四）感染

肝衰竭时易发生难于控制的感染，以胆道、腹膜、肺多见，革兰阴性杆菌感染为主，细菌主要来源于肠道，且肠道中微生态失衡与内源性感染的出现密切相关，应用广谱抗生素后，也可出现真菌感染。

七、诊断

病毒性肝炎的诊断主要依靠临床表现和实验室检查，流行病学资料具有参考意义。

（一）流行病学资料

不安全的输血或血制品、不洁注射史等医疗操作，与 HBV 感染者体液、血液及无防护的性接触史，婴儿母亲是 HBsAg 阳性等有助于乙型肝炎的诊断。

（二）临床诊断

1. 急性肝炎

起病较急，常有畏寒、发热、乏力、纳差、恶心、呕吐等急性感染症状。肝大、质偏软，ALT 显著升高，既往无肝炎病史或病毒携带史。黄疸型肝炎血清胆红素 > 17.1 μmol/L，尿胆红素阳性。

2. 慢性肝炎

病程超过半年或发病日期不明确而有慢性肝炎症状、体征、实验室检查改变者。常有乏力、厌油、肝区不适等症状，可有肝病面容、肝掌、蜘蛛痣、胸前毛细血管扩张、肝大质偏硬、脾大等体征。根据病情轻重，实验室指标改变等综合评定轻、中、重三度。

3. 肝衰竭

急性黄疸型肝炎病情迅速恶化，2 周内出现 II 度以上肝性脑病或其他重型肝炎表现者，为急性肝衰竭；15 天至 26 周出现上述表现者为亚急性肝衰竭；在慢性肝病基础上出现的急性肝功能失代偿为慢加急性（亚急性）肝衰竭。在慢性肝炎或肝硬化基础上出现的渐进性肝功能衰竭为慢性肝衰竭。

4. 瘀胆型肝炎

起病类似急性黄疸型肝炎，黄疸持续时间长，症状轻，有肝内胆汁瘀积的临床和生化表现。

5. 肝炎肝硬化

多有慢性肝炎病史。可有乏力、腹胀、肝掌、蜘蛛痣、脾大、白蛋白下降、PIA 降低、血小板和白细胞减少、食管胃底静脉曲张等肝功能受损和门脉高压表现。一旦出现腹水、肝性脑病或食管胃底静脉曲张破裂出血则可诊断为失代偿期肝硬化。

（三）病原学诊断

1. 慢性乙型肝炎

（1）HBeAg 阳性慢性乙型肝炎：血清 HBsAg、HBV-DNA 和 HBeAg 阳性，抗 HBe 阴性，血清 ALT 持续或反复升高，或肝组织学检查有肝炎病变。

（2）HBeAg 阴性慢性乙型肝炎：血清 HBsAg 和 HBV-DNA 阳性，HBeAg 持续阴性，抗 HBe 阳性或阴性，血清 ALT 持续或反复异常，或肝组织学检查有肝炎病变。

2. 病原携带者

（1）慢性 HBV 携带（免疫耐受状态）：血清 HBsAg 和 HBV-DNA 阳性，HBeAg 阳性，但 1 年内连续随访 3 次以上，血清 ALT 和 AST 均在正常范围，肝组织学检查一般无明显异常。

（2）非活动性 HBsAg 携带者：血清 HBsAg 阳性、HBeAg 阴性、抗 HBe 阳性或阴性，HBV-DNA 检测不到（PCR 法）或低于最低检测限，1 年内连续随访 3 次以上，ALT 均在正常范围。肝组织学检查显示：Knodell 肝炎活动指数（HAI）< 4 或其他的半定量计分系统病变轻微。

八、鉴别诊断

（一）其他原因引起的黄疸

1. 溶血性黄疸

常有药物或感染等诱因，表现为贫血、腰痛、发热、血红蛋白尿、网织红细胞升高，黄疸大多较轻，主要为间接胆红素升高。治疗后（如应用肾上腺皮质激素）黄疸消退快。

2. 肝外梗阻性黄疸

常见病因有胆囊炎、胆石症、胰头癌、壶腹周围癌、肝癌、胆管癌、阿米巴脓肿等。有原发病症状、体征，肝功能损害轻，以直接胆红素为主。肝内外胆管扩张。

（二）其他原因引起的肝炎

1. 其他病毒所致的肝炎

巨细胞病毒感染、EB 病毒等均可引起肝脏炎症损害。可根据原发病的临床特点和病原学、血清学检查结果进行鉴别。

2. 感染中毒性肝炎

如流行性出血热、恙虫病、伤寒、钩端螺旋体病、阿米巴肝病、急性血吸虫病、华支睾吸虫病等。主要根据原发病的临床特点和实验室检查加以鉴别。

3. 药物性肝损害

有使用肝损害药物的病史，停药后肝功能可逐渐恢复。如为中毒性药物，肝损害与药物剂量或使用时间有关；如为变态反应性药物，可伴有发热、皮疹、关节疼痛等表现。

4. 酒精性肝病

有长期大量饮酒的病史，可根据个人史和血清学检查综合判断。

5. 自身免疫性肝病主要有原发性胆汁性肝硬化（PBC）和自身免疫性肝炎（AIH）。鉴别诊断主要依靠自身抗体的检测和病理组织检查。

6. 肝豆状核变性（Wilson 病）

先天性铜代谢障碍性疾病。血清铜及铜蓝蛋白降低，眼角膜边沿可发现凯 – 弗环（Kayser–Fleischer ring）。

九、预后

（一）急性肝炎

多数患者在 3 个月内临床康复。成人急性乙型肝炎 60% ~ 90% 可完全康复，10% ~ 40% 转为慢性或病毒携带。

（二）慢性肝炎

慢性肝炎患者一般预后良好，小部分慢性肝炎发展成肝硬化和 HCC。

（三）肝衰竭

预后不良，病死率 50% ~ 70%。年龄较小、治疗及时、无并发症者病死率较低。急性重型肝炎（肝衰竭）存活者，远期预后较好，多不发展为慢性肝炎和肝硬化；亚急性重型肝炎（肝衰竭）存活者多数转为慢性肝炎或肝炎后肝硬化；慢性重型肝炎（肝衰竭）病死率最高，可达 80% 以上，存活者病情可多次反复。

（四）瘀胆型肝炎

急性者预后较好，一般都能康复。慢性者预后较差，容易发展成胆汁性肝硬化。

（五）肝炎肝硬化

静止性肝硬化可较长时间维持生命。乙型肝炎活动性肝硬化者一旦发生肝功能失代偿，5 年生存率低于 20%。

十、治疗

（一）急性肝炎

急性乙型肝炎一般为自限性，多可完全康复。以一般对症支持治疗为主，急性期症状明显及有黄疸者应卧床休息，恢复期可逐渐增加活动量，但要避免过劳。饮食宜清淡易消化，适当补充维生素，热量不足者应静脉补充葡萄糖。避免饮酒和应用损害肝脏药物，辅以药物对症及恢复肝功能，药物不宜太多，以免加重肝脏负担。急性乙型肝炎一般不采用抗病毒治疗，但症状重或病程迁延者可考虑给予核苷（酸）类抗病毒治疗。

（二）慢性乙型肝炎

根据患者具体情况采用综合性治疗方案，包括合理的休息和营养，心理疏导，改善和恢复肝功能，系统有效的抗病毒治疗是慢性乙型肝炎的重要治疗手段。

1. 一般治疗

包括适当休息（活动量已不感疲劳为度）、合理饮食（适当的高蛋白、高热量、高维生素）及心理疏导（耐心、信心，切勿乱投医）。

2. 常规护肝药物治疗

（1）抗炎保肝治疗只是综合治疗的一部分，并不能取代抗病毒治疗。对于 ALT 明显升高者或肝组织学有明显炎症坏死者，在抗病毒治疗的基础上可适当选用抗炎保肝药物。但不宜同时应用多种抗炎保肝药物，以免加重肝脏负担及因药物间相互作用而引起不良反应。

（2）甘草酸制剂、水飞蓟宾制剂、多不饱和卵磷脂制剂及还原型谷胱甘肽，他们有不同程度的抗炎、抗氧化、保护肝细胞膜及细胞器等作用，临床应用这些制剂可改善肝脏生化学指标。联苯双酯和双环醇等也可降低血清氨基转移酶的水平。

（3）腺苷蛋氨酸注射液、菌栀黄口服液：有一定的利胆退黄作用，对于胆红素明显升高者可酌情应用。对于肝内胆汁瘀积明显者亦可口服熊去氧胆酸制剂。

3. 抗病毒治疗

对于慢性乙型肝炎，抗病毒治疗是目前最重要的治疗手段。目的是抑制病毒复制改善肝功能；减轻肝组织病变；提高生活质量；减少或延缓肝硬化、肝衰竭和 HCC 的发生，延长存活时间。符合适应证者应尽可能积极进行抗病毒治疗。

抗病毒治疗的一般适应证包括：① HBV-DNA $\geq 10^5$ 拷贝 /mL（HBeAg 阴性肝炎者为 $\geq 10^4$ 拷贝 /mL）；② ALT $\geq 2 \times$ ULN；③如 ALT $< 2 \times$ ULN，则需肝组织学显示有明显炎症坏死或纤维化。

（1）普通 α– 干扰素（IFN-α）和聚乙二醇化干扰素：它通过诱导宿主产生细胞因子，在多个环节抑制病毒复制。以下预测其疗效较好的因素：ALT 升高、病程短、女性、HBV-DNA 滴度较低、肝组织活动性炎症等。

有下列情况者不宜用 IFN-α：①血清胆红素 > 正常值上限 2 倍；②失代偿性肝硬化；③有自身免疫性疾病；④有重要器官病变（严重心、肾疾患、糖尿病、甲状腺功能亢进或低下以及神经精神异常等）。

IFN-α 治疗慢性乙型肝炎：普通干扰素 α 推荐剂量为每次 5MU，每周 3 次，皮下或肌内注射，对于 HBeAg 阳性者疗程 6 个月至 1 年，对于 HBeAg 阴性慢性乙肝疗程至少 1 年。聚乙二醇化干扰素 α 每周 1 次，HBeAg 阳性者疗程 1 年，对于 HBeAg 阴性慢性乙肝疗程至少 1 年；多数认为其抗病毒效果优于普通干扰素。

干扰素者治疗过程中应监测：①使用开始治疗后的第 1 个月，应每 1 ~ 2 周检查 1 次血常规，以后每月检查 1 次，直至治疗结束；②生化学指标，包括 ALT、AST 等，治疗开始后每月检测 1 次，连续 3 次，以后随病情改善可每 3 个月 1 次；③病毒学标志，治疗开始后每 3 个月检测 1 次 HBsAg、HBeAg、抗 -HBe 和 HBV-DNA；④其他，如 3 个月检测 1 次甲状腺功能、血糖和尿常规等指标，如治疗前就已存在甲状腺功能异常，则应每月检查甲状腺功能；⑤定期评估精神状态，尤其是对有明显抑郁症和有自杀倾向的患者，应立即停药并密切监护。

IFN-α 的不良反应与处理：①流感样综合征，通常在注射后 2～4 h 发生，可给予解热镇痛剂等对症处理，不必停药。②骨髓抑制，表现为粒细胞及血小板计数减少，一般停药后可自行恢复。当白细胞计数 < 3.0×10^9/L 或中性粒细胞 < 1.5×10^9/L，或血小板 < 40×10^9/L 时，应停药。血象恢复后可重新恢复治疗，但须密切观察。③神经精神症状，如焦虑、抑郁、兴奋、易怒、精神病。出现抑郁及精神症状应停药。④失眠、轻度皮疹、脱发，视情况可不停药。出现少见的不良反应如癫痫、肾病综合征、间质性肺炎和心律失常等时，应停药观察。⑤诱发自身免疫性疾病，如甲状腺炎、血小板减少性紫癜、溶血性贫血、风湿性关节炎、1 型糖尿病等，亦应停药。

（2）核苷（酸）类似物：核苷（酸）类似物作用于 HBV 的聚合酶区，抑制病毒复制。本类药物口服方便、抗病毒活性较强、直接毒副作用很少，但是治疗过程可产生耐药及停药后复发。

①拉米夫定（lamivudine）：剂量为每日 100 mg，顿服。其抗病毒作用较强，耐受性良好。随着其广泛使用，近年来耐药现象逐渐增多。

②阿德福韦酯（adefovir dipivoxil）：剂量为每日 10 mg，顿服。在较大剂量时有一定肾毒性，应定期监测血清肌酐和血磷。本药对初治和已发生拉米夫定、恩替卡韦、替比夫定耐药变异者均有效。目前主张对已发生拉米夫定、恩替卡韦、替比夫定耐药变异者加用阿德福韦酯联合治疗；反之，对于已发生阿德福韦酯耐药变异者，加用另外的三种药物之一治疗仍有效。

③恩替卡韦（entecavir）：初治患者每日口服 0.5 mg 能迅速降低患者 HBV 病毒载量。其耐药发生率很低。本药须空腹服用。

④替比夫定（telbivudine）：为 600 mg，每天 1 次口服。抗病毒活性很强，耐药性较低。

⑤替诺福韦（tenofovir）对初治和拉米夫定耐药变异的 HBV 均有效。在美国和欧洲国家已上市。

核苷（酸）类似物的疗程：HBeAg 阳性慢性肝炎患者使用口服抗病毒药治疗时，如 HBV-DNA 和 ALT 复常，直至 HBeAg 血清学转换后至少再继续用药 6～12 个月，经监测 2 次（每次至少间隔 6 个月）证实 HBeAg 血清学转换且 HBV-DNA（PCR 法）仍为阴性时可以停药，最短疗程不少于 2 年。

对于 HBeAg 阴性慢性肝炎患者如 HBV-DNA（定量 PCR 法）检测不出，肝功能正常，经连续监测 3 次（每次至少间隔 6 个月），最短疗程不少于 3 年可以停药观察。

核苷（酸）类似物治疗过程中的监测：一般每 3 个月测定一次 HBV-DNA、肝功能（如用阿德福韦酯还应测定肾功能），根据具体情况每 3～6 个月测定一次乙肝 HBsAg、HBeAg/抗 HBe。

治疗结束后的监测：不论有无应答，停药后 6 个月内每 2 个月检测 1 次，以后每 3～6 个月检测 1 次 ALT、AST、HBV 血清标志和 HBV-DNA。如随访中有病情变化，应缩短检测间隔。

（3）抗肝纤维化：有研究表明，经 IFN-α 或核苷（酸）类似物抗病毒治疗后，肝组织病理学可见纤维化甚至肝硬化有所减轻，因此，抗病毒治疗是抗纤维化治疗的基础。

根据中医学理论和临床经验，肝纤维化和肝硬化属正虚血瘀证范畴，因此，对慢性乙型肝炎肝纤维化及早期肝硬化的治疗，多以益气养阴、活血化瘀为主，兼以养血柔肝或滋补肝肾。据报道，国内多家单位所拟定的多个抗肝纤维化中药方剂均有一定疗效。今后应根据循证医学原理，按照新药临床研究管理规范（GCP）进行大样本、随机、双盲临床试验，并重视肝组织学检查结果，以进一步验证各种中药方剂的抗肝纤维化疗效。

十一、预防

（一）对患者和携带者的管理

对于慢性乙肝患者、慢性 HBV 携带者及 HBsAg 携带者，应注意避免其血液、月经、精液及皮肤黏膜伤口污染别人及其他物品。这些人除不能献血及从事有可能发生血液暴露的特殊职业外，在身体条件允许的情况下，可照常工作和学习，但要加强随访。

（二）注射乙型肝炎疫苗

接种乙型肝炎疫苗是预防 HBV 感染的最有效方法。乙型肝炎疫苗的接种对象主要是新生儿，其次为婴幼儿和高危人群。乙型肝炎疫苗全程接种共 3 针，按照 0、1、6 个月程序，即接种第 1 针疫苗后，间隔 1 及 6 个月注射第 2 及第 3 针疫苗。新生儿接种乙型肝炎疫苗越早越好，要求在出生后 24 h 内接种。接种部位新生儿为大腿前部外侧肌肉内，儿童和成人为上臂三角肌中部肌内注射。

对 HBsAg 阳性母亲的新生儿，应在出生后 24 h 内尽早注射乙型肝炎免疫球蛋白（HBIG），最好在出生后 12 h 内，剂量应 ≥ 100 U，同时在不同部位接种 10 μg 重组酵母乙型肝炎疫苗，可显著提高阻断母婴传播的效果。新生儿在出生 12 h 内注射 HBIG 和乙型肝炎疫苗后，可接受 HBsAg 阳性母亲的哺乳。

（三）切断传播途径

大力推广安全注射（包括针刺的针具），对牙科器械、内镜等医疗器具应严格消毒。医务人员应按照医院感染管理中标准预防的原则，在接触人的血液、体液、分泌物、排泄物时，均应戴手套，严格防止医源性传播。服务行业中的理发、刮脸、修脚、穿刺和文身等用具也应严格消毒。注意个人卫生，不共用剃须刀和牙具等用品。

第三节　丙型病毒性肝炎

丙型病毒性肝炎（丙型肝炎）是一种主要经血液传播的由丙型肝炎病毒（hepatitis C virus，HCV）感染引起的急、慢性肝脏疾病。急性丙型肝炎部分患者可痊愈，但转变为慢性丙型肝炎的比例相当高。HCV 感染除可引起肝炎、肝硬化、肝细胞癌等肝脏疾病之外，还可能产生一系列的肝脏外病变。聚乙二醇化干扰素（PEG-IFN）联合利巴韦林是目前治疗慢性丙型肝炎的标准方案。未来的发展趋势是，在此基础上与小分子蛋白酶和 RNA 聚合酶抑制剂的联合应用，有望进一步提高慢性丙型肝炎的抗病毒疗效，使得大部分患者临床治愈。

一、丙型肝炎的病原学

（一）HCV 的特点

HCV 属于黄病毒科（flaviviridae），其基因组为单股正链 RNA，易变异。目前国际广泛采用的 Simmonds 基因分型系统，将 HCV 分为 6 个基因型及不同亚型，以阿拉伯数字表示基因型，以小写英文字母表示基因亚型（如 1a、2b、3c 等）。HCV 基因型和疗效有密切关系。基因 1 型呈全球性分布，占所有 HCV 感染的 70% 以上，对干扰素疗效较差。

（二）HCV 基因组结构

HCV 基因组含有一个开放读码框（ORF），长度约 10 kb，编码一种多聚蛋白，然后在其蛋白酶和宿主细胞信号肽酶的作用下，水解成为 10 余种结构和非结构（NS）蛋白。非结构蛋白 NS3 是一种多功能蛋白，其氨基端具有蛋白酶活性，羧基端具有螺旋酶 / 三磷酸核苷酶活性；NS5B 蛋白是 RNA 依赖的 RNA 聚合酶。针对 NS3 的丝氨酸蛋白酶、针对 RNA 依赖性 RNA 聚合酶的小分子抑制剂，目前已进入新药三期临床的研究阶段。

（三）HCV 的灭活方法

HCV 对一般化学消毒剂敏感，100℃ 5 min 或 60℃ 10 h、高压蒸汽和甲醛熏蒸等均可灭活 HCV 病毒。

二、丙型肝炎的流行病学

（一）世界丙型肝炎流行状况

丙型肝炎呈全球性流行，在欧美及日本等乙型肝炎流行率较低的国家，它是终末期肝病以及肝移植的最主要原因。据世界卫生组织统计，全球 HCV 的感染率约为 3%，估计约 1.7 亿人感染 HCV，每年新发丙型肝炎病例约 3.5 万例。

（二）我国丙型肝炎流行状况

1992—1995 年全国病毒性肝炎血清流行病学调查结果显示，我国一般人群抗 -HCV 阳性率为 3.2%。各地抗 -HCV 阳性率有一定差异，以长江为界，北方（3.6%）高于南方（2.9%）。普通人群中抗 -HCV 阳性率随年龄增长而逐渐上升，男女间无明显差异。近年的小样本调查显示目前我国的 HCV 感染率可能低于上述数字，但全国丙型肝炎血清流行病学测定尚未完成。

HCV 1b 基因型在我国最为常见，约占 80% 以上，是难治的基因型。某些地区有 1a、2b 和 3b 型报道；6 型主要见于香港和澳门地区，在南方边境省份也可见到此基因型。

（三）丙型肝炎传播途径

1. 血液传播

主要有：①经输血和血制品传播。我国自 1993 年开始对献血员筛查抗 –HCV 后，该途径得到了有效控制。但由于抗 –HCV 存在窗口期及检测试剂的质量问题及少数感染者不产生抗 –HCV 的原因，目前尚无法完全筛除 HCV–RNA 阳性者，大量输血和血液透析仍有可能感染 HCV。②经破损的皮肤和黏膜传播。这是目前最主要的传播方式，在某些地区，因静脉注射毒品导致的 HCV 传播占 60% ~ 90%。使用非一次性注射器和针头、未经严格消毒的牙科器械、内镜、侵袭性操作和针刺等也是经皮肤和黏膜传播的重要途径。一些可能导致皮肤破损和血液暴露的传统医疗方法也与 HCV 传播有关；共用剃须刀、牙刷、文身和穿耳环孔等也是 HCV 潜在的经血传播方式。

2. 性传播

性伴侣为 HCV 感染者及多个性伙伴者发生 HCV 感染的危险性较高。同时伴有其他性传播疾病者，特别是感染人类免疫缺陷病毒（HIV）者，感染 HCV 的危险性更高。

3. 母婴传播

抗 –HCV 阳性母亲将 HCV 传播给新生儿的危险性为 2%，若母亲在分娩时 HCV–RNA 阳性，则传播的危险性可达 4% ~ 7%；合并 HIV 感染时，传播的危险性增至 20%。母体血液中 HCV 病毒水平高也会增加 HCV 传播的危险性。

4. 其他

部分 HCV 感染者的传播途径不明。接吻、拥抱、喷嚏、咳嗽、食物、饮水、共用餐具和水杯、无皮肤破损及其他无血液暴露的接触一般不会传播 HCV。

（四）HCV 传播的预防

因目前尚无可预防丙型肝炎的有效疫苗，主要靠严格筛选献血人员、医院、诊所、美容机构等场所严格按照标准防护（standard precaution）的规定进行消毒、灭菌和无菌操作，通过宣传教育避免共用剃须刀、牙刷及注射针具，减少性伙伴和不安全性活动。

三、丙型肝炎的自然史

暴露于 HCV 感染后 1 ~ 3 周，在外周血可检测到 HCV RNA。但在急性 HCV 感染者出现临床症状时，仅 50% ~ 70% 患者抗 –HCV 阳性，3 个月后约 90% 患者抗 –HCV 阳转。

感染 HCV 后，病毒血症持续 6 个月仍未清除者为慢性感染，丙型肝炎慢性转化率为 50% ~ 85%。40 岁以下人群及女性感染 HCV 后自发清除病毒率较高；感染 HCV 时年龄在 40 岁以上、男性及合并感染 HIV 并导致免疫功能低下者可促进疾病的进展。合并 HBV 感染、嗜酒（50 g/d 以上）、非酒精性脂肪肝（NASH）、肝脏铁含量高、血吸虫感染、肝毒性药物和环境污染所致的有毒物质等，均可促进疾病进展。

儿童和年轻女性感染 HCV 后 20 年，肝硬化发生率为 2% ~ 4%；中年因输血感染者 20 年后肝硬化发生率为 20% ~ 30%；一般人群为 10% ~ 15%。

HCV 相关的 HCC 发生率在感染 30 年后为 1% ~ 3%，主要见于肝硬化和进展性肝纤维化患者；一旦发展成为肝硬化，HCC 的年发生率为 1% ~ 7%。上述促进丙型肝炎进展的因素以及糖尿病等均可促进 HCC 的发生。

发生肝硬化和 HCC 患者的生活质量均有所下降，也是慢性丙型肝炎患者的主要死因，其中失代偿期肝硬化最为主要。有报道，代偿期肝硬化患者的 10 年生存率约为 80%，而失代偿期肝硬化患者的 10 年生存率仅为 25%。

四、丙型肝炎的实验诊断

（一）血清生化学检测

急性丙型肝炎患者的 ALT 和 AST 水平一般较低，但也有较高者。发生人清白蛋白、凝血酶原活动度和胆碱酯酶活性降低者较少，但在病程较长的慢性肝炎、肝硬化或重型肝炎时可明显降低，其降低程度与疾病的严重程度成正比。

慢性丙型肝炎患者中，约 30% 的患者 ALT 水平正常，约 40% 的患者 ALT 水平低于 2 倍正常值上限（ULN）。虽然大多数此类患者只有轻度肝损伤，但部分患者可发展为肝硬化。

（二）抗 –HCV 检测

用第三代 ELSIA 法检测丙型肝炎患者，其敏感度和特异度可达 99%。抗 –HCV 不是保护性抗体，也不代表病毒血症，其阳性只说明人体感染了 HCV；一些血液透析、免疫功能缺陷或自身免疫性疾病患者可出现抗 –HCV 假阴性或假阳性。

（三）HCV RNA 检测

在 HCV 急性感染期，血浆或血清中的病毒基因组水平可达到 $10^5 \sim 10^7$ 拷贝 /mL（实时荧光定量 PCR 检测技术）。最新的 TaqMan 技术可以检测到更低水平的 HCV RNA 的复制。临床上决定是否应该抗病毒治疗及评价抗病毒治疗的疗效，都依赖于 HCV RNA 病毒载量的检测结果。

五、丙型肝炎的病理学

急性丙型肝炎可有与甲型和乙型肝炎相似的小叶内炎症及汇管区各种病变。但也有其特点：①汇管区大量淋巴细胞浸润、甚至有淋巴滤泡形成；胆管损伤伴叶间胆管数量减少，类似于自身免疫性肝炎。②常见以淋巴细胞浸润为主的界面性炎症。③肝细胞大泡性脂肪变性。④单核细胞增多症样病变，即单个核细胞浸润于肝窦中呈串珠状；病理组织学检查对丙型肝炎的诊断、衡量炎症和纤维化程度、评估药物疗效以及预后判断等方面至关重要。

六、丙型肝炎的临床诊断

（一）急性丙型肝炎的诊断

急性丙型肝炎可参考流行病学史、临床表现、实验室检查，特别是病原学检查结果进行诊断。

1. 流行病学史

有输血史、应用血液制品或有明确的 HCV 暴露史。输血后急性丙型肝炎的潜伏期为 2 ~ 16 周（平均 7 周），散发性急性丙型肝炎的潜伏期目前缺乏可靠的研究数据，尚待研究。

2. 临床表现

可有全身乏力、食欲减退、恶心和右季肋部疼痛等，少数伴低热，轻度肝大，部分患者可出现脾大，少数患者可出现黄疸。部分患者无明显症状，表现为隐匿性感染。

3. 实验室检查

ALT 多呈轻度和中度升高，抗 –HCV 和 HCV RNA 阳性。HCV RNA 常在 ALT 恢复正常前转阴，但也有 ALT 恢复正常而 HCV RNA 持续阳性者。

（二）慢性丙型肝炎的诊断

1. 诊断依据

HCV 感染超过 6 个月，或发病日期不明、无肝炎史，但肝脏组织病理学检查符合慢性肝炎，或根据症状、体征、实验室及影像学检查结果综合分析，亦可诊断。

2. 重型肝炎

HCV 单独感染极少引起重型肝炎，HCV 重叠 HBV、HIV 等病毒感染、过量饮酒或应用肝毒性药物时，可发展为重型肝炎。HCV 感染所致重型肝炎的临床表现与其他嗜肝病毒所致重型肝炎基本相同，可表现为急性、亚急性病程。

3. 肝外表现

肝外临床表现或综合征可能是机体异常免疫反应所致，包括类风湿关节炎、眼口干燥综合征（Sjogren's syndrome）、扁平苔藓、肾小球肾炎、混合型冷球蛋白血症、B细胞淋巴瘤和迟发性皮肤卟啉症等。

4. 混合感染

HCV与其他病毒的重叠、合并感染统称为混合感染。我国HCV与HBV或HIV混合感染较为多见。

5. 肝硬化与HCC

慢性HCV感染的最严重结果是进行性肝纤维化所致的肝硬化和HCC。

6. 肝脏移植后HCV感染的复发

丙型肝炎常在肝移植后复发，且其病程的进展速度明显快于免疫功能正常的丙型肝炎患者。一旦移植的肝脏发生肝硬化，出现并发症的危险性将高于免疫功能正常的肝硬化患者。肝移植后丙型肝炎复发与移植时HCV RNA水平与移植后免疫抑制程度有关。

七、丙型肝炎的抗病毒治疗

（一）抗病毒治疗的目的

抗病毒治疗的目的是清除或持续抑制体内的HCV复制，以改善或减轻肝损害，阻止进展为肝硬化、肝功能衰竭或HCC，并提高患者的生活质量，延长生存期。

（二）抗病毒治疗的适应证

只有确诊为血清HCV RNA阳性的丙型肝炎患者才需要抗病毒治疗。单纯抗-HCV阳性而HCV RNA阴性者，可判断为既往HCV感染者，不需要抗病毒治疗。

（三）干扰素抗病毒治疗方案

1. 急性丙型肝炎

急性丙型肝炎患者是否需要进行积极的抗病毒治疗，日前尚存在争议。有研究表明，IFN-α治疗能显著降低急性丙型肝炎的慢性转化率，因此，如检测到HCV RNA阳性，即应开始抗病毒治疗。目前对急性丙型肝炎治疗尚无统一方案，建议给予普通IFN-α 3 MU，隔日1次肌内或皮下注射，疗程为24周，应同时服用利巴韦林800～1 000 mg/d；也可考虑使用PEG-IFN联合利巴韦林的治疗方案。

2. 慢性丙型肝炎

① ALT或AST持续或反复升高，或肝组织学有明显炎症坏死（G≥2）或中度以上纤维化（S≥2）者，应给予积极治疗。② ALT持续正常者大多数肝脏病变较轻，应根据肝活检病理学结果决定是否治疗。对已有明显肝纤维化（S2、S3）者，无论炎症坏死程度如何，均应给予抗病毒治疗；对轻微炎症坏死且无明显肝纤维化（S0、S1）者，可暂不治疗，但每隔3～6个月应检测肝功能。③ ALT水平并不是预测患者对IFN-α应答的重要指标。最近有研究发现，用PEG-IFN-α与利巴韦林联合治疗ALT正常的丙型肝炎患者，其病毒学应答率与ALT升高的丙型肝炎患者相似。因此，对于ALT正常或轻度升高的丙型肝炎患者，只要HCV RNA阳性，也可进行治疗。

3. 丙型肝炎肝硬化

①代偿期肝硬化（Child-Pugh A级）患者，尽管对治疗的耐受性和效果有所降低，但为使病情稳定、延缓或阻止肝功能衰竭和HCC等并发症的发生，目前有干扰素以外的治疗方案，建议在严密观察下，从小剂量的IFN开始，给予抗病毒治疗。②失代偿期肝硬化患者，多难以耐受IFN-α治疗的不良反应，使用IFN的抗病毒治疗部分患者导致肝衰竭等使病情加重，应该慎用，有条件者应考虑行肝脏移植术。

4. 肝移植后丙型肝炎复发

HCV相关的肝硬化或HCC患者经肝移植后，HCV感染复发率很高。IFN-α治疗对此类患者有一定效果，但有促进对移植肝排斥反应的可能，可在有经验的专科医生指导和严密观察下进行抗病毒治疗。

（四）直接抗病毒药物治疗方案

2015年6月30日美国肝病研究学会和美国感染病学会发布成人丙型肝炎（丙肝）诊治指南，为临床规范合理使用直接抗病毒药物（direct-acting antiviral agents，DAAs）提供了依据。DAAs以病毒学应答率高和不良反应少成为治疗慢性丙肝（chronichepatitis C，CHC）的首选，2011年第一代蛋白酶抑制剂（telaprevir和boceprevir）开启了丙肝抗病毒治疗新篇章。针对第一代药物的不足，研发出了安全性高、效果好的新一代DAAs（simeprevir、ledipasvir和sofosbuvir等）。基于目前的临床研究数据，对于初治及经治CHC患者根据HCV基因分型提供多种治疗方案，相对2014年12月—2015年4月在线更新的数版DAAs推荐治疗方案，该指南提出了DAAs相关耐药位点筛选等问题，以进一步优化治疗。

1. CHC初治患者

（1）基因1型：推荐3种治疗方案：①复方单片harvoni（ledipasvir 90 mg/d + sofosbuvir 400 mg/d），疗程12周。该方案于2014年10月被美国食品药品监督管理局批准用于基因1型患者，临床试验结果显示持续病毒学应答（sustained virological response，SVR）率为93% ~ 100%。该方案同时也用于基因4、5、6型，其中sofosbuvir耐药屏障高，对多种基因型都具有较强的抗病毒活性。②片剂组合viekirapak（paritaprevir 150 mg/d + ritonavir 100 mg/d + ombitavir 25 mg/d + dasabuvir 500 mg/d，PROD）联合利巴韦林（RBV），无肝硬化患者疗程12周，肝硬化患者延长至24周。该合剂于2014年12月被批准使用，最新研究显示在基因1a型中viekira pak + RBV组效果优于不加RBV组，但在基因1b型中2组疗效无显著差异。③sofosbuvir 400 mg/d + simeprevir 150 mg/d，无肝硬化患者疗程12周，肝硬化患者延长至24周。最近研究显示非结构蛋白酶3区（NS3）的Q80K多态性在基因1型中较常见，对simeprevir耐药，继而产生低应答率，因此对于基因1a型肝硬化并伴Q80K阳性的患者建议选择以上其他治疗方案，治疗前筛查预存耐药位点具有一定的临床意义。

（2）基因2型：治疗方案无明显变化，为sofosbuvir 400 mg/d + RBV治疗12周，肝硬化患者延长治疗至16周。最新成果显示sofosbuvir + RBV治疗中炎症细胞因子及趋化因子水平可能对SVR产生一定的影响，获得SVR的患者体内IP-10及巨噬细胞炎性蛋白（MIP）-1β水平明显升高，logistic回归分析提示基线高水平MIP-1β与SVR存在显著相关性，更多影响抗病毒疗效的因素有待进一步研究。

（3）基因3型：目前数据显示单用DAAs组的SVR率低于联合聚乙二醇干扰素（pegylated interferon，Peg-IFN）治疗组，所以IFN耐受患者首推sofosbuvir 400 mg/d联合RBV及Peg-IFN治疗12周，SVR率为90%。若与基因2型方案相同，仅使用sofosbuvir + RBV治疗，疗程须增至24周。部分患者存在RBV禁忌证，如白细胞减少、贫血、转氨酶及胆红素升高等，可加用daclatasvir 60 mg/d，但目前临床数据较少，有待进一步临床研究证实。

（4）基因4型：该亚型与基因1型同为难治型，治疗方案为：①复方单片harvoni，疗程12周，合并肝硬化的患者疗程增至24周；②复方单片PRO（pantaprevir/ritonavir/ombitavir）+ RBV治疗12周，肝硬化患者疗程须增至24周，可提高SVR率；③sofosbuvir + RBV疗程24周，也可选择加用simeprevir，疗程可缩至12周，同时部分IFN耐受患者可加用Peg-IFN（sofosbuvir + Peg-IFN + RBV），疗程12周。

（5）基因5、6型：目前相关临床数据相对较少，最新指南建议使用harvoni方案，疗程12周；部分IFN耐受患者也可选用sofosbuvir 400 mg/d联合RBV及Peg-IFN治疗12周。

2. CHC经治患者

Peg-IFN联合RBV在小分子化合物上市之前作为CHC治疗的标准方案，部分患者由该方案治疗后效果不佳或复发、新发感染，第一代蛋白酶抑制剂虽提高了CHC患者的SVR率，但同时治疗失败的患者也出现了耐药。新上市的DAAs有较高耐药屏障，经治患者依据之前治疗方案的不同优化选择合适的治疗措施，同时延长治疗时间，实现病毒学治愈。

（1）基因1型：未使用过任何DAAs治疗的非肝硬化经治患者推荐3种方案：①复方单片harvoni（ledipasvir 90 mg/d + sofosbuvir 400 mg/d），疗程12周；②PROD + RBV，基因1a型患者疗程12周，基因1b型患者不加用RBV治疗12周；③sofosbuvir 400 mg/d + simeprevir 150 mg/d，疗程12周。对于合并肝硬化患者以上方案在用药及疗程上须做出相应调整，方案①中harvoni方案疗程增至24周，若联合RBV时疗程为12周；方案②中基因1a型患者viekira pak联合RBV疗程24周，基因1b型患者疗程12周；方案③中sofosbuvir + slmeprevlr疗程增至24周，同样须筛查NS3区的Q80K多态性位点。

对于经Peg-IFN + RBV联合第一代DAAs（telaprevir/boceprevir）治疗失败的患者，建议harvoni方案

（ledipasvir 90 mg/d + sofosbuvir 400 mg/d），疗程 12 周，合并肝硬化患者延长至 24 周，可降低复发率，或加用 RBV 维持 12 周。经 sofosbuvir 方案治疗失败的临床数据较少，同时因该药物上市时间短且耐药屏障高，因此建议无迫切治疗需求的患者推迟治疗继续观察；如迫切需要治疗者，仍选用 harvoni + RBV 方案，疗程 12 周，合并肝硬化患者延长至 24 周。对于经 ledipasvir/sofosbuvir/viekira pak 方案治疗失败患者应根据其治疗需求程度慎重选择方案，同时筛查非结构蛋白酶 SA 区（NS5A）是否存在耐药位点，因为研究显示若不存在该耐药位点，可继续用 harvoni + RBV 方案，疗程延长至 24 周；若存在 NS5A 耐药位点但未检测到 NS3 耐药位点，可用 sofosbuvir + simeprevir。随着 DAAs 逐渐展开广泛的应用，临床上须规范合理的使用及早期监测以防止耐药的发生。

（2）其他基因型：未服用过小分子化合物抗病毒治疗的经治患者治疗方案同上推荐，服用过小分子化合物治疗失败的患者目前临床上尚无较多相关数据。

3. 丙肝肝硬化失代偿期治疗方案

肝硬化失代偿期患者会出现门脉高压、脾大、腹水等一系列肝硬化晚期症状表现，这部分患者存在 IFN 治疗绝对禁忌证，治疗需求更迫切。基因 1、4 型肝硬化失代偿期推荐 harvoni + RBV，研究显示 SVR12 及 SVR24 相似。而给予经 sofosbuvir 治疗失败的患者同样方案（harvoni + RBV），治疗时间延长至 24 周。对于基因 2、3 型肝硬化失代偿期患者推荐 sofosbuvir + RBV，疗程 48 周。治疗后患者的终末期肝病模型评分显著改善，不仅延缓疾病进展，也为肝移植做好准备，有效降低了移植后丙肝的复发率。

（五）特殊丙型肝炎患者的治疗

1. 儿童和老年人

有关儿童慢性丙型肝炎的治疗经验尚不充分。初步临床研究结果显示，IFN-α 单一治疗的 SVR 率似高于成人，对药物的耐受性也较好。65 ~ 70 岁以上的老年患者原则上也应进行抗病毒治疗，但一般对治疗的耐受性较差。因此，应根据患者的年龄、对药物的耐受性、并发症（如高血压、冠心病等）及患者的意愿等因素全面衡量，以决定是否给予抗病毒治疗。

2. 酗酒及吸毒者

慢性酒精中毒及吸毒可能促进 HCV 复制，加剧肝损害，从而加速发展为肝硬化甚至 HCC 的进程。由于酗酒及吸毒患者对于抗病毒治疗的依从性、耐受性和 SVR 率均较低，因此，治疗丙型肝炎必须同时戒酒及戒毒。

3. 合并 HBV 或 HIV 感染者

合并 HBV 感染会加速慢性丙型肝炎向肝硬化或 HCC 的进展。对于 HCV-RNA 阳性、HBV-DNA 阴性者，先给予抗 -HCV 治疗；对于两种病毒均呈活动性复制者，建议首先以 IFN-α 加利巴韦林清除 HCV，对于治疗后 HBV-DNA 仍持续阳性者可再给予抗 -HBV 治疗。

合并 HIV 感染也可加速慢性丙型肝炎的进展，抗 -HCV 治疗主要取决于患者的 CD_4^+ 细胞计数和肝组织的纤维化分期。免疫功能正常、尚无立即进行高活性抗反转录病毒治疗（HAART）指征者，应首先治疗 HCV 感染；正在接受 HAART 治疗、肝纤维化呈 S2 或 S3 的患者，需同时给予抗 -HCV 治疗；但要特别注意观察利巴韦林与抗 -HIV 核苷类似物相互作用的可能性，包括乳酸酸中毒等。对于严重免疫抑制者（CD_4^+ 淋巴细胞 $< 2 \times 10^8/L$），应首先给予抗 -HIV 治疗，待免疫功能重建后，再考虑抗 -HCV 治疗。

4. 慢性肾衰竭

对于慢性丙型肝炎伴有肾衰竭且未接受透析者，不应进行抗病毒治疗。已接受透析且组织病理学上尚无肝硬化的患者（特别是准备行肾移植的患者），可单用 IFN-α 治疗（应注意在透析后给药）。由于肾功能不全的患者可发生严重溶血，因此，一般不应用利巴韦林联合治疗。

（六）抗病毒治疗应答预测及个体化治疗方案的调整

抗病毒治疗过程中，在不同时间点上的 HCV RNA 检测结果对于最终的持续病毒性应答（即停药后 24 周时的应答，SVR）具有很好的预测价值。慢性丙型肝炎抗病毒治疗第 4 周 HCV RNA 低于检测限，称之为快速病毒学应答（RVR）。抗病毒治疗第 12 周 HCV RNA 低于检测限，称之为完全早期病毒学应答（cEVR）；如果 HCV RNA 下降 2log10 以上但仍然阳性，称之为部分早期病毒学应答（pEVR）；如果

HCV RNA 下降不足 2log10，则称之为无早期病毒学应答（nEVR）。

获得 RVR 或 cEVR 的患者，完成整个疗程后其疗效较好，取得较高的 SVR；但对于只获得 pEVR 的患者，需要提高用药剂量或延长抗病毒治疗的疗程方能提高 SVR。对于 nEVR 的患者，即使完成全部疗程，获得 SVR 的概率一般不超过 3%，因此，为避免承受不必要的副作用和经济花费，应及时停止治疗。

（七）对于治疗后复发或无应答患者的治疗

对于初次单用 IFN-α 治疗后复发的患者，采用 PEG-IFN-α 或普通 IFN-α 联合利巴韦林再次治疗，可获得较高 SVR 率（47%，60%）；对于初次单用 IFN-α 无应答的患者，采用普通 IFN-α 或 PEG-IFN-α 联合利巴韦林再次治疗，其 SVR 率仍较低（分别为 12% ~ 15% 和 34% ~ 40%）。对于初次应用普通 IFN-α 和利巴韦林联合疗法无应答或复发的患者，可试用 PEG-IFN-α 与利巴韦林联合疗法。

八、丙型肝炎患者的监测和随访

对接受抗病毒治疗患者的随访监测

1. 治疗前监测项目

治疗前应检测肝肾功能、血常规、甲状腺功能、血糖及尿常规。开始治疗后的第 1 个月应每周检查 1 次血常规，以后每个月检查 1 次直至 6 个月，然后每 3 个月检查 1 次。

2. 生化学检测

治疗期间每个月检查 ALT，治疗结束后 6 个月内每 2 个月检测 1 次。即使患者 HCV 未能清除，也应定期复查 ALT。

3. 病毒学检查

治疗 3 个月时测定 HCV-RNA；在治疗结束时及结束后 6 个月也应检测 HCV-RNA。

4. 不良反应的监测

所有患者在治疗过程中每 6 个月、治疗结束后每 3 ~ 6 个月检测甲状腺功能，如治疗前就已存在甲状腺功能异常，则应每月检查甲状腺功能。对于老年患者，治疗前应做心电图检查和心功能判断。应定期评估精神状态，尤其是对有明显抑郁症和有自杀倾向的患者，应停药并密切防护。

5. 提高丙型肝炎患者对治疗的依从性

患者的依从性是影响疗效的一个重要因素。医生应在治疗开始前向患者详细解释本病的自然病程，并说明抗病毒治疗的必要性、现有抗病毒治疗的疗程、疗效及所需的费用等。还应向患者详细介绍药物的不良反应及其预防和减轻的方法，以及定期来医院检查的重要性，并多给患者关心、安慰和鼓励，以取得患者的积极配合，从而提高疗效。

第四节　丁型病毒性肝炎

一、病原学

1977 年 Rezzetto 在 HBsAg 阳性肝组织标本中发现 δ 因子，它呈球形，直径 35 ~ 37 nm，1983 年命名为丁型肝炎病毒（hepatitis D virus，HDV）。HDV 是一种缺陷病毒，在血液中由 HBsAg 包被，其复制、抗原表达及引起肝损害须有 HBV 辅佐；但细胞核内的 HDV RNA 无须 HBV 的辅助即可自行复制。HDV 基因组为单股环状闭合负链 RNA，长 1 679 bp，其二级结构具有核酶（ribozyme）活性，能进行自身切割和连接。黑猩猩和美洲土拨鼠为易感动物。HDV 可与 HBV 同时感染人体，但大部分情况下是在 HBV 感染的基础上引起重叠感染。当 HBV 感染结束时，HDV 感染亦随之结束。

二、流行病学

丁型肝炎在世界范围内均有流行，丁型肝炎人群流行率约 1%。急、慢性丁型肝炎患者和 HDV 携带者是主要的传染源。

其传播途径与乙型肝炎相似。HDV 可与 HBV 以重叠感染或同时感染形式存在，以前者为主。

人类对 HDV 普遍易感，抗 HDV 不是保护性抗体。HBV 感染者，包括无症状慢性 HBsAg 携带者是 HDV 感染的高危人群；另外，多次输血者、静脉药瘾者、同性恋者发生 HDV 感染的机会亦较高。

我国由于 HBsAg 携带率较高，故有引起 HDV 感染传播的基础。我国西南地区感染率较高，在 HBsAg 阳性人群中超过 3%；但 HDV 感染也存在于中原及北方地区。

三、发病机制

同乙型病毒性肝炎一样，丁型肝炎的发病机制还未完全阐明。目前的研究认为 HDV 的复制对肝细胞有直接的致病作用。体外实验表明，高水平表达的 HDAg 对体外培养中的肝癌细胞有直接的细胞毒作用。且 HDV 与 HBV 重叠感染时，使得肝细胞损害加重，并向慢性化发展，免疫抑制剂对丁型肝炎肝细胞病变并无明显缓解作用。但最近研究提示，免疫应答可能也是 HDV 导致肝细胞损害的重要原因。因此，在丁型肝炎的发病机制中可能既有 HDV 的直接致病作用，又有宿主免疫应答介导的损伤。

四、临床表现

丁型肝炎的潜伏期 4 ~ 20 周。急性丁型肝炎可与 HBV 感染同时发生（同时感染，concurrent infection）或继发于 HBV 感染（重叠感染，superinfection），这两种感染形式的临床表现有所不同。临床上，乙型及丁型肝炎均可转化为慢性肝炎。

同时感染者临床表现与急性乙型肝炎相似，大多数表现为黄疸型，有时可见双峰型 ALT 升高，分别代表 HBV 和 HDV 感染所致的肝损害，一般预后良好，极少数可发展为重型肝炎。

重叠感染者可发生与慢性乙肝患者或无症状 HBsAg 携带者，其病情常较重，ALT 升高可达数月之久，部分可进展为急性重型肝炎（急性肝衰竭），此种类型大多会向慢性化转化。

五、实验室检查

HDV 的 m 清学标记如下。

1. HDVAg

HDVAg 是 HDV 唯一的抗原成分，因此 HDV 仅有一个血清型。HDVAg 最早出现，然后分别是抗 HDV-IgM 和抗 HDV-IgG，一般三者不会同时存在。抗 -HDV 不是保护性抗体。

2. HDV-RNA

血清或肝组织中 HDV-RNA 是诊断 HDV 感染最直接的依据。

（1）HDVAg、抗 HDV-IgM 及抗 HDV-IgG：HDVAg 是 HDV 的唯一抗原成分，HDVAg 阳性是诊断急性 HDV 感染的直接证据。抗 HDV-IgM 阳性也是现症感染的标志，当感染处于 HDVAg 和 HDV-IgG 之间的窗口期时，可仅有抗 HDV-IgM 阳性。在慢性 HDV 感染中，由于有高滴度的抗 HDV，故 HDVAg 多为阴性。抗 HDV-IgG 不是保护性抗体，高滴度抗 HDV-IgG 提示感染的持续存在，低滴度提示感染静止或终止。

（2）HDV-RNA：血清或肝组织中 HDV-RNA 是诊断 HDV 感染最直接的依据。可采用分子杂交和定量 RT-PCR 方法检测。

六、诊断

病毒性肝炎的诊断主要依靠临床表现和实验室检查，流行病学资料具有参考意义。

（一）流行病学资料

输血、不洁注射史，有与 HDV 感染者接触史，家庭成员有 HDV 感染者以及我国西南地区感染率较高。

（二）临床诊断

包括急性和慢性丁型肝炎，临床诊断同乙型病毒性肝炎。

（三）病原学诊断

在现症 HBV 感染者，如果血清抗 HDVAg 或抗 HDV-IgM 阳性，或高滴度抗 HDV-IgG 或 HDV-RNA 阳性，或肝内 HDVAg 或 HDV-RNA 阳性，可诊断为丁型肝炎。低滴度抗 HDV-IgG 有可能为过去感染。对于不具备临床表现、仅血清 HBsAg 和 HDV 血清标记物阳性时，可诊断为无症状 HDV 携带者。

七、鉴别诊断

同乙型病毒性肝炎。

八、预后

（一）急性肝炎

多数患者在 3 个月内临床康复。急性丁型肝炎重叠 HBV 感染时约 70% 转为慢性。

（二）慢性肝炎

慢性肝炎患者一般预后良好，小部分发展成肝硬化和 HCC。

九、治疗

（一）急性肝炎

急性肝炎一般为自限性，多可完全康复。以一般治疗及对症支持治疗为主，急性期应进行隔离，症状明显及有黄疸者应卧床休息，恢复期可逐渐增加活动量，但要避免过劳。饮食宜清淡易消化，适当补充维生素，热量不足者应静脉补充葡萄糖。避免饮酒和应用肝脏损害药物，辅以药物对症及恢复肝功能，药物不宜太多，以免加重肝脏负担。急性肝炎一般不采用抗病毒治疗。

（二）慢性肝炎

同乙型病毒性肝炎，对于慢性丁型肝炎，目前无特殊专门针对 HDV 的抗病毒药物。

十、预防

（一）控制传染源

急性患者应隔离至病毒消失。慢性患者和携带者可根据病毒复制指标评估传染性大小。现症感染者不能从事有可能导致血液暴露从而传播本病的工作。应对献血人员进行严格筛选 HBsAg，不合格者不得献血。

（二）切断传播途径

在医院内应严格执行标准防护（standard precaution）措施；提倡使用一次性注射用具，各种医疗器械及用具实行一用一消毒措施；对被血液及体液污染的物品应按规定严格消毒处理。加强血制品管理，每一个献血人员和每一个单元血液都要经过最敏感方法检测 HBsAg。

（三）保护易感人群

对丁型肝炎尚缺乏特异性免疫预防措施，目前只能通过乙肝疫苗接种来预防 HBV 感染从而预防 HDV 感染。

第五节　戊型病毒性肝炎

一、概述

戊型病毒性肝炎（viral hepatitis E，戊型肝炎），是由戊型肝炎病毒（hepatitis E virus，HEV）引起的急性消化道传染病，既往称为肠道传播的非甲非乙型肝炎。本病主要经粪-口途径传播，可因粪便污染水源或食物引起暴发流行，多发生于青壮年，儿童多为亚临床型；主要发生在亚洲、非洲和中美洲等发展中国家。临床表现为急性起病，可有发热、食欲减退、恶心、疲乏、肝大及肝生化检查异常，部分病例可出现黄疸，孕妇患病常病情较重，病死率高。

二、流行病学

1. 传染源

主要是潜伏期末期和急性期早期的患者,其粪便排病毒主要出现在起病后3周内。最近文献报道,从猪、羊和大鼠等动物血清中也检测到HEV,因此这些动物有可能作为戊型肝炎的传染源。

2. 传播途径

本病主要是经过消化道传播,包括水、食物和日常接触传播;有报道静脉应用毒品者,抗HEV阳性率明显增高,提示可能存在血液传播。水源传播常常是暴发流行的原因,如1986年9月至1988年4月我国新疆南部发生的粪便污染水源导致的大流行,总计发病近12万例,死亡700人。食物传播可以造成小规模的暴发。

3. 人群易感性

人群普遍易感,但以青壮年发病率高,儿童和老年人发病率较低。儿童感染HEV后,多表现为亚临床型感染,成人则多为临床型感染。孕妇感染HEV后病情较重,病死率较高。我国一般人群的抗HEV阳性率为18%。戊型肝炎流行多发生在农村人群。

4. 流行特征

本病主要发生在亚洲、非洲和中美洲等一些发展中国家,其中印度、尼泊尔、孟加拉国、巴基斯坦和缅甸等国为高流行区,我国和印度尼西亚等为中流行区。我国各省市自治区均有本病发生,其中吉林、辽宁、河北、山东、内蒙古、新疆和北京曾有本病暴发或流行。本病发生有季节性,流行多见于雨季或洪水后。男性发病率一般高于女性,男女发病率之比为1.3∶1～3∶1。

三、病原学

1989年在日本东京举行的国际非甲非乙型肝炎学术会议上,正式将其命名为戊型肝炎(hepatitisE)和戊型肝炎病毒(hepatitis E virus,HEV),确定戊型肝炎是HEV通过消化道传播引起的急性肠道传染病。

戊型肝炎病毒(HEV)属于嵌杯病毒科,为RNA病毒,呈圆球状颗粒,直径27～38 nm,平均33～34 nm,无包膜。HEV抵抗力弱,4℃保存易裂解,对高盐、氯化铯、氯仿敏感,其在碱性环境中较稳定,在镁或锰离子存在下可保持其完整性。HEV基因组为单股正链RNA,全长7.2～7.6 kb,编码2 400～2 533个氨基酸,由3个开放读码框架(ORF)组成。HEV有8个基因型,1型分布于我国及东南亚和非洲,2型见于墨西哥,3型见于美国,4型见于我国和越南,6～8型分别见于意大利、希腊和阿根廷。

四、发病机制

和甲型肝炎相似,HEV感染所导致的细胞免疫是引起肝细胞损伤的主要原因。HEV病毒血症持续时间在不同个体差异较大,可以是一过性感染,也可持续至发病后100天。HEV可引起急性肝炎、重型肝炎和瘀胆型肝炎,其具体发病机制尚不完全清楚。

五、病理学

急性戊型肝炎的组织病理学改变有其特点,主要表现为汇管区炎症、库普弗细胞增生,肝细胞气球样变、形成双核,常有毛细胆管内胆汁瘀积。可有灶状或小片状肝细胞坏死,重者甚至大面积坏死,尤以门脉周围区严重。

六、临床表现

(一)潜伏期

本病的潜伏期为10～60 d,平均40 d。我国曾对3次同源性戊型肝炎流行进行调查,结果潜伏期为19～75 d,平均42 d。

（二）临床类型

人感染 HEV 后，可表现为临床型或亚临床型感染。临床戊型肝炎可表现为急性肝炎、重型肝炎（肝衰竭）和瘀胆型肝炎，无慢性肝炎发生。

1. 急性肝炎

（1）急性黄疸型肝炎：总病程 2 ~ 4 个月，可分为三期。黄疸前期：持续 1 ~ 21 d，平均 5 ~ 7 d；起病较急，有畏寒、发热和头痛等上呼吸道感染的症状，伴有全身乏力、食欲减退、恶心、呕吐、厌油、腹胀、肝区痛、尿色加深等。黄疸期：持续 2 ~ 6 周；发热消退，自觉症状好转，但尿黄加深，出现眼黄和皮肤黄疸，肝脏肿大，可有压痛和叩击痛，部分患者可有脾大。部分患者可有一过性灰白色大便、皮肤瘙痒等梗阻性黄疸表现。恢复期：本期持续 2 周至 4 个月，平均 1 个月；表现为症状逐渐消失，黄疸消退。

（2）急性无黄疸型肝炎：除无黄疸外，其他临床表现与黄疸型相似，但较黄疸型轻，恢复较快，病程大多在 3 个月内。部分患者无临床症状，呈亚临床型，易被忽视。

2. 重型肝炎（肝衰竭）

在急性黄疸型基础上发生，多见于孕妇和既往有 HBV 感染者，以及老年患者等。孕妇感染 HEV 后易发展成急性或亚急性重型肝炎（肝衰竭），尤其是妊娠晚期的孕妇，其病死率可达 20%。其他诱因如过度疲劳、精神刺激、饮酒、应用肝损药物、合并细菌感染等。

3. 急性瘀胆型肝炎

曾称为"毛细胆管肝炎""胆汁瘀积性肝炎"。起病类似急性黄疸型肝炎，但自觉症状较轻。黄疸较深，持续 3 周以上，甚至持续数月或更长。有皮肤瘙痒，大便颜色变浅，肝大。肝生化检查血清胆红素明显升高，以直接胆红素为主，常伴 γ - 谷氨酰转肽酶（GGT）、碱性磷酸酶（AIP），总胆汁酸及胆固醇等升高，而自觉症状常相对较轻。血清转氨酶常轻度至中度增高。大多数患者可恢复。

七、实验室检查

1. 肝生化检查

主要表现为丙氨酸氨基转移酶（ALT）和天冬氨酸氨基转移酶（AST）明显升高；重型肝炎时常表现为酶胆分离；瘀胆型肝炎时则表现为肝内胆汁瘀积，即除 ALT 和 AST 升高外，可伴有 GGT 和 ALP 明显升高。在重型肝炎时常有人清白蛋白明显下降、凝血酶原时间延长和凝血酶原活动度下降至 40% 以下。

2. 病原学检查

（1）抗 HEV-IgM 和抗 HEV-IgG：抗 HEV-IgM 阳性是近期 HEV 感染的标志。急性肝炎患者抗 HEV-IgM 阳性，可诊断为戊型肝炎。抗 HEV-IgG 在急性期滴度较高，恢复期则明显下降。如果抗 HEV-IgG 滴度较高，或由阴性转为阳性，或由低滴度升为高滴度，或由高滴度降至低滴度甚至阴转，亦可诊断为 HEV 感染。少数戊型肝炎患者始终不产生抗 HEV-IgM 和抗 HEV-IgG，故两者均阴性时不能完全排除戊型肝炎，需结合详细的流行病学暴露史进行诊断。

（2）HEV-RNA：采用 RT-PCR 法在粪便和血液标本中检测到 HEV-RNA，可明确诊断。但本方法尚未作为临床常规检测手段应用。

八、诊断

应根据患者的流行病学史、临床表现、实验室检测和病原学检查综合诊断。

1. 流行病学史

HEV 主要经粪 - 口途径传播，戊型肝炎患者多有饮生水史、进食海鲜史、生食史、外出用餐史、接触戊型肝炎患者史或到戊型肝炎地方性流行地区出差及旅游史。

2. 临床表现

戊型肝炎为自限性疾病，一般仅根据临床表现很难与其他型肝炎区分，尤其是甲型肝炎。但一般而言，急性黄疸型戊型肝炎的黄疸前期持续时间较长，病情较重，黄疸较深；孕妇常发生重型肝炎，在中、轻度黄疸期即可出现肝性脑病，常发生流产和死胎，产后可导致大出血，出血后常使病情恶化并导致多脏器功能衰竭而死亡。

3. 实验室诊断

急性戊型肝炎患者血清抗 –HEV 阳转阴或滴度由低到高，或抗 HEV 阳性滴度 > 1 ：20，或反转录聚合酶链反应法（RT–PCR）检测血清和（或）粪便 HEV–RNA 阳性。

九、鉴别诊断

需要和其他肝炎病毒所导致的肝炎及药物等其他原因所致的肝损害相鉴别，请参见甲型肝炎。

十、治疗

戊型病毒性肝炎目前无特效治疗方法，主要是休息、支持和对症治疗，以及抗炎、抗氧化等保肝治疗，可以参考甲型肝炎的治疗。

十一、预防

本病的主要预防策略是以切断传播途径为主的综合性预防措施，包括保护水源，防止水源被粪便污染，保证安全用水；加强食品卫生和个人卫生；改善卫生设施，提高环境卫生水平。

目前尚无批准的戊型肝炎疫苗可用于预防。

十二、预后

戊型肝炎为自限性疾病，一般预后良好，总的病死率为 1% ~ 2%。

微信扫码
◆ 临床科研
◆ 医学前沿
◆ 临床资讯
◆ 临床笔记

第九章

泌尿系统感染

第一节　急性肾盂肾炎

一、与发病有关的因素

（一）年龄和性别

发病率随年龄的增长而增加。不论年龄如何，女性发病率均高于男性，其原因与女性尿道短，尿道口易被粪便污染，妊娠、性交及分娩时易损伤尿道等因素有关。而男性因前列腺液有杀菌作用，在一定程度上起到防止感染的作用。

（二）导尿、泌尿系统器械检查及手术

可将尿道内的细菌带入膀胱，引起膀胱炎及肾盂肾炎，且多由医院内的耐药细菌引起。一次导尿可以有 4% ~ 5% 的患者发生膀胱炎，如放置保留尿管，3 ~ 4 d 内就有 95% 的患者发生尿道炎及膀胱炎，以后再向上蔓延引起肾盂肾炎。泌尿系统手术及外伤可破坏黏膜的屏障作用，亦易发生感染。

（三）泌尿系统梗阻

泌尿系统梗阻是重要的发病诱因。患尿道狭窄、先天性尿道瓣膜、前列腺肥大、泌尿系统结石及肿瘤等梗阻性疾病的患者，发生急性肾盂肾炎的机会比无梗阻者大 12 ~ 20 倍。Bell 的尸体解剖统计资料，发现梗阻型肾盂肾炎较非梗阻型多 12 倍。从尿道口至肾组织中的肾单位，在整个通道内的任何一个部位出现梗阻，都易招致感染的发生，而下尿路梗阻较上尿路梗阻更易发生。尿道或膀胱梗阻较输尿管梗阻发生感染的机会大 2 倍。妇女妊娠后感染的易感性大为增加，有人认为与尿路梗阻有关。妊娠 3 个月以上多发生输尿管及肾盂扩张，扩张的位置在骨盆边缘的上方，右侧较左侧多见。输尿管扩张的原因有人认为是由增大的子宫在盆骨边缘处压迫输尿管所致；除此以外，还有人认为妊娠引起的内分泌不平衡可导致平滑肌无张力及输尿管蠕动减弱，以及输尿管下端纵行肌肥厚等原因也可能有关。

尿道梗阻使肾易发生感染的机制还不完全清楚，可能与多种因素有关，例如尿液的淤积为细菌提供良好的培养条件，并有利于细菌在泌尿系统中扩散；尿道梗阻引起膀胱内压增加及扩张，导致黏膜血液供给减少，膀胱黏膜释放出来的白细胞及体液抗菌因子亦相应减少，从而降低了膀胱黏膜的抗菌能力；此外，尿路梗阻常需进行导尿及器械检查，无疑也增加了感染的机会。

很早以前就通过动物实验了解到肾实质的损伤及瘢痕形成使肾组织对细菌感染的易感性大为增加，感染常发生于肾瘢痕的四周组织，这种情况被认为是由于肾小管阻塞、肾单位内尿流受阻（称为肾内肾盂积水），与泌尿系统较低部位的梗阻相类似。患肾盂肾炎后，肾内有瘢痕形成，可又使肾易于遭受重复感染而出现多次反复的急性肾盂肾炎发作。

（四）膀胱自主神经功能障碍

患截瘫、脊髓灰质炎、脊髓病等患者膀胱不能排空，经常有残尿存在，同时尿道—膀胱反流的发病率也相应地增加，故易发生肾盂肾炎。由于尿潴留而行导尿或保留尿管也导致感染。这类患者还由于长期卧床、骨骼脱钙，易发生泌尿系统结石，也增加了感染的机会。

（五）膀胱 - 输尿管反流

正常人输尿管在膀胱壁内穿行一段距离，然后才开口于膀胱腔内，在膀胱收缩时，压迫这一段输尿管，阻断了膀胱与输尿管的沟通，从而防止尿液由膀胱反流至输尿管。如果输尿管从膀胱径直穿出，膀胱收缩时就不能阻断膀胱与输尿管的沟通而发生膀胱 - 输尿管反流。这种人易患肾盂肾炎，且往往反复发作，不易治愈。膀胱 - 输尿管反流可见于正常人。有人应用排尿时尿道—膀胱造影技术，在 445 例儿童中发现 61 例有膀胱 - 输尿管反流，其中 30 例经过详细检查未发现泌尿系统有任何异常。有膀胱 - 输尿管反流的患者，当咳嗽及解大、小便用力时，腹压及膀胱内压增加，可使尿液由膀胱反流到达肾盂。感染本身可以诱发膀胱 - 输尿管反流，这是由于膀胱壁的慢性炎症使膀胱收缩时不能完全压迫及阻断输尿管。尿路梗阻及泌尿系统的先天性畸形亦可发生膀胱 - 输尿管反流。

（六）先天性发育异常

有肾脏先天性发育异常的患者，肾盂肾炎的发病率显著升高。感染多发生于发育异常的肾组织。一侧肾一般性发育不良（肾小、有部分正常组织及不同程度的功能）的患者常常合并有对侧所谓"正常"肾发育异常，对侧肾常常增大及肾盂发育异常，两侧肾脏均易发生感染，发病率高达 60% ~ 70%。先天性肾脏囊性疾病（多囊肾）并发感染的发病率高达 50% ~ 70%。

（七）糖尿病

早已知道糖尿病患者对感染的易感性增加。一般认为糖尿病患者患肾盂肾炎较正常人为多。但也有人持不同的意见，认为如在性别及年龄相同的条件下进行比较，糖尿病患者及非糖尿病患者的肾盂肾炎发病率无差别。患糖尿病的儿童与同年龄的非糖尿病儿童比较，肾盂肾炎的发病率亦一样。尸检发现的肾间质瘢痕是由感染引起亦或由糖尿病本身引起，难以鉴别，这可能是尸检时发现糖尿病合并肾盂肾炎增多的原因。但应注意的是糖尿病患者一旦发生肾盂肾炎，极易发展成为致死性的肾乳突坏死。应尽可能避免给糖尿病患者进行导尿及泌尿系统器械检查。过去处理糖尿病酸中毒时，常规放置保留尿管定时留取尿标本的方法应予废除。

（八）其他因素

高血压及肾血管硬化、低钾性肾病、肾血管阻塞、药物（如磺胺、镇痛剂）引起的肾损伤等肾脏疾病均使肾脏对感染的易感性增加。有镰状细胞贫血遗传特征的患者发生急性肾盂肾炎比正常人增多，患者的红细胞在高渗透压环境中易变成镰状，肾髓质渗透压高，因此红细胞在其中易形成镰状细胞及血栓形成，从而使肾易于发生感染。痛风患者亦易并发肾盂肾炎，这是由于尿酸在肾小管中沉淀引起阻塞的结果；尿酸结石偶可出现于肾盂及输尿管，亦增加感染的机会。在动物中可观察到维生素 A 缺乏症可使肾小管上皮细胞再生不良及上皮脱落而阻塞肾小管，从而易发生肾盂肾炎。人类是否有这种情况，尚不能肯定。肾钙质沉着症、结节病引起的肾损害、免疫球蛋白缺乏症等疾病亦易发生肾盂肾炎。

二、病理

一侧或两侧肾脏均可受到侵犯。肾实质病变呈楔形，尖端指向肾髓质，呈局灶性分布，病变与周围的正常肾组织分界清晰。组织学改变的特征是急性炎症区域的微小脓肿形成，有些脓肿较大，从肾包膜表面突起，但不会穿破至肾周围组织。在肾小管腔内及其周围有许多中性多核白细胞。肾小球无病变，但由于肾小管遭到破坏，肾小球亦失去功能。炎症局限于细菌侵入的节段，不扩散，在 1 ~ 3 周内逐渐消散。在愈合的过程中，中性多核白细胞逐渐被单核细胞所代替，有纤维组织增生，最后收缩形成索条状瘢痕。在纤维组织中有残存下来的肾小球及肾小管，其中充满胶状物质。肾盂及肾盏黏膜有弥漫性炎症，输尿管及膀胱黏膜亦可有炎症反应。由于急性肾盂肾炎在肾中易造成局灶性损害，仍有大量的正常肾组织存在，故肾功能仍然保持正常。在急性肾盂肾炎的早期可发生血管痉挛，动物实验还证实有短期的血管阻塞，可导致病变区域的缺血，这与瘢痕的形成有关。

根据动物实验的结果，肾脏的急性感染首先发生在肾髓质，然后波及皮质，髓质的病变远较皮质严重。例如将活的大肠杆菌直接注射入不同部位的肾组织，仅注射 10 ~ 100 个活菌就可使肾髓质发生感染，须注射 10 万个活菌才能使肾皮质发生感染；如将细菌做静脉注射，几乎无例外地只有在肾髓质中发现细菌，而肾皮质中无细菌，肾髓质的这种特性与下列因素有关：①肾髓质合成氨，氨可使补体 C4 灭活，使组织对细菌抵抗力减低；②肾髓质渗透压高，影响补体活性，妨碍抗原、抗体结合及白细胞对细菌的吞噬作用；③肾髓质血液供给远较皮质为少，细菌容易在其中立足。

急性肾盂肾炎的一个极为严重的并发症是肾乳突坏死，病变包括肾乳突尖端或中间部分的缺血性坏死，坏死的肾乳突碎片可以脱落至肾盂，有时阻塞输尿管而引起肾绞痛及肾盂积水，并可从尿中排出，由于肾单位的终末端均通过微小的肾乳突，故肾乳突的病变可严重地损害肾功能，常常引起少尿、无尿及尿毒症，患者全身情况迅速恶化。

三、临床表现

（一）典型急性肾盂肾炎

患者多为 15 ～ 40 岁的妇女。本病起病急，发冷、寒战、体温迅速上升至 39 ～ 40℃；有一侧或两侧腰痛及肋脊角压痛；并常伴有不同程度的尿频、尿急、尿痛、排尿困难等下尿路感染症状。尿混浊，有少量蛋白，显微镜下可见大量成堆的白细胞及管型，可以有肉眼血尿或显微镜下血尿。尿沉淀染色涂片可见到细菌，常是革兰氏阴性杆菌。少数患者起病 1 ～ 2 d 尿化验无异常，这是由于感染的肾组织不与肾盂肾盏系统交通，以致白细胞及细菌不能排出。外周血中性白细胞明显升高。

急性肾盂肾炎一般不伴有高血压及浮肿。无并发症的急性肾盂肾炎也不出现氮质血症。如有血浆尿素氮升高，则应考虑原有其他肾脏疾病及尿路梗阻的基础上发生感染。如并发革兰氏阴性杆菌菌血症及休克，则血浆尿素氮常升高。

急性肾盂肾炎的自然病程变化很大，不论治疗与否，一般急性症状仅持续存在 2 ～ 5 d，以后体温逐渐下降，症状逐渐消失，但细菌尿依然存在，偶然可暂时消失，不久又再出现。无症状细菌尿可持续存在达数年之久，在此期间可以有症状的复发。故尽管症状完全消失，只要细菌尿仍然存在，就不能认为急性肾盂肾炎已治愈。有症状复发时，如尿培养出与原先不同的致病菌，则有可能是重新感染而不是复发。

（二）不典型急性肾盂肾炎

不典型的急性肾盂肾炎远较典型为多见，且常易误诊。临床表现多种多样，可归纳为以下几种类型。

（1）无泌尿生殖系统症状和体征，只有发热、食欲不振、全身不适等全身症状。多见于同时患其他严重疾病的住院患者或老年人。患者表现为不明原因的发热，病情进行性恶化，只有通过尿液常规化验及细菌培养才能做出诊断。这类患者相当多见。在临床未能做出诊断而经尸检证实为急性肾盂肾炎的病例中，有 78% 属于这一类型。

（2）不发热，只有全身症状如昏睡、厌食、衰弱无力、体重减轻等，泌尿一生殖道症状不典型或没有，多见于老年人。由于不发热，往往使人忽略肾脏感染的存在。

（3）以明显的胃肠道症状及不典型的疼痛部位为主要表现，伴有恶心、呕吐、厌食、腹胀、肠麻痹等症状。疼痛不在腰部而在上腹部，或左、右下腹部。临床表现类似腹腔内炎症性疾病，因而常被误诊为急性胆囊炎、急性阑尾炎、急性憩室炎。2 岁以下的婴幼儿患急性肾盂肾炎常以胃肠道症状最力突出。糖尿病合并急性肾盂肾炎常诱发糖尿病酸中毒，这时肾脏感染加重了糖尿病酸中毒的胃肠道症状，常常掩盖了泌尿生殖道症状。

（4）只有尿频、尿急、尿痛及排尿困难等下泌尿道感染症状而无腰痛、肋脊角压痛等上尿路（肾脏）感染症状，常误诊为下泌尿道感染，而忽略了急性肾盂肾炎的存在。这种情况常见于下泌尿道同时存在有其他疾病的患者，如前列腺肥大、膀胱膨出、膀胱或前列腺癌、后尿道狭窄及保留尿管后感染。另外偶有急性肾盂肾炎并无下泌尿道疾病的患者也表现明显的下泌尿道刺激症状，经大量饮水，尿量充足后，下泌尿道刺激症状随即消失，这是由于尿少、尿中细菌数目过高、高浓度细菌产物刺激膀胱黏膜而产生的症状。

（5）尿沉淀检查没有异常发现，无白细胞、红细胞及管型，常常使人不易考虑肾脏感染的存在。对急性肾盂肾炎的患者每天进行新鲜尿液检查，就可见到脓尿可以呈间歇性出现，故 1 ～ 2 次尿液检查正常不能除外急性肾盂肾炎。

（6）严重的高血压，见于原发性高血压的患者患急性肾盂肾炎，患病后无急性肾盂肾炎症状，而表现为血压较患病前显著升高，出现严重的高血压症状。如果不做尿沉渣检查及细菌培养，就不可能做出诊断。

（7）类似急性肾小球肾炎的临床表现。一般急性肾盂肾炎尿中只有少量蛋白，偶有些患者发生大量蛋白尿，达 2 ~ 4 g/24 h，甚至短期内达 6 g/4 h，再加上尿沉渣有红细胞、白细胞和管型及高血压，极易误诊为急性肾小球肾炎。

（8）以血尿为主要症状。患急性肾盂肾炎时，由于肾盂、肾盏及膀胱黏膜下出血，可出现明显的血尿，这种患者占 10% ~ 15%，极易误诊为其他肾脏疾病。

（9）暴发性败血症及急性肾衰竭。这是一种弥漫性化脓性肾盂肾炎，整个肾组织几乎完全被大小不等的脓肿所破坏。患者有高热等严重中毒症状，迅速出现少尿、无尿及尿毒症。慢性肾盂肾炎患者重复发生急性感染及急性泌尿系统感染的患者在进行逆行性肾盂造影后，均易发生这一严重类型。

（10）坏死性肾乳突炎。这是急性肾盂肾炎的严重并发症，大多数患者有严重的中毒症状、败血症及进行性氮质血症，并常有肉眼血尿。坏死的肾乳突组织脱落可引起肾绞痛。有糖尿病及（或）泌尿系统梗阻者易发生这一并发症，病死率很高，但也有症状轻的。有些患者有多次发作的肾绞痛及肉眼血尿，不发热，临床表现似肾结石。

（11）在其他肾脏疾病的基础上并发急性肾盂肾炎。肾小球肾炎、多发性骨髓瘤肾病、肾淀粉样变性、多囊肾、糖尿病肾小球毛细血管间硬化症、急性肾小管坏死等疾病都可合并发生急性肾盂肾炎，使临床表现更为复杂。

根据上述急性肾盂肾炎的临床表现的多样化，典型病例占少数，大多数患者不典型，所以常被误诊。在尸检证实诊断的病例中，临床诊断错误者可高达 85%。特别是儿童及老年人，症状多不典型。不能做出诊断的原因主要有：①临床表现以胃肠道症状突出，无泌尿生殖系统症状；②体征很少；③一次或两次检查未发现脓尿；④合并存在其他严重疾病，没有注意到肾盂肾炎的存在。但是也有些病例临床表现及实验室检查资料均足以提示肾盂肾炎的诊断而仍然被误诊，这是由于临床医生对本病的自然过程及多种类型的临床表现缺乏了解以及对实验室检查的结果解释不当所致。

四、诊断

（一）症状及体征

当有高热、尿频、尿急、尿痛、腰痛及肋脊角压痛时，诊断为急性肾盂肾炎不难。发热伴有腰痛及肋脊角压痛被认为是肾脏感染的临床特征，但有些患者没有这一特征。尿频、尿急、尿痛是下泌尿生殖道感染（膀胱炎、尿道炎、前列腺炎）的症状，不能单独根据这些症状诊断急性肾盂肾炎。除此而外，有些肾脏有感染的患者无症状，唯一的表现是有意义细菌尿。故急性肾盂肾炎的诊断在一定程度上有赖于尿液。

（二）尿液的化验检查

在收集标本时应注意清洁外阴部，以免白带或男性患者的包皮垢污染。尿排出后最好立即进行检查，不宜放置超过 1 h 以上，否则尿中的有形成分（细胞、管型）很快破坏。离心沉淀时应注意每次所用的尿量，离心的速度和时间应固定不变。离心沉淀后应准确量取 0.5 mL 的尿液使沉淀重新混悬，然后取上述混悬液一滴置于盖玻片下进行检查，这样才能做出比较。

1. 尿液的肉眼观察

可以有尿液混浊及血尿。

2. 尿比重

可降低，治疗后恢复正常。

3. 蛋白尿

只有少量蛋白尿。一般 24 h 尿蛋白定量不超过 1 ~ 2 g。如出现大量蛋白尿，提示同时有其他肾脏疾病存在的可能，特别是肾小球肾炎、糖尿病性肾硬化症或肾盂肾炎合并恶性高血压或心力衰竭。

4. 红细胞

急性肾盂肾炎尿中经常有红细胞，数目多少不一，可以有肉眼血尿。

5. 白细胞

由于急性肾盂肾炎是化脓性病变，故尿沉淀有大量的中性多核白细胞（又称为脓尿），可凝集成团。在常规尿沉淀检查中见到数目多少的中性多核白细胞才有诊断意义还没有一致的意见。一般认为在离心沉淀的尿标本中，每高倍视野平均中性多核白细胞大于或等于 10 个就有意义。急性肾盂肾炎时，尿中排出中性多核白细胞可以是间歇性，须连续进行多次检查。

脓尿虽然是急性肾盂肾炎的特征，但不具有肯定诊断意义，因泌尿系统任何部位的炎症均可出现脓尿。

急性肾盂肾炎患者的尿沉淀用龙胆紫 – 沙黄染色可见到一种苍白的白细胞，细胞质中的颗粒呈现明显的勃朗宁运动，称为闪光细胞。有人认为闪光细胞是一种蜕变的中性多核白细胞，来源于肾脏的化脓性感染，泌尿生殖系统其他部位的炎症很少见到。这种细胞，故认为对诊断肾脏内感染很有帮助。但闪光细胞亦可出现于正常人的尿液中，还可存在于前列腺炎、阴道炎、肾小球肾炎、肾结核等患者的尿液中，故没有特异性诊断意义，不过在急性肾盂肾炎时，尿中闪光细胞的数目较多，如每小时从尿排出闪光细胞超过 4 万时，对诊断有参考价值。有人认为闪光细胞不是蜕变的中性多核白细胞，而是新鲜的，在很短期内从毛细血管进入肾组织炎症区域及尿液中的白细胞，它的染色特征与新鲜染色的血循环中的中性多核白细胞极为相似。血液、脓液及尿液中的中性多核白细胞如放置于等渗盐水溶液 3 ~ 4 h，则细胞染色苍白的特征消失，代之以体积小、染色深，故在寻找闪光细胞时，应采用新鲜的尿标本进行检查。

当尿沉淀检查发现中性多核白细胞的数目不多，难以肯定诊断时，可作一小时尿细胞排泄率，即收集患者 3 h 尿，计算每小时白细胞总数，正常人在 20 万以下，如超过 40 万，即有诊断意义，尿白细胞计数，如白细胞数超过 100 万也有诊断意义。

6. 管型尿

当炎症分泌物流经近曲及远曲小管时，可在其中形成中性多核白细胞管型，这种管型有定位诊断意义，因在肾以下的泌尿道炎症不会出现白细胞管型，故在尿液检查时，发现大量中性多核白细胞的同时，还发现白细胞管型，对诊断肾脏内感染有很大的价值，但可惜的是有 1/4 的急性肾盂肾炎患者找不到白细胞管型，只找到由白细胞管型蜕变后形成的粗颗粒管型。由于其他肾脏疾病也能引起肾间质及肾小球炎症，也可出现白细胞管型，故无鉴别诊断意义。急性肾盂肾炎时还可见到透明酱型及细颗粒管型，一般不出现红细胞管型。

（三）尿的细菌学检查

1. 直接涂片

用尿沉渣（离心或不离心沉淀）作涂片，直接用高倍镜观察，或革兰氏染色后用油镜观察可见到许多细菌，对初步诊断有帮助。自解尿标本虽然受到外阴部及尿道细菌污染，但细菌的数目很少，一般涂片检查时看不到细菌，而感染时尿中细菌数目很多，直接涂片极易见到，在离心沉淀直接镜检的标本中每高倍视野能见到细菌 20 个以上就有诊断意义。涂片检查与培养结果（尿细菌数目在 10 万 /mL 以上）比较，有 85% 的符合率。

2. 尿定量细菌培养

尽管对外阴部进行充分的清洁，自解尿标本仍然不能避免外阴部及尿道细菌的污染。无泌尿系统感染的男患者，清洁自解中段尿培养 82% 发现细菌。正常人尿道中有菌，导尿时可将细菌送入膀胱，尿标本亦受到污染，而导尿本身还可诱发感染。通过耻骨上穿刺膀胱抽取尿液可避免细菌污染，对泌尿系统感染的病原诊断价值最大，可惜这种方法对组织有损伤，不宜普遍开展，只在婴幼儿偶然使用。

尿由肾脏分泌出来后，在膀胱中停留一定时间，然后才排出体外，在此期间内，细菌在体温条件下，在膀胱尿中迅速繁殖，细菌的数目大大增加。直接从肾盂取肾盂肾炎患者的尿液进行培养，细菌的数目常少于 10^4 个 / 毫升，而同时取膀胱尿液培养则细菌数目远远超过此数，可达 10^8 个 / 毫升。在收集尿标本时如受到污染，则尿中含菌数目很少，因此，应用尿定量细菌培养方法可区分污染与感染。

目前，自解中段尿定量细菌培养法已列为泌尿系统感染的常规诊断方法，它代替了过去习惯应用的导尿留标本送培养的方法，消除了导尿后感染给患者带来的危害。经过大量的研究工作，可以肯定每毫升尿含细菌数目达到10万个或更多，则可以诊断为泌尿系统细菌感染。这类患者一般都有泌尿系统感染症状或病史，或进行过导尿、泌尿系统器械检查或手术，培养出来的细菌主要是肠道革兰氏阴性杆菌，即泌尿系统感染的主要病原菌，如果不经治疗，则重复进行尿细菌培养时常能获得相同的细菌。如每毫升尿液含细菌数目为1万或更少，则属于污染，无诊断意义，这类患者无泌尿系统感染的任何表现，过去也无泌尿系统感染病史或进行过泌尿系统器械检查，培养得到的细菌常常是表皮性葡萄球菌、类白喉杆菌、肠球菌或其他链球菌，在随后的复查中，细菌的种类常有变化。如每毫升尿细菌数目在1万~10万个之间，不能肯定是感染或是污染，但重复多次检查就能鉴别。根据一次尿细菌定量培养细菌数目达到或超过10万个/毫升，诊断为感染的准确性为80%，2次培养为95%，3次培养为99%。因此两次以上培养细菌数目均达到10万个/毫升，且均分离得到同一细菌，则诊断为泌尿系统感染更为可靠。

收集自解中段尿标本送培养时，必须充分清洁外阴部，并由医生、护士或有专业训练的人员取尿，这样才能避免严重污染造成的假阳性。先用肥皂及清水清洁外阴部，然后用灭菌的水冲洗两次，排尿时让患者将大阴唇分开，然后由医务人员用灭菌的容器接取中段尿，加盖后立即送检。实验室接到标本后，应尽快接种于培养基，最迟不得超过1h，以免在放置的过程中细菌大量繁殖。清洁外阴部不宜应用消毒剂。

自解中段尿细菌定量培养的诊断价值受到以下因素的影响：①排尿过勤，使细菌没有一个充足的时间在膀胱内繁殖，在这种情况下，最好采用清晨第一次尿液送检；②尿过于酸性（pH4.5~5.0），或过于稀释（尿比重1.003），细菌繁殖不好；③某些细菌，如葡萄球菌及各型链球菌比革兰氏阴性杆菌繁殖慢，且分裂后常黏在一起不分开，因此由这些细菌引起的感染，尿细菌定量培养可能达不到10万个/毫升的诊断标准，如果多次重复培养始终得到同一细菌，则仍有可能是致病菌；④尿中存在抗菌药物可阻碍细菌的繁殖，故在应用抗菌药物治疗泌尿系统感染的过程中，培养结果，细菌数目在10万个/毫升以下时，不能排除泌尿系统感染的持续存在，故最好在检查前，停用抗菌药物两天以上；⑤有尿路完全梗阻时，或肾间质有与肾小管不相通的局灶性炎性病灶时，可无细菌排入膀胱，故尿培养无细菌生长不能除外肾脏感染；⑥厌氧菌感染（以类杆菌及厌氧链球菌多见）也可以引起肾盂肾炎，常规的细菌培养方法不能分离出细菌，对有明显的脓尿及感染症状的患者，多次常规培养阴性时，需进行厌氧培养。

3. 尿中存在细菌的间接检查方法

主要通过测定尿液中的细菌代谢产物或炎症产物，有亚硝酸盐还原试验、氯化三苯四唑试验、过氧化酶试验、过氧化氧酶试验等。这些试验只适用于大批患者的初步筛选，对一个具体患者的诊断并无价值，更不能取代尿液细菌培养。

（四）其他诊断方法

除了暴发败血症感染，并发坏死性乳突炎及同时存在其他泌尿系统疾病外，急性肾盂肾炎一般无肾功能。试验异常或只有尿浓缩功能不好。静脉肾盂造影通常无异常表现，但可以帮助了解泌尿系统有无先天性异常、梗阻及解剖异常。急性期进行膀胱镜及逆行肾盂造影检查是不适宜的，可引起严重的后果，前面已提到过。由于急性肾盂肾炎的病理改变是肾脏内分散的孤立的炎性病灶。这就限制了肾脏穿刺活体组织检查的诊断价值，而且有扩散感染的可能。部分急性肾盂肾炎患者血培养可分离出细菌，对病原学诊断有帮助，因此血培养应列为常规检查项目。

（五）泌尿系统感染的定位诊断

在临床工作中，因治疗方法不同，确定感染是在肾脏内（肾盂肾炎）还是在下尿路（膀胱炎、尿道炎）是必要的。但目前仍然缺乏简便易行的方法。尿液定量细菌培养不能鉴别炎症的部位。最可靠的方法是通过膀胱镜检查，除了直接观察膀胱黏膜变化外，还可收集两侧输尿管尿液进行检查，如果发现脓尿及细菌尿，就可诊断肾脏内感染，还可确定感染发生于哪一侧肾脏，但对所有患者都进行膀胱镜检查尚有一定困难，而且已如上述，对急性期患者进行膀胱镜检查可能给患者带来危害。膀胱冲洗试验有一定参考价值，方法是通过导尿管用0.2%新霉素及生理盐水冲洗膀胱，然后每10min收集尿液做细菌培养，连续3次，膀胱炎时冲洗后细菌培养阴性，如为肾盂肾炎则培养为阳性，且细菌数目依次上升，但这个方法须插入导尿管，这样可将尿道细菌带入膀胱，使感染复杂化。

大肠杆菌是泌尿系统感染的最常见的致病菌，但仅有少数菌株（约占 5%）能侵入肾脏。进一步研究发现能侵入肾脏的菌株比引起下尿路感染的菌株含有更为丰富的 K 抗原。因此有人提出测定尿液中 K 抗原的含量可以鉴别肾脏内感染及下尿路感染，但其实用价值有待于证实，而且这个方法不适用于大肠杆菌以外的其他细菌引起的感染。

由此可见目前还没有一个简便可靠的鉴别上尿路及下尿路感染的方法。一般只有通过临床表现及常规化验检查结果做出判断，虽然不可能完全正确，但也有参考价值。鉴别诊断要点如下。

1. 症状及体征

急性肾盂肾炎及膀胱炎均有尿频、尿急、尿痛等下尿路感染症状，但如有发冷、发热、腰痛及肋脊角压痛则应考虑为急性肾盂肾炎；膀胱炎一般不发热，无肋脊角压痛，常有耻骨上胀痛及压痛。但应注意的是急性肾盂肾炎也可不发热。

2. 实验室检查

有下尿路梗阻的泌尿系统感染者，绝大多数均有肾脏内感染。①尿内有白细胞管型提示感染发生于肾脏内；②闪光细胞：虽不能完全肯定来自肾脏，但也有参考价值；③尿比重：尿液浓缩功能减退可能为肾脏内感染；④细菌种类：变形杆菌和白色葡萄球菌为肾脏内感染；⑤复发及再感染：如尿培养为同一种细菌，多为复发，多见于肾盂肾炎，如为新的细菌则再感染的机会大，多见于膀胱炎。

五、治疗

急性肾盂肾炎的治疗要求做到消除症状、消灭致病菌、预防复发及防止肾组织与肾功能的进行性损害。在应用抗菌药物前，应采取尿液及血液进去培养，只有分离出致病菌及根据药物敏感试验来指导用药，才能获得较好的疗效，治疗必须充分。控制症状是比较容易的，不管用什么药，甚至不予治疗，多数患者于 3～4 d 内症状缓解，但必须彻底消除有意义的细菌尿，才能治愈，否则还有可能复发。停止治疗后还应定期进行尿培养，一旦再次出现有意义的细菌尿，虽然没有症状，应再次进行治疗，以免肾组织进一步受损害。急性期过去后，要对泌尿系统进行全面检查，如发现有尿路梗阻或解剖学异常，应给予纠治。如同时存在其他全身性疾病、免疫缺陷及代谢缺陷，应及时给予相应的治疗。

（一）抗菌药物的应用

根据细菌的种类及药物敏感试验来选择抗菌药物可望获得良好效果，但药物敏感试验与临床应用的实际效果并非完全一致，因大多数抗菌药物在尿中的浓度远较血清浓度高，而一般药敏试验系根据通常剂量的抗菌药物服用后在血清能达到的药物浓度来判断，故不完全符合实际情况。如用尿中的药物浓度来进行判断，可能更有参考价值。

肾实质细菌感染的治疗有赖于抗菌药物在血清中维持较高的浓度，这样才能有足够量的药物渗入肾组织中以消灭炎症病变中的细菌，磺胺药及各种抗生素在血和尿中均有较高的浓度，适用于治疗急性肾盂肾炎。有些抗菌药物如呋喃妥因、萘啶酸、苦杏仁酸及乌罗托品等尿中的药物浓度高而组织浓度低，一般适用于治疗泌尿系统黏膜的炎症，治疗急性肾实质感染效果较差，可应用于急性肾盂肾炎的缓解期及预防复发。动物实验证实应用具有杀菌作用的抗菌药物较抑菌的抗菌药物更能有效地清除细菌。常用的抗菌药物有：

1. 磺胺类

磺胺类药物能很好地从血液渗透入组织，在尿中虽然大部分是无抗菌活性的乙酰化磺胺，但有抗菌活性的游离磺胺仍达到很高的浓度，再加上服用方便，目前仍普遍应用。

在引起肾盂肾炎的常见致病菌中，磺胺对大肠杆菌、变形杆菌、溶血性链球菌、葡萄球菌有抗菌作用，体外药物敏感试验显示抗药菌株占百分比很高，但用以测定磺胺药敏感试验的实验室标准培养基含有抑制物质，结果不可靠。近年来发现甲氧苄氨嘧啶（TMP）与磺胺药联合可增强抗菌作用几倍至几十倍，疗效显著提高，对某些细菌还可产生杀菌作用。目前最常用的制剂是磺胺甲基异噁唑与 TMP 的 4：1 合剂（也称复方新诺明），每片含磺胺甲基异噁唑 0.4 g 及 TMP 0.1 g，每日 2 次，每次 2 片，可与小苏打 1 g，每日 4 次同服。碱化尿液可增强抗菌作用，还可预防磺胺结晶的形成。在短效磺胺中以磺胺异噁唑 1 g，每日 4 次较好。磺胺异噁唑在尿中溶解度大，不产生结晶，不需加小苏打同服，抗菌效果亦较好。磺胺三甲氧嘧啶（SMD）及磺胺六甲氧嘧啶（sMM 或 DS-36）系长效磺胺药，服用方便，抗菌效果好，亦常应用，剂量为 0.5 ~ 1 g，每日一次。

2. 青霉素 G

青霉素 G 在血清及尿中有较高的浓度，尿中浓度尤高，可用于葡萄球菌、溶血性链球菌、草绿性链球菌、粪肠球菌、大肠杆菌、变形杆菌的泌尿系统感染。近年来葡萄球菌对青霉素 G 多抗药，故只有药物敏感证实对青霉素 G 敏感才可应用。如抗药则换用新青霉素。极大剂量的青霉素 G（例如 6 000 万 U/d）对大肠杆菌败血症也有效。由于尿中青霉素 G 的浓度极高，用通常剂量的青霉素 G 治疗大肠杆菌泌尿系统感染也可取得良好效果。青霉素 G 与氨基苷类抗生素联合应用对肠球菌有协同作用，可用于肠球菌引起的泌尿系统感染。同时服用维生素，氯化铵或蛋氨酸使尿液维持酸性可增强青霉素的抗菌作用。

3. 氨苄青霉素

为广谱抗生素，对大肠杆菌、奇异变形杆菌、不产青霉素酶的葡萄球菌、肠球菌有效。对吲哚阳性变形杆菌、肠杆菌属、克雷伯氏菌属、绿脓杆菌均抗药。近年来大肠杆菌抗药菌株亦显著增加。上述革兰氏阴性杆菌对氨苄青霉素抗药的部分原因是这些细菌能产生破坏氨苄青霉素的 β - 内酰胺酶（即青霉素酶）。近年来体外试验发现氨苄青霉素与氯唑青霉素联合应用可克服这些细菌的抗药性，甚至对绿脓杆菌有效。氯唑青霉素本身对这些细菌无抗菌作用，但可与 β - 内酰胺酶结合，从而防止了氨苄青霉素被破坏而发挥抗菌作用。但是这两种抗生素的联合应用并不是对所有菌株均出现协同作用，就大肠杆菌而言，仅对不携带 R 因子的菌株有效，对携带 R 因子的菌株无效。由于氯唑青霉素及氨苄青霉素在尿中有很高的浓度，联合应用于泌尿系统感染有可能显示出协同作用，在血清中这两种抗生素的浓度远较尿中浓度为低，很难获得协同作用。氨苄青霉素的剂量为 50 ~ 100 mg/（kg·d），分 4 次口服或肌内注射。酸化尿液可增强抗菌作用。联合应用氨苄及氯唑青霉素治疗泌尿系统感染的实际疗效有待于进一步研究。

4. 羧苄及黄苄青霉素

仅适用于绿脓杆菌及变形杆菌属感染，大肠杆菌等其他致病菌感染均可用其他抗生素代替，故一般不用。最近生产的呋苄青霉素疗效更好。

5. 先锋霉素类

对大肠杆菌、奇异变形杆菌，分泌青霉素酶葡萄球菌引起泌尿系统感染有效。先锋霉素主要从尿中排出，故尿中有很高的浓度。先锋霉素制剂有多种，常用者有先锋霉素 II 号（肌内注射及静脉注射）、IV 号（口服）、V 号（肌内注射及静脉注射）、VI 号（口服、肌内注射及静脉注射），剂量为每只 2 ~ 4 g，分 4 次。先锋霉素在碱性尿中作用增强。

6. 四环素族

四环素族抗生素有广谱抗菌作用，除变形杆菌及绿脓杆菌外，对常见的泌尿系统感染致病菌均有效。四环素类可以口服、应用方便。服药后在组织及尿中均能达到有效浓度。由于上述优点，四环素族是治疗泌尿系统感染的理想药物。但近年来细菌对四环素族多抗药，故临床应用受到了限制，只适用于经药物敏感试验证实敏感的菌株引起的感染。常用的制剂为四环素，0.5 g，每日 4 次，或强力霉素或二甲胺四环素 0.1 mg，每日二次或 0.2 g，每日一次。四环素族在酸性尿中抗菌作用增强。

7. 氯霉素

除绿脓杆菌外，氯霉素对常见的泌尿系统感染的致病菌均有效，氯霉素在肝脏中与葡萄糖醛酸结合后从尿中排出，在尿中具有抗菌活力的氯霉素仅占 5% ~ 10%，虽然如此，由于肾小管的浓缩作用，仍能达到抗菌浓度。由于氯霉素对骨髓的毒性，且近年来治疗泌尿系统感染的抗菌药物种类增多，故尽可能不用氯霉素。尿液的酸碱度对氯霉素的抗菌作用无影响。

8. 链霉素

在用药的过程中，细菌很快对链霉素产生抗药性，故不适用于治疗泌尿系统感染。在处理肠球菌感染时，可与青霉素 G 联合应用，碱化尿液可使链霉素的抗菌活性增强。

9. 庆大霉素及托布拉霉素

庆大霉素及托布拉霉素有相似的抗菌谱，对泌尿系统感染的常见病原菌如大肠杆菌、奇异变形杆菌、产气肠杆菌、葡萄球菌有抗菌作用。尤其是对绿脓杆菌有效。托布拉霉素对绿脓杆菌的抗菌作用较庆大霉素强。对肠球菌无效，但与青霉素 G 联合应用可产生协同作用。用药后在肾组织及尿中均有较高的浓度，用以治疗肾盂肾炎有较好的疗效。这两种抗生素对肾及第 8 对颅神经有一定程度的毒性。在用药的过程中，细菌容易产生抗药。庆大霉素及托布拉霉素的剂量均为 40 ～ 80 mg，肌内注射，每 8h 一次，同时应用小苏打碱化尿液可增强抗菌作用。

10. 卡那霉素

卡那霉素对大肠杆菌、变形杆菌属、产气肠杆菌、克雷伯氏菌属、葡萄球菌有抗菌作用，对绿脓杆菌及肠球菌无效。用药后在肾组织及尿中均有较高的浓度。卡那霉素对肾及第 8 对颅神经有显著的毒性作用。用药的过程中细菌易产生抗药性。剂量为 0.5 g，肌内注射，每日 2 次。同时服碱性药物使尿液碱化可增强抗菌效果。

11. 丁胺卡那霉素

丁胺卡那霉素是卡那霉素的衍生物，抗菌谱与庆大霉素相似，对大肠杆菌、产气肠杆菌、变形杆菌属、绿脓杆菌、葡萄球菌均有效。适用于对庆大霉素及卡那霉素抗药菌株的感染，这种菌株多见于医院内感染。剂量为 200 ～ 400 g/d，分两次肌内注射。对肾及第 8 对颅神经的毒性与卡那霉素相似。

12. 多黏菌素 B 及多黏菌素 E

对大肠杆菌、肠杆菌属、克雷伯氏菌属、绿脓杆菌引起的泌尿系统感染有良好效果，对变形杆菌及革兰氏阳性球菌无效。多黏菌素与磺胺联合应用对革兰氏阴性杆菌有显著协同作用，如加用 TMF，则效果更好，对多黏菌素抗药的变形杆菌属及黏质沙雷氏菌，大多数（78%）联合应用多黏菌素及磺胺可将其抑制；联合应用多黏菌素、磺胺及 TMP 以处理严重的革兰氏阴性杆菌肾盂肾炎常获得满意效果。由于多黏菌素对肾脏有较高的毒性，不宜作为首选。多黏菌素 B（硫酸盐）的剂量为 50 ～ 100 mg/d，静脉滴注；多黏菌素 E 的剂量为 100 ～ 150 mg/d，分次肌内注射，亦可静脉滴注。在酸性尿中，多黏菌素对绿脓杆菌的抗菌作用增强，在碱性尿中对大肠杆菌的抗菌作用增强。

13. 呋喃妥因

在常见的泌尿系统感染病菌中，呋喃妥因对大肠杆菌最为敏感，对产气肠杆菌及克雷伯氏菌属敏感度较低，对变形杆菌不定，多数中度抗药，绿脓杆菌通常抗药，葡萄球菌及肠球菌敏感。呋喃妥因在尿中有较高的浓度，适用于治疗泌尿系统黏膜的炎症。呋喃妥因经胃肠吸收进入血液后很快与蛋白结合，渗入组织很少，但近年来发现呋喃妥因在肾小管中重吸收，在肾组织中形成再循环，故对肾组织感染也有效，而对肾以外的组织感染无效。呋喃妥因的另一优点是抗药菌株发生很慢，可长期服用，但可产生周围神经炎，故长期服药期间应对患者进行密切观察。剂量为 0.1 ～ 0.2 g，每日 3 ～ 4 次。长期用药宜减量为 0.1 ～ 0.2 g/d。

14. 萘啶酸

对大肠杆菌、肠杆菌属、克雷伯氏菌属、变形杆菌属有抗菌作用。而绿脓杆菌、葡萄球菌抗药。萘啶酸在血清中的浓度，不同患者变化很大。但最近报道口服萘啶酸 1 g 后 2 h，血清浓度能达到抗菌水平（21 ～ 50 g/mL）。萘啶酸在组织中的浓度较血清低，只有肾组织例外，较血清浓度高。部分萘啶酸在体内转变为羟萘啶酸，但仍有抗菌活性。从尿中排出的萘啶酸 85% ～ 90% 系无抗菌活性的葡萄糖醛酸结合物，但有抗菌活性的游离萘啶酸及其羟化产物在尿中仍然有较高的浓度。萘啶酸与卡那霉素、庆大霉素或黏菌素合用对肠道细菌科的细菌有协同作用。萘啶酸与呋喃坦丁联合应用则有拮抗作用，与氯霉素或四环素联合应用亦常发生拮抗，与青霉素类或先锋霉素类联合应用无协同作用，也无拮抗作用。萘啶酸治疗对其敏感的细菌引起的急性泌尿系统感染有良好效果，但与其他抗菌药物一样，对慢性及复发性病例效果不太理想。长期应用以抑制慢性细菌尿有一定效果，但不易彻底清除细菌尿。成人剂量为每日 4 g，分 4 次服用。较长期服用可改为每日 2 g。用于长期抑制慢性细菌尿疗法，每日可服 1 g。

15. 孟德立胺

本品为孟德立酸与乌罗托品的混合剂。孟德立酸使尿维持酸性，在酸性尿中蚁醛自乌罗托品中释出，酸性尿及蚁醛均可抑制细菌的繁殖。服药后尿液的酸碱度应达到 pH 5 左右。如达不到应加服维生素 C、氯化铵或蛋氨酸。常用剂量为每日 2 g，分 4 次服。本品多用于长期抑制疗法。

16. 其他抗生素

苯唑或氯唑青霉素及红霉素适用于耐药葡萄球菌引起的感染。红霉素还可用于处理厌氧菌及细菌 L-型。环丝氨酸对大肠杆菌、产气杆菌、葡萄球菌所致的泌尿系统感染有效，但由于毒性高，可引起中毒性精神病，一般不用。创新霉素及春雷霉素对大肠杆菌感染有效，春雷霉素还对绿脓杆菌有效。

（二）初发病例的治疗

应根据细菌种类、药物敏感试验、诱发因素及患者的临床表现来考虑抗菌药物的选择。在培养未获结束前，对医院外感染的病例，有明显的发热、腰痛及压痛等肾组织感染症状者，可选用磺胺甲基异恶唑加 TMP、青霉素 G 或四环素加链霉素；有菌血症征象或休克的患者，可给予氨苄青霉素、先锋霉素、庆大霉素或卡那霉素等，对于无症状或症状轻微的患者，或仅有下尿路症状的患者，可先给予磺胺药、呋喃妥因或萘啶酸，待细菌培养及药物敏感试验获得结果后，再行换药。医院内及医源性感染大多数由耐药菌株引起，在药敏感试验未报道前，可先用氨苄青霉素、先锋霉素、庆大霉素、卡那霉素、多黏菌素等，以后根据药敏感试验加以调整。对有严重全身中毒症状的病例，可以联合应用抗生素，如氨苄青霉素加庆大霉素或卡那霉素，氨苄青霉素加先锋霉素，多黏菌素加磺胺及 TMP 等，导尿及泌尿道器械操作后的感染由绿脓杆菌引起的可能性最大，可应用羧苄或黄苄青霉素、庆大霉素（或脱氧卡那霉素）、丁胺卡那霉素或多黏菌素，必要时可联合应用羧苄（或黄苄）青霉素及庆大霉素。

抗菌药物的疗程一般为 10 ~ 14 d，也有人主张一个月。在治疗期间应密切观察抗菌药物的毒性反应，特别是那些对肾脏有毒的抗菌药物。在应用抗菌药物的过程中，细菌常出现耐药，还可能出现另一种细菌代替原先的细菌，故应每 3 ~ 4 d 重复尿培养及药物敏感试验一次，以便及时调整药物。不管应用什么治疗方法，大多数患者于 3 ~ 4 d 内症状好转甚至消失，应向患者解释要坚持治疗，不能过早停药，应按时来院复查。症状及脓尿的消失不能认为痊愈，必须彻底清除细菌尿才能防止复发。另一方面，如果多次尿定量细菌培养无菌而症状及脓尿持续存在，则可能为在其他肾脏疾病的基础上附加细菌感染。

抗菌药物疗程结束后，如症状及脓尿消失，可于停药 2 ~ 3 d 后送尿培养连续 2 次，如无菌，以后每 1 ~ 2 月重作培养一次，追踪观察半年至一年。通过对大量病例治疗后的长期观察，发现即使应用经体外试验有效的抗生素，患者又无尿路梗阻等并发症，但经过一个疗程的抗菌药物治疗后，大约只有 50% 的患者能维持无菌。由此可见治疗后长期复查的重要性。

治疗效果不佳或反复发作的病例，除由于抗药菌株的感染及应用抗菌药物不当外，应注意是否合并存在全身及泌尿道局部疾病，特别是泌尿道解剖异常及梗阻，可进行静脉肾盂造影及肾功能试验。急性期应避免进行导尿或尿道及膀胱器械检查及逆行肾盂造影，因可诱发菌血症及肾乳突坏死。测定膀胱的排空功能可用不插尿管的方法。如注射造影剂后观察造影剂在膀胱中的存留，注射 131I 标记碘司特后在耻骨上测定放射性物质在膀胱中的存留，静脉注射 PSP 后 2 ~ 4 h 测定 PSP 在尿中的含量等。

（三）复发及再感染的治疗

鉴别复发及再感染有一定困难。一般认为尿培养获得与原先相同的细菌（菌型亦相同），则复发的可能性大，如细菌的种类不断改变则可能为再感染。此外，有原发泌尿系统疾病者（如肾结石）则常常是同一细菌的复发；年轻的妇女在性生活活跃时期，多数发生细菌种类不同的再感染。复发的病例先按初发的治疗方法进行治疗。在应用抗菌药物一疗程后，继以应用长期药物抑制疗法，用小剂量抗菌药物维持半年至一年。常用的药物有磺胺（磺胺异恶唑、磺胺嘧啶等）0.5 g，每日 2 ~ 3 次，或每晚服一次，每次 1 g；呋喃妥因 0.05 g，每日 2 ~ 3 次，或每晚服一次；萘啶酸 0.5 g，每日 2 次，或每晚服一次，每次 1 g。以上 3 种药物可交替应用，每半月至一月换药一次。

（四）细菌 L- 型（包括原浆体及原球体）引起的复发病例的治疗

细菌 L- 型引起的复发的治疗部分病例经治疗后仍不能彻底治愈，反复复发是由于病原菌转变为细菌

L- 型。由于大多数医院细菌实验室还没有开展细菌 L- 型的培养作，故不易做出诊断。临床上遇到以下情况可考虑细菌 L- 型的存在：①曾应用作用于细胞壁的抗生素（青霉素族、先锋霉素族、D- 环丝氨酸、杆菌肽、万古霉素）治疗的患者；②有症状复发而反复应用常规尿细菌培养方法均分离不出病原菌。治疗细菌 L- 型可应用红霉素、四环素或氯霉素一疗程。有人主张急性期应用作用于细胞壁的抗生素治疗至症状消失后，应常规应用作用于细胞内蛋白质合成的抗生素，以预防细菌 L- 型的形成而使症状迁延不愈或复发。

（五）妊娠期抗菌药物的应用

不少药可通过胎盘屏障引起胎儿中毒。新生儿的肝脏对氯霉素的解毒功能不全，孕妇在将要分娩的 24 h 内不宜服氯霉素。磺胺与胆红素竞争与蛋白结合，可引起孕妇及胎儿黄疸，如必须应用，可选择应用与白蛋白结合率低的磺胺，如磺胺三甲氧吡嗪（SMPZ）及磺胺六甲氧嘧啶。孕妇在妊娠 25 周以后服用四环素可使胎儿乳齿黄染。妊娠期应用氨基苷类有可能使胎儿发生不可逆的先天性耳聋。呋喃妥因有可能引起胎儿溶血。

（六）其他治疗措施

急性期有发热的患者应卧床休息。如同时存在泌尿生殖系统其他部位的炎性病灶，如前列腺炎、尿道旁腺炎、盆腔炎、阴道炎等应积极给予治疗。合并糖尿病者应控制血糖及尿糖至接近正常水平。高血压病患者合并急性肾盂肾炎时，血压可明显升高，应根据血压升高的程度给予降压药物。

1. 补水利尿

给予足够水分以维持正常尿量（每日 1 500 mL 左右）是必须的。传统的治疗方法要求给予患者大量水分（必要时静脉输液），使患者大量排尿，认为这是一项重要的辅助治疗措施，它的好处有：①尿液呈低渗透性，大肠杆菌在低渗尿中繁殖减少；②频繁的排尿起到冲洗作用，使尿中细菌的数目减少；③透压降低不利于细菌 L- 型的形成。

尽管习惯于这样做，但补水利尿在动物实验及人类的泌尿系统感染及肾盂肾炎的治疗作用仍然没有定论。在进行动物实验时，将大肠杆菌 1 000 万个注入膀胱，细菌迅速被消除，但在利尿的作用下，注入大肠杆菌少至 10 个也可见到在膀胱内繁殖及持续存在很长时间，有慢性细菌尿的小鼠，在大量水利尿的作用下，可发生严重的肾盂肾炎及肾乳突坏死。在泌尿系统中，细菌的繁殖与机体的防御机制之间可能存在着极为精细的平衡关系，轻微的生理改变（如水利尿），可造成机体防御机能的降低。但是不同种类的动物，水利尿的影响可能不同。总之，动物实验还没有得出大量饮水对革兰氏阴性杆菌泌尿系统感染的治疗有效的结论。在抗生素的治疗过程中，低渗尿使细菌对抗生素更为敏感，但尿量过多又使抗生素在尿中的浓度降低，不利于灭菌，得失如何，有待于进一步研究。但是尿量过少显然是不利的，细菌毒素及炎性分泌物的浓缩对泌尿系统黏膜的刺激作用加重。此外，有人发现在高渗透压及高尿素溶液中，抗原 - 抗体结合、白细胞黏附作用、吞噬作用及血清其他杀菌系统都受到妨碍，大大削弱了机体的抗菌机能。

2. 尿路梗阻的治疗

在急性感染控制后，应对尿路梗阻进行处理。泌尿系统结石及狭窄、先天性尿道瓣膜、肿瘤、憩室、良性前列腺肥大、异物等应行手术治疗。关于膀胱 - 输尿管反流及其他病变的处理将在儿童肾盂肾炎的治疗中讨论。

3. 导尿及长期留置尿管的感染问题

导尿及长期留置尿管的危害性前面已提到。不必要的导尿应予避免。过去分娩时及治疗糖尿病酸中毒时常规采用导尿及留置尿管的方法现已不用。抗菌药物并不能预防感染。当必须长期留置尿管时，宜采用无菌的封闭系统进行引流。有人提倡用 0.2% 的新霉素溶液进行膀胱冲洗可以减少膀胱内细菌繁殖以预防上行性感染，亦可用 0.25% 的硼酸进行膀胱冲洗。在进行泌尿系统器械检查时应严格按无菌技术进行操作。

（七）儿童肾盂肾炎的治疗

儿童患泌尿系统感染常症状不典型，而且多为上尿路感染，并常伴有泌尿系统梗阻性病变。

儿童无症状细菌尿的发病率随年龄而增加，女孩高于男孩，但在生后第一年，男女性并无差别。尸检中发现儿童患肾盂肾炎并不多见。

多次复发或重新感染的病例绝大多数有尿路梗阻，以膀胱－输尿管反流最多见（占35%），其他病变有后尿道瓣膜、膀胱憩室或结石等，其他尿路先天性畸形亦可见到，部分病例还由于脊髓功能异常，特别以隐性脊柱裂最为常见。

儿童肾盂肾炎症状多不典型。发热常是唯一的症状。婴幼儿及年幼的小儿只有拒食，啼哭不安，衰弱无力、胃肠不适及发热，常易误诊。另一方面在儿科的急症室中，有 2/3 的病例按这些非特异症状被诊断为泌尿系统感染进行治疗，但随后尿培养阴性，证明不是泌尿系统感染。较大的儿童则可以出现急性发热、腰痛及压痛、尿频、尿痛、血尿及脓尿等典型症状。如果肾盂肾炎继发于尿路梗阻，症状常严重，甚至可危及生命。

清洁留取中段尿进行定量细菌培养同样是诊断儿童泌尿系统感染的主要方法。但是婴幼儿不合作，留取标本困难，耻骨上穿刺膀胱取尿送培养是最可靠的诊断方法，只要培养出细菌就可证实存在着感染，但是动物实验指出当膀胱尿存在着大量细菌时，穿刺膀胱有诱发菌血症的可能，必须慎用。在操作过程中如无菌技术不严格，也有发生细菌污染的可能，如发现类白喉杆菌、血浆凝固酶阴性葡萄球菌或多种细菌则有可能是污染。较大儿童可以充分清洁外阴部及尿道口后取中段尿送定量细菌培养，但污染的机会仍然很大，故多次重复培养甚为重要。

由于儿童肾盂肾炎合并泌尿系统先天性解剖异常及梗阻机会很大，很多学者主张急性症状控制后，应对每一个病例进行静脉肾盂造影，但比较实际可行的办法是抗菌药物 7 ~ 10 d，如感染不能清除，尿培养仍然长期有菌，或恢复后又复发或重新感染，再行静脉肾盂造影，应同时做排尿时膀胱－输尿管造影，观察有无膀胱－输尿管反流。

抗菌药物的应用已如前述。治疗后短期复发者可用长期抑制疗法。婴儿服氯霉素易引起中毒，特别是早产儿，最好避免，或减量使用。氨基苷类可损害第 8 对颅神经而造成耳聋，应慎用。6 ~ 7 岁以前的儿童，不宜用四环素，因可引起牙齿色素沉着，婴儿还可发生骨发育暂时抑制。

尿路梗阻的纠治非常必要，如不用外科手术治疗常常无法清除感染。但有些梗阻性病变可能是炎症的结果，通过抗菌疗法有可能自行消失。大约有 35% 的儿童有膀胱输尿管反流，是否必须进行手术纠正，尚无一致意见。对人及动物的观察的结果，说明膀胱输尿管反流有可能是感染本身引起，长期抗菌疗法控制感染后可以消失。在用抗菌药物控制急性感染后，可进行长期的药物抑制疗法，以后经过多次复查排尿时膀胱－输尿管造影，如发现膀胱－输尿管反流消失，就可停药观察。如感染不能用药物控制，则可以考虑手术治疗。有些泌尿系统病变如巨膀胱、膀胱颈梗阻、尿道口狭窄等的定义含糊不清，虽然已有不少学者应用了手术治疗，但手术的效果尚难做出正确的评价。有效抗菌药物治疗也有可能使这一类梗阻病变解除。有报道称不少患者有非梗阻性肾盂积水及输尿管积水，如不用外科手术纠正这种非梗阻性扩张，则感染难以控制。对于患有先天性解剖畸形、泌尿系统结石、膀胱憩室等梗阻性病变，采用手术治疗是合理的。

经过长期随访观察，X 线检查显示泌尿系统无异常发现的病例，预后非常好，极少发生进行性肾损害而成为慢性肾盂肾炎。

第二节　慢性肾盂肾炎

一、病理

慢性肾盂肾炎的病理改变以瘢痕形成为特征。病变多样化，肾间质、肾小管及肾小球均有改变。尸检时可见到肾脏呈对称性或不对称性萎缩，表面不平、切面可见肾实质中有许多索条状瘢痕，由肾髓质伸展至肾皮质，在瘢痕病变的区域内，肾小管及肾小球完全破坏，被致密的结缔组织所代替，几乎看不见任何细胞成分，但有时也可见到许多淋巴细胞及浆细胞。这些瘢痕病变显然是急性化脓性病变愈合的结果，在其边缘有时还能见到急性间质性炎症。在病变的外围可见到外表正常的肾小球，其四周有萎缩的变形的肾小管，有时肾小管密集成堆，其中完全没有或只有很少几个肾小球。肾小管上皮萎缩，管腔变空或充满外观均匀一致的玻璃管型，这种管型是由白细胞管型退化变成，说明在急性期，与这些肾小管联结的肾小球被急性化脓过程破坏，致其中的白细胞管型不能随尿排出而滞留在肾小管腔中，最后变成玻璃管型。瘢痕组织的周围，有些肾小管呈囊性扩张，这是瘢痕组织压迫的结果，或由急性肾小管阻塞所造成（称为"肾内肾盂积水"）。动物实验证实这种组织对感染的易感性增加，由此形成感染－瘢痕－感染的恶性循环。在扩张的肾小管的管腔中充满胶冻状物质，这是急性期肾小管阻塞后，脓性分泌物不能排出而变成。在肾锥体的尖端及肾髓质中，可见到收集管变形，其周围结缔组织增生，呈黏液水肿样，无炎性细胞浸润，而与其相邻的皮质组织中却有许多炎性细胞。

疾病的晚期，肾小球也有病理改变，被称为坏变性肾小球炎，是一种硬化性及增殖性病变，呈局灶性分布，有时也可以很广泛，几乎呈弥漫性。在有显著的增殖性动脉内膜炎的区域中，坏变性肾小球炎最显著。发病机制不明，可能与增殖性动脉内膜炎造成缺血有关，根据动物实验资料，可能还有免疫机制参与作用。坏变性肾小球炎常见于因迅速进行性尿毒症而死亡的患者，生前均有严重的高血压，但是有严重高血压的患者不一定均有坏变性肾小球炎。当患者的病情迅速进行性恶化时，如果不能用充血性心力衰竭、水盐代谢紊乱、恶性高血压、肾盂肾炎急性发作，或尿路梗阻等原因来解释，应考虑有坏变性肾小球炎的存在。

慢性肾盂肾炎还有另两种肾小球病理改变：①由于恶性高血压引起的肾小球血管丛的坏死性小动脉炎和纤维蛋白样坏死；②肾小球周围纤维组织增生，侵入肾小球，导致肾小球闭塞。

慢性肾盂肾炎的另一种突出的病理改变是增殖性动脉内膜炎，与在恶性高血压所见到的小动脉病理改变非常相似，但在无高血压的慢性肾盂肾炎病例中，增殖性动脉内膜炎仍然极为显著，且常常存在于慢性肾盂肾炎病理改变最为严重的区域。有人认为这是一种炎症性动脉内膜炎。动脉内膜炎可造成组织缺血，甚至造成慢性血管闭塞而导致肾小球节段性缺血性萎缩。

有些病例的肾脏病理改变除瘢痕组织外，还可见到有些区域仍然呈现急性肾盂肾炎的病理改变，这种患者可持续有脓尿及细菌尿。但是大多数患者都不是这样，而是感染已不复存在，但肾实质的组织破坏仍然继续进行。有人提出慢性肾盂肾炎的病理改变，如肾组织的慢性炎症反应、肾小球炎、肾小管退化变性、动脉内膜炎等，与移植肾的病理变化十分相似，移植肾的病理变化是由自身免疫机制引起。因此，推测慢性肾盂肾炎的组织损害，是由于感染破坏了肾组织后，释放出来肾组织抗原诱发自身免疫反应，这一说法尚待证实。

慢性肾盂肾炎引起肾组织进行性破坏，有功能的肾单位的数目逐渐减少，最终导致肾功能减退及慢性肾衰竭。除了感染本身对肾组织的直接破坏作用外，细菌内毒素使肾小管强烈收缩，高血压对血管的损害，增殖性动脉炎引起管腔狭窄等因素使肾血流量明显地减少，导致肾组织缺血，在这种情况下，即使感染已消失，肾功能仍然发生进行性损害。肾脏内的感染首先从肾髓质开始，故肾髓质的病变常较皮质严重。肾小管受到肾间质炎症及瘢痕的损害比肾小球严重。

二、病理生理

（一）氮质血症及尿毒症

在慢性肾盂肾炎的病程中，肾组织逐渐受到破坏，肾单位的数目逐渐减少，但残存的肾单位增大，功能代偿性增加，当代偿功能充足时，患者能维持良好的状态，这时只能通过肾清除率检查才能发现有功能的肾组织减少。最后，与肾组织破坏过多，代偿功能不充分时，就逐渐出现氮质血症及尿毒症。慢性肾盂肾炎引起的尿毒症与其他肾脏疾病引起的尿毒症无区别。

（二）尿浓缩功能障碍及肾源性尿崩症

在正常情况下肾小球滤液中的水分及其他溶质有80%～85%在近曲小管中以等渗液的形式被重吸收，不受体内水分的需要量的影响，从近曲小管进入汉勒氏袢（髓袢）的滤液仍然是等渗液，在汉勒氏袢的升支，大量钠以高渗液的形式被重吸收，使滤液变成低渗性，滤液进入远曲小管后，水及残存的溶质被重吸收，滤液又变成等渗性而进入收集管。收集管周围的肾髓质间质是高渗性，于是水分通过收集管壁进入髓质，使管腔中的滤液浓缩成为尿液而排出。远曲小管及收集管对水的重吸收受到抗利尿激素的调节，如缺乏抗利尿激素，水分不能在这部分肾小管中重吸收，于是排出大量比重低的尿液。

慢性肾盂肾炎常发生尿浓缩功能障碍，而且在病程的早期就可出现。在肾衰竭前，早已存在尿比重偏低的现象。尿浓缩功能损害显著时，出现多尿、口渴及尿比重固定于 1.010。引起尿浓缩功能不良的机制有以下三种可能：①由于肾单位数目大大减少，残存的有功能的肾单位就须担负排出更多溶质的任务，形成了渗透性利尿，滤液在肾小管中的流速大为增加，使重吸收不充分；②慢性肾盂肾炎引起的病理改变使肾髓质维持高渗性的生理机制遭到破坏，肾髓质的渗透压降低，使水从收集管进入肾髓质受到影响；③由于远曲小管及收集管的损害，失去对抗利尿激素的反应性，这是一种很罕见的情况，临床表现有烦渴、多尿、尿比重低，与缺乏抗利尿激素相似，称为肾源性尿崩症，但患者的多尿及低比重尿不能用静脉滴注抗利尿激素来纠正。这种病可能是由于远曲小管及收集管本身及其周围组织的特殊病理变化造成，有些病例可见到肾曲小管极度萎缩，肾间质广泛纤维化及慢性炎症。此外，由于极度渗透性利尿，肾小管中的滤液流速过快，也可使远曲小管及收集管对抗利尿激素反应差。除了慢性肾盂肾炎外，其他肾脏损害如高钙血症、多发性骨髓瘤等病亦可引起肾源性尿崩症，而慢性肾小球肾炎及肾动脉硬化症则不发生这种并发症。

（三）钠平衡失调及失盐性肾炎

正常肾脏能有效地根据体内的需要排出及保留每日从膳食摄入的钠，使细胞外液钠保持恒定。血清钠由肾小球滤出，然后由肾小管重吸收。约 55% 的肾小球滤液中的钠在近曲小管中被重吸收，余下的钠主要在汉勒氏袢的升支中以高渗液的形式被重吸收，滤液到达远曲小管后，残存钠通过远曲小管分泌 H^+ 及 K^+ 与其交换而被重吸收入体内。醛固酮及人工合成的 11- 去氧皮质酮及 9- 氟氢化可的松作用于远曲小管能促进钠的重吸收。慢性肾盂肾炎可引起钠潴留，也可引起钠排出过多，甚至可出现低钠综合征的临床表现，称为失盐性肾病或失盐性肾炎。

1. 钠潴留

这种情况见于慢性肾衰竭的终末期，由于有功能的肾单位剩余无几，肾小球滤过率严重降低，再加上合并充血性心力衰竭及（或）坏死性或变性肾小球炎，使钠的排出严重受到障碍。

2. 钠排出过多及失盐性肾炎

这是由于肾小管不能充分回吸收钠，结果尿钠增多，细胞外液钠降低。钠排出过多在慢性肾盂肾炎是很常见的，大多数程度均较轻，只有限制钠摄入 5 ~ 7 d 才表现出来。

在慢性肾盂肾炎进行性恶化的过程中，随着肾组织的进行性破坏，肾单位的数目日益减少，残存的有功能的肾单位溶质负荷相应增加，这就引起渗透性利尿，在这种情况下，肾小球滤液中的钠被肾小管重吸收的百分比减少，就易引起钠排出过多。这种因素是存在的；但显然不是低血钠的主要原因，因这种渗透性利尿现象见于肾组织遭受破坏的任何肾脏疾病，不能解释为什么肾脏保钠能力降低多见于慢性肾盂肾炎。在其他肾脏疾病中，有功能的肾单位数目已很少，但肾保钠功能仍然正常。故除了渗透性利尿这一因素外，慢性肾盂肾炎钠的丢失过多的原因可能是肾小管对钠的重吸收功能的一种特殊缺陷所造成。

尿钠量固定及排出过多是由于汉勒氏袢升支及远曲小管功能缺陷所致。肾小球仍然能滤出相当量的钠，但不能被相应的肾小管充分吸收，形成肾小球与肾小管之间的功能不平衡。肾小管保钠功能缺陷的病理基础是什么还没有充分了解。有学者认为失盐性肾炎的主要病理学特征是严重的肾小管萎缩及肾间质纤维化，伴有外观完整的肾小球。这种病理特征支持保钠功能缺陷是由于肾小球与肾小管之间失去功能平衡的观点。

（四）酸中毒

慢性肾盂肾炎与其他肾脏疾病一样，肾组织严重破坏后，就可出现氮质血症和代谢性酸中毒，有两种类型的代谢性酸中毒。最常见的是由于体内代谢酸性产物不能排出而积存于体内，称为存留性酸中毒；另一较少见的类型是由于 HCO_3^- 排出过多而形成高氯性酸中毒。

肾脏是调节酸碱平衡的重要器官，由于日常摄入的膳食有明显的酸性特性，每日必须从肾脏排出 H^+ 50～100 mmol 才能维持体内环境的酸碱平衡。H^+ 是以可滴定酸（主要为磷酸、硫酸等无机酸及一小部分枸橼酸、肌酸等有机酸）及铵（NH_4^+）的形式排出的。前者约占 1/3，后者约占 2/3。尿中的 H^+ 主要由肾小管细胞分泌至滤液中，与滤液中的阳离子（主要为 Na^+）交换而排出，使尿液酸化，Na^+ 则被回收入体内。

根据以上所述的肾脏对酸、碱排出的调节作用，慢性肾盂肾炎发生酸中毒的机制有两种：①肾组织破坏过多，滤过面积减少，合成及分泌 H^+ 及（或）NH_4^+ 的组织亦严重减少；②肾脏仍保留有一定量的滤过面积，但肾小管合成、分泌 H^+ 及（或）NH_4^+ 的功能有特殊缺陷。

当肾小球滤过面积降低于正常的 1/4，加上肾小管的破坏，则机体的组织及食物中的酸性代谢产物就不能全部排出而积存于体内，达到一定浓度超过血浆缓冲系统的代偿能力时，血浆 pH 下降，HCO_3^- 减少就产生酸中毒，这一类型的酸中毒称为存留性酸中毒。代谢产生的酸性物质主要是磷酸、硫酸，以酸性盐的形式存留于血浆中。血浆 HCO_3^- 减少的量，如以 mmol/L 表示，约等于未测定的阴离子（几乎全部是磷酸根、硫酸根）增加的量。Na^+ 及 Cl^- 的比例仍维持正常，如 Na^+ 减少，则二者的比例不变。这类患者不论氮质血症如何严重，尿几乎总是酸性，pH 值在 4.5～5.5 之间。这是因为残存的有功能的肾单位仍然有一定的分泌 H^+ 的能力而 NH_4^+ 的排出则受到损害。另一方面，血清 HCO_3^- 降低后，肾小球滤液中 HCO_3^- 相应的减少而磷酸缓冲剂增多，为了重吸收 HCO_3^- 所需要的 H^+ 就用不着这么多，可提供较多的 H^+ 与磷酸盐缓冲剂结合，故尿液仍呈酸性。

另一类型的酸中毒称高氯性酸中毒，不如存留性酸中毒多见，是由于肾小管对 HCO_3^- 的重吸收发生了障碍，大量的 HCO_3^- 从尿中流失，患者尿的 HCO_3^-/Cl^- 比值大于血清的比值，血清 Cl^- 绝对地或相对地升高，这种情况如同给正常人口服醋氮酰胺。醋氮酰胺是一种碳酸酐酶抑制剂，服后可使肾小管不能生产及分泌 H^+，还可影响 NH_4^+ 的合成及转运，于是使 HCO_3^- 不能被肾小管重吸收而从尿排出，遂发生高氯性酸中毒。开始时患者的尿渣呈碱性反应，随后血清 HCO_3^- 严重降低，又恢复酸性反应。当肾组织进一步遭受破坏，肾脏滤过面积进一步减少，高氯性酸中毒随之消失，代之以存留性酸中毒。

（五）钾代谢紊乱

正常人 K^+ 由肾小球滤出后又几乎全部被近曲小管重吸收，随后又由远端小管分泌而排出。在远端小管中 K^+ 与 H^+ 竞争与 Na^+ 置换，将 Na^+ 回收。由此可见 K^+ 的清除率实际上是由远端小管分泌的速度所决定。慢性肾盂肾炎患者如无尿量不足或胃肠道的额外丢失，血清 K^+ 一般保持正常水平，无钾存留的现象。这可能是由于近曲小管损害后，重吸收 K^+ 减少，K^+ 从尿中排出多，也可能由于有功能的残存肾单位的远曲小管分泌 K^+ 高于正常。以上两种可能都还没有得到进一步证实。另外还有一个特殊现象是高氯性酸中毒的患者的血清 K^+ 常偏高，血清 K^+ 浓度常在 5.7～7.5 mmol/L 之间，机制也不明。有氮质血症的慢性肾盂肾炎患者，服利尿剂克尿噻后，可引起 K^+ 的大量排出，短期内可引起严重的低血钾，特别是进食较少的患者，要密切注意。

三、临床表现

（一）症状与体征

急性肾盂肾炎经过治疗后症状及细菌尿消失，可以完全恢复，除由于肾组织的瘢痕形成使肾组织对感染的易感性增加外，不留下任何不良后果。但如果肾内感染不能彻底消除，持续有症状或间断有急性发作，超过 6 个月以上，就形成慢性肾盂肾炎。但是临床上，有明显的急性发作症状的慢性肾盂肾炎患者并不多见，而绝大多数非梗阻性慢性肾盂肾炎无泌尿系统感染的任何症状（又称原发性萎缩性肾盂肾炎），通常患者一直感觉很好，疾病以隐匿的方式进行，一直进行到慢性肾衰竭才出现症状。临床表现有全身无力、食欲不振、体重减轻、头昏头痛、恶心呕吐、口渴多尿、贫血、氮质血症、代谢性酸中毒、肾性骨病等，与其他肾脏疾病引起的慢性肾衰竭无区别。患者缺乏肾脏内感染的临床表现，甚至无脓尿及细菌尿。血压多数正常，晚期可升高。眼底亦多数正常（终末期也可有改变）。如不合并心力衰竭，一般无水肿。少数患者可追溯至儿童期或妊娠时有过泌尿系统感染病史，以后时有不明原因的发热、腰痛或蛋白尿。儿童可生长缓慢及营养不良。至于有泌尿系统梗阻的慢性肾盂肾炎患者则有排尿困难、血尿、肾绞痛及排出结石等临床表现、诊断较易。另外还有一些患者有反复发作的典型的急性肾盂肾炎、膀胱炎多年而肾功能正常或损害很轻，这类患者与上述原发性萎缩性肾盂肾炎形成鲜明的对比，代表慢性肾盂肾炎临床表现的两个极端。

慢性肾盂肾炎进行缓慢，患者可存活许多年，虽然两侧肾脏已有显著的病理改变，但可无肾功能障碍的临床表现，即使肾功能已失代偿，病情进行也缓慢，患者虽然有氮质血症数年，仍能维持一定的活动。死亡的原因是尿毒症或继发感染。有血压高者，病程进展较快，死亡的原因可以是冠状动脉硬化性心脏病及脑血管病。

（二）慢性肾盂肾炎与高血压

慢性肾盂肾炎作为高血压的病因尚无一致意见，有 3 种可能：①无关；②慢性肾盂肾炎是高血压的原因；③慢性肾盂肾炎使原先已存在的高血压（不论什么原因引起）加重。

肾盂肾炎合并高血压占全部病例的 11.8% ~ 84.5%，各家报道差别很大，一般认为约 15%。发病率的高低受到：①选择患者的方法及肾盂肾炎与高血压的诊断标准；②患者的年龄；③高血压家族史；④肾盂肾炎的病期；⑤肾盂肾炎的类型（萎缩型、梗阻型）等因素的影响。动物实验发现只有感染严重及广泛时，肾盂肾炎才引起或加重高血压，但临床上有单侧肾盂肾炎引起高血压的个别病例报道，切除病肾后血压即恢复正常。

通过大量病例的统计，有人发现慢性肾盂肾炎患者合并高血压显著高于无慢性肾盂肾炎的患者；两侧萎缩性肾盂肾炎的患者合并高血压亦较无肾萎缩的肾盂肾炎患者显著增高，因而认为慢性肾盂肾炎，特别是伴有肾萎缩者，可产生高血压。但是很多病情严重的肾盂肾炎患者在整个病程中始终血压不高。如果肾萎缩是高血压的原因的话，则血压升高的程度应与血清肌酐的水平明显相关，但实际上二者之间并无关系。那些病史明确的萎缩性肾盂肾炎病例，病程与高血压之间也无关系。

有人观察到在萎缩性肾盂肾炎的肾组织中，常常有严重的增殖性动脉内膜炎，这种病变造成血管狭窄及肾组织缺血，从而引起高血压。但是也有人报道有高血压的慢性肾盂肾炎患者，通过肾活体组织检查未见有增殖性动脉内膜炎，而在有广泛增殖性动脉内膜炎的患者中，也有血压不高的。此外高血压本身引起的过度增生的动脉硬化症与增殖性动脉内膜炎有时极难区别。

任何原因引起的肾衰竭均可发生高血压，因此病情严重的萎缩性肾盂肾炎合并高血压并不能说明二者之间的关系。

动物实验证实高血压使肾脏对感染的易感性增加。通过调查发现有高血压的肾盂肾炎患者大多数有高血压家族史，阳性率与原发性高血压一样高，而肾小球肾炎患者就没有这样高，说明原发性高血压患者易患肾盂肾炎。另一方面，肾盂肾炎可使原已存在的原发性高血压加重。有高血压家族史的人患肾盂肾炎时，高血压的发生率显著升高。原发性高血压患者患肾盂肾炎时，血压亦高于原先水平。肾盂肾炎还可诱发恶性高血压。在全部高血压患者中，恶性高血压只占 2%，而萎缩性肾盂肾炎患者中有 15% ~ 20% 合并恶性高血压。慢性肾盂肾炎者的舒张期血压及肾小动脉硬化的程度均较无慢性肾盂肾炎者严重，说明不管这两种疾病哪一种发生在前，当同时存在时，高血压更为严重。

综上所述，慢性肾盂肾炎与高血压的因果关系尚难做出肯定的答复。目前只能做出以下结论：有些慢性肾盂肾炎患者合并有高血压，在肾衰竭前即可出现。此外，原发性高血压患者比较容易发生肾盂肾炎。当高血压与慢性肾盂肾炎同时存在时（不管因果关系如何），病情往往较严重。

四、辅助检查

梗阻性慢性肾盂肾炎有泌尿生殖系统症状，容易做出诊断。有些患者有急性泌尿系统感染史，进行检查时还可发现脓尿及细菌尿，亦容易做出诊断。但是大多数非梗阻性慢性肾盂肾炎既往无急性泌尿系统病史，也无肾脏疾病的症状，肾衰竭是最早出现的症状，尿中细胞成分也很少，不容易做出诊断。

（一）尿常规化验

如无充血性心力衰竭及恶性高血压，尿蛋白不太多，如尿排出蛋白多于 3 g/d，则反对慢性肾盂肾炎的诊断。尿沉检查可以有少量红细胞及白细胞，但亦可以无任何发现，甚至用定量计数的方法，红细胞及白细胞数目亦不高。尿沉渣见到白细胞管型说明肾实质发炎，对诊断慢性肾盂肾炎有助，但白细胞管型也可见于其他肾脏疾病，并非慢性肾盂肾炎所特有。同样闪光细胞的发现也无特异性。

（二）白细胞排泄激发试验

静脉注射细菌内毒素后半小时，白细胞及非鳞状上皮细胞从尿中排出大大增多，可以帮助诊断。但细菌内毒素可引起发热及其他反应，研究发现注射肾上腺皮质激素亦有激发作用。试验方法是：令患者排空膀胱尿液，2 h 后收集一次尿标本，然后静脉注射磷酸强的松龙 40 mg（溶于生理盐水 10 mL，3 ~ 5 min 注射完），此后每小时收集尿标本一次，共 2 ~ 4 次。收集标本时注意清洁外阴，记录尿量，并取少量中段尿作细胞计数。如注射后尿白细胞排出明显增多，大于 10 万 /h 对诊断有参考价值。有时还可出现尿路刺激症状或细菌培养阳性。

（三）尿培养

尿定量细菌培养的诊断价值已如前述，但是慢性肾盂肾炎尿培养常常无菌。

（四）肾盂造影

排泄性肾盂造影可见到肾脏缩小、表面不平，有肾盂积水及由于粗大的瘢痕使相应的肾乳突回缩等现象。同时还可了解泌尿系统有无先天性畸形及尿路梗阻。对于反复急性发作的患者，可行排尿时膀胱尿道造影，可诊断膀胱 - 输尿管反流。对于已有慢性肾衰竭的患者，排泄性肾盂造影不显影，没有诊断价值，而逆行性肾盂造影虽非禁忌，但可招致上行性感染及诱发坏死性肾乳突炎，使病情恶化，故尽可能不做。

（五）肾活检

针穿刺肾活检见到慢性肾盂肾炎的病理改变可做出慢性肾盂肾炎的诊断，但是任何原因引起的慢性间质性肾炎有相似的病理改变，无法鉴别。由于病变呈灶性分布，不一定能抽出有病变的组织，故肾活检正常不能除外慢性肾盂肾炎。肾活检的组织标本有可能培养出细菌，但大多数患者感染已消失，不能培养出细菌。

五、治疗

当从尿中培养出致病菌时，应根据细菌敏感试验选用抗菌药物，细菌尿控制后，采用长期抑制疗法至少半年至一年，以防止肾组织的进行性破坏。应仔细寻找可以修复的尿路梗阻，给予纠正。但在进行检查时，要注意不要把细菌带入泌尿系统。应避免对肾有潜在毒性的药物。患者患其他疾病如感冒、胃肠道疾病等要进行细致的治疗。任何有可能引起脱水的疾病都有可能使肾功能进一步破坏。

微信扫码
◆ 临床科研
◆ 医学前沿
◆ 临床资讯
◆ 临床笔记

第十章
骨与关节感染

第一节　化脓性骨髓炎

一、急性血源性骨髓炎

在急性化脓性骨髓炎中，急性血源性骨髓炎最多见；80% 以上为 12 岁以下的儿童，男女比约 4∶1。长骨干骺端为好发部位，其中以胫骨上下端、股骨下端及肱骨上端最多见。

（一）病因与发病机制

急性骨髓炎的感染致病菌在儿童和青少年常见的是金黄色葡萄球菌，占 60% ~ 90%，其次是链球菌、大肠杆菌，偶有铜绿假单胞菌（绿脓杆菌）、肺炎双球菌等，在老年和成人有免疫缺陷者多为革兰阴性菌感染。诱发因素是局部或全身抵抗力降低，如局部创伤、营养不良、疲劳、慢性疾病引起的身体虚弱等。在儿童常侵犯骨生长发育最旺盛的干骺端。干骺端有丰富的毛细血管网，血流缓慢，在骺板处滋养血管形成血管襻，由体内其他部位而来的细菌栓子容易在此停留，形成感染病灶。

（二）病理

急性骨髓炎的病理特点是骨质的破坏、坏死及其诱发增生同时并存，早期病理改变以骨质的破坏、坏死为主，后期以增生为主。

大量的细菌栓子停留在干骺端后，阻塞小血管，引起局部骨坏死、白细胞浸润等炎性反应。白细胞释放的蛋白酶破坏细菌核和邻近骨组织，形成脓肿，脓肿不断扩大使骨髓腔内压力升高，阻碍周围骨组织血液供应，使坏死范围进一步扩大。

干骺端感染后形成的脓肿可先穿破进入骨髓腔，沿骨髓腔内蔓延，髓腔内脓液压力增高后沿哈佛管扩散至骨膜下，形成骨膜下脓肿。干骺端脓肿也可直接穿破该处骨皮质到达骨膜下，骨膜下脓肿压力增高后可沿哈佛管扩散至骨髓腔内。

骨膜下脓肿形成后骨外膜掀起造成局部血供障碍，髓腔内炎症引起髓腔内滋养血管栓塞，局部的内外血供阻断造成骨坏死。骨膜穿破后脓液沿着筋膜间隙流注形成深部脓肿，进一步穿破皮肤与外界相通形成窦道。骨外膜在感染炎性刺激下成骨细胞形成大量新骨，包裹于死骨周围，形成包壳。死骨与包壳经皮肤窦道与外界相通，小块死骨可吸收或经窦道排出体外，大块死骨残留形成无效腔，皮肤窦道伤口长期不愈，转变为慢性骨髓炎。

骨髓炎对邻近关节的影响在很大程度上取决于病人的年龄。< 2 岁的婴儿干骺端血供经骺板进入骨骺，因此感染可经血液循环影响骨骺及关节。年龄较大的儿童上述血供不再存在，骺板成为一道屏障阻碍感染向关节蔓延。成人骨骺封闭后干骺端血管直接进入到关节软骨下，细菌可随血流直接蔓延到关节软骨下，并可进一步进入关节。骨膜下脓肿因骨膜牢固附着于骨骺板处，所以不能扩散至骺板以外的关节内，但股骨近端骺板完全位于髋关节内，股骨远端，肱骨近端和远端的部分骺板亦位于关节内，这些部位的脓肿穿破骨膜后可进入关节内。

（三）临床表现

儿童多见，以胫骨上段和股骨下段最多见，其次为肱骨与髂骨，脊柱与其他四肢骨骼都可以发病，肋骨和颅骨少见。

1. 起病急骤，寒战、高热，体温可至39℃以上，有明显感染中毒症状。

2. 早期只有患区剧痛，肢体半屈曲状，周围肌痉挛，因疼痛抗拒做主动与被动运动。局部皮温增高，有局限性压痛，肿胀并不明显。数天后局部出现水肿，压痛更为明显，说明该处已形成骨膜下脓肿。脓肿穿破后成为软组织深部脓肿，此时疼痛反可减轻，但局部红、肿、热、压痛都更为明显。脓液沿髓腔播散，则疼痛与肿胀范围更为严重。骨破坏后有发生病理性骨折的可能。

3. 急性骨髓炎的自然病程可以维持3~4周。脓肿穿破后疼痛即刻缓解，体温逐渐下降，形成窦道，病变转入慢性阶段。

（四）辅助检查

1. 实验室检查

白细胞计数和中性粒细胞比例增高；红细胞沉降率加快；细菌培养及药物敏感试验有助于明确诊断。

2. 影像学检查

早期X线摄片无特殊表现。发病2周后，可见干骺区散在性虫蚀样骨破坏，并向髓腔扩散，骨密质变薄，可有死骨形成。

2. CT检查

可较早发现骨膜下脓肿。

3. 发病48 h后，核素骨显像可有阳性结果。

（五）诊断

临床有以下表现时，应考虑急性骨髓炎可能：急骤的高热和毒血症表现，干骺端持续剧痛，肢体不愿活动，局部明显深压痛，白细胞和中性粒细胞升高。急性血源性骨髓炎强调的是早期诊断，局部分层穿刺对早期诊断有价值。

（六）鉴别诊断

1. 软组织炎症

早期急性骨髓炎与早期蜂窝织炎等软组织炎症常不易鉴别。软组织炎症时全身症状轻，局部症状重，病变部位明显红肿，压痛较轻。

2. 急性化脓性关节炎

病变部位在关节而不在干骺端，关节肿胀、压痛，关节活动几乎完全消失，关节内穿刺有助于明确诊断。

3. 骨肿瘤Ewing瘤

常伴有发热，白细胞升高，局部骨膜下"葱皮样"新骨形成，需与急性骨髓炎鉴别。Ewing瘤发生在骨干，全身中毒症状较轻，疼痛症状重，病变部位局部静脉怒张。病灶病理活检有助于诊断。

（七）治疗

治疗原则：预防中毒性休克和并发多处感染。局部治疗应早，力争急性期治愈，防止死骨形成而转变成慢性骨髓炎。

1. 全身支持疗法

提高机体免疫力，可少量多次输新鲜血或球蛋白，给予高蛋白质、维生素饮食。高热时给予物理降温，保持体内水电解质的平衡，纠正酸中毒。

2. 抗生素的应用

早期大量联合使用广谱抗生素，依据细菌学药敏检测，再调整敏感抗生素，直到体温正常，局部炎症消失。

3. 局部处理

早期引流病灶，降低骨内压，阻止炎症扩散及死骨形成，是防止转变成慢性骨髓炎的重要手段。引流越早、越彻底越好。方法：在病灶一侧切开暴露，不剥离骨膜，在骨膜外先对病灶钻孔，如有脓汁引出，表示已进入病灶，再钻一系列孔形成方框，沿骨孔方框凿穿开一骨窗使引流充分，促进滋养动脉恢复对组织的血流灌注，促进炎症消退。于骨窗内放置两根导管，一根导管用以连续滴注抗生素，另一根导管用以持续负压引流，缝合创口。维持 2 周后，如引流无脓汁，拔除滴注管。3 d 后可考虑拔出引流管，

4. 肢体制动

患肢用石膏托或皮牵引制动，有利于炎症消退和减轻疼痛，防止病理性骨折和关节挛缩。

二、慢性骨髓炎

慢性骨髓炎多由骨组织的化脓性感染经久不愈所致。以骨质破坏，形成死骨、瘘管反复不愈为特点。

（一）病因

遗留的骨腔、死骨、坏死组织、细菌及局部血循环障碍是急性炎症发作的潜在因素，当患者抵抗力降低时，存留在病骨中的细菌大量繁殖，破坏骨质，再次形成骨脓肿。此时，患者可有畏寒、发热、患肢疼痛，白细胞计数及中性粒细胞增多，血沉增快等急性感染的全身症状。患肢局部疼痛、皮肤发红、发热、肿胀。原有窦道瘢痕出现高出皮肤表面的混浊水泡，或在附近皮肤出现有波动的肿块，肿块压痛明显。水泡或皮肤肿块破溃后，脓液流出，有时也可有小死骨块流出。之后，全身症状消失，局部症状消除，流脓窦道可暂时自行愈合或长期不愈合。

（二）临床表现

病变不活动阶段可以无症状，骨失去原有形态，肢体增粗及变形。皮肤菲薄色泽暗；有多处瘢痕，稍有破损即引起经久不愈的溃疡。或有窦道口，长期不愈合，窦道口肉芽组织突起，流出臭味脓液。因肌肉纤维化可以产生关节挛缩。

急性感染发作表现为有疼痛，表面皮肤转为红、肿、热及压痛。体温可升高 1 ~ 2℃。原已闭塞的窦道口可开放，排出多量脓液，有时掉出死骨。病人抵抗力低下时可急性发作。

（三）辅助检查

1. X 射线平片

早期有虫蚀状骨破坏与骨质稀疏，并逐渐出现硬化区。骨膜掀起并有新生骨形，骨膜反应为层状，部分呈三角状，状如骨肿瘤。在 X 射线片上死骨表现为完全孤立的骨片，没有骨小梁结构，浓白致密，边缘不规则，周围有空隙。

2. CT

可以显示出脓腔与小型死骨。

3. 窦道造影

经窦道插管注入碘剂可显示脓腔、窦道情况。

（四）治疗

慢性骨髓炎的治疗原则是彻底清除死骨，清除炎性肉芽组织和增生瘢痕，消灭无效腔。由于病灶内血供差，抗菌药物难以到达，因此治疗以手术治疗为主，再配合全身支持及有效抗生素控制感染。

1. 手术指征

死骨、无效腔存在，窦道流脓，包壳形成能保持骨的连续性。在慢性骨髓炎急性发作期，仅做局部切开引流。包壳未形成前，不宜进行死骨摘除，否则容易引起病理性骨折或使骨外膜失去支撑而塌陷，影响新骨形成，造成骨质缺损，肢体病症。

手术方法包括病灶清除、消灭无效腔、闭合创面。手术前一般需进行窦道造影，将造影剂从窦道内注入，进行透视观察和摄片，以了解窦道的走向、分布范围及其与无效腔的关系，以便手术中彻底清除窦道和无效腔，以利感染病灶痊愈。

2. 病灶清除

通过清创切除窦道，摘除死骨，清除炎性肉芽组织、坏死组织、瘢痕组织。手术中暴露骨感染区域，完全切除窦道和肉芽组织，切开增厚的骨膜向两侧剥离 1 ~ 2 cm，在骨皮质上钻孔后用骨凿开窗，将全部死骨摘除，刮除髓腔内脓液和肉芽坏死组织。如果髓腔被增生硬化骨封闭，需用骨钻将其重新开通，

使血管能重新长入腔内。手术中尽量避免留下无效腔和间隙。如果有腔隙不能被周围软组织充填，可用附近肌肉做带蒂肌瓣填塞消灭无效腔。病灶内放置2根冲洗引流管，术后用含抗生素的生理氯化钠溶液作持续冲洗引流。伤口如无法一期闭合，可用凡士林纱布填塞后，留待二期植皮。

对于有些部位的骨髓炎，切除病骨后不影响功能，可做局部切除，如髂骨、股骨大粗隆、腓骨中上段、肩胛骨、桡骨头、尺骨远端、肋骨等，病变骨切除后恢复较快。对于慢性骨髓炎病变时间长，肢体严重畸形病症，受累骨质范围广难以用手术清除，窦道口周围皮肤已有恶变者，需进行截肢术。对于局限性骨脓肿，手术中凿开脓肿腔后，清除腔内脓液，刮除肉芽瘢痕组织，彻底清创后可一期植入自体颗粒松质骨，或先填塞含抗生素的骨水泥珠链，二期植骨。对于硬化性骨髓炎，手术中凿开皮质后，需打通并扩大髓腔，降低腔内压力；如硬化区内有小脓腔，应彻底清除。清创后病灶内放置含抗生素的骨水泥珠链，2周后取出。

3. 抗菌治疗

抗菌治疗的目的是抑制细菌生长，防止感染扩散。抗菌治疗包括全身和局部用药。全身用药根据细菌培养和药敏试验，选择敏感抗生素，在术前2～3d开始用药，使手术部位组织内有足够高的抗生素浓度；术后继续给予足量抗生素，感染控制后维持4～6周。

由于慢性骨髓炎反复感染后局部血供差，为达到局部抗生素的有效抗菌浓度，往往需大剂量长期用药，全身不良反应大，因此，局部选用合适的抗生素载体，缓慢释放抗生素，能起到维持局部有效抗菌浓度的优点。常用的载体包括聚甲基丙烯酸甲酯珠链，内含庆大霉素、妥布霉素或万古霉素。近来选用经多孔处理的生物陶瓷和羟基磷灰石作为载体，具有生物相容性好，无须再次取出，对所运载抗生素无高温破坏作用；抗生素选择范围广；填塞于局部骨缺损处，具有骨生长引导作用等优点，在临床上具有广泛应用前景。

第二节　局限性骨脓肿

硬化性骨髓炎又名特发性骨皮质硬化和干性骨髓炎，此病较少见。病因不明，不易找到致病菌。有时可能与损伤有关。损伤产生骨膜下血肿，形成钙化，本病多发生在青壮年，男多于女，体质多健壮，如运动员。长管骨均可发病，但下肢以胫骨为最多见。

一、病理

本病为骨的进行性、广泛性和硬化性炎症，因炎性反应致骨髓腔内发生广泛纤维化，促使骨内膜下骨样组织增生，沉积和钙化，Haver管阻塞出现反应性骨内膜增厚，骨皮质呈梭形增生等一系列病理变化。和一般化脓性骨髓炎不同，它不会产生脓肿、死骨和形成瘘管。有少数伤口可能有些脓液和肉芽组织，培养可能有金黄色葡萄球菌生长。

二、临床表现

本病多发生于青壮年，男性多于女性，体质多健壮，病程发展缓慢，病史长，全身症状较轻。自觉患部持续性钝痛，久站或步行过多，或过度疲劳时疼痛加剧，夜间尤甚。局部有压痛，多发生在长管状骨骨干皮质，常见于股骨或胫骨，亦有报道见于腓骨、胸骨、骶骨、骨盆、锁骨、尺骨、桡骨。病变可为单侧或双侧，骨干皮质呈梭形增厚硬化，严重时髓腔几乎消失。

三、诊断与鉴别诊断

（一）诊断

1. 患处酸胀疼痛，时轻时重，夜间加重；局部漫肿，坚硬，压痛。

2. 可有局部外伤史。

3. 结合X线表现诊断。

（二）鉴别诊断

1. 硬化性骨肉瘤

有放射状骨膜增生和肿瘤骨，病变可穿入软组织引起肿块。

2. 骨样骨瘤

大部分骨样骨瘤病人使用水杨酸钠药物后，疼痛可明显减轻（即阿司匹林试验）。X 线检查常见于增厚的皮质骨内有"瘤巢"，或在松质骨内显示有硬化骨质围绕的局限性骨质透亮区，或产生局限性骨质破坏，而且皮质增厚和硬化范围局限于骨干的一侧骨皮质。

四、治疗

（一）非手术疗法

疼痛剧烈者，局部应制动，应用抗生素，疼痛可逐渐缓解，减轻症状。

（二）手术疗法

对病变范围小的病人，可行局部切除增厚的皮质骨。如两侧皮质骨增厚，范围广泛，髓腔狭窄，甚至消失时，可将一侧骨皮质切除，以减小骨髓腔压力，改善血循环，也可在增厚的骨皮质上钻孔减压，以缓解其症状。

第三节　创伤后骨髓炎

创伤后骨髓炎是指开放性骨折或骨折手术切开复位后并发感染所致的骨髓炎。可分急、慢性。病变范围可局限创口附近骨折端，也可波及较广的范围。

一、病因及发病机制

创伤后骨髓炎是指骨关节开放性损伤后引起的感染，常见原因是开放性骨折，其次为骨折切开复位或其他骨关节术后。

二、临床表现

不同于血源性骨髓炎，创伤后骨髓炎的病变部位都在骨折端附近，而不在干骺端。急性期与急性血源性骨髓炎相似，慢性期表现为骨折附近的皮肤坏死缺失，骨折端暴露于空气中干燥坏死，产生骨折不愈合。

三、治疗

（一）急性期的治疗

在急性期处理得当可避免感染范围扩大或转为慢性期。①全身应用抗生素，并按细菌培养及药物敏感试验的结果调整用药；②在脓肿尚未形成或清创后创腔能关闭时，可行抗生素溶液闭式冲洗疗法；③立即敞开创口引流，避免感染范围扩大；④分次清创，清除创口内异物、坏死组织、游离骨片，必要时应取出内固定物；⑤骨折固定，用管型石膏开窗或外固定支架，以便换药。

（二）慢性期的治疗

慢性期往往有皮肤软组织的缺失和骨外露，骨密质暴露后干燥坏死，其处理方法是：①骨密质钻孔，使洞内生长肉芽组织，覆盖创面；②骨面创新，可用骨刀将暴露于空气中死骨削去一层，直至创面渗血以利肉芽组织生长；③有骨缺损者植骨，植骨时机应在伤口愈合后半年内没有复发时进行，也可在抗生素保护下提前植骨，植骨时需选用自体骨；④皮肤及软组织缺损应行皮肤移植。

第四节　化脓性关节炎

化脓性细菌引起的关节内感染称为化脓性关节炎，儿童较多见，临床上常表现为急性过程。常为败血症的并发症，也可因手术感染、关节外伤性感染、关节内注射药物时无菌要求不严所致。最常受累的部位为膝关节和髋关节，其次为肘、肩和踝关节。

一、病因与病理

多由身体其他部位或邻近关节部位的化脓性病灶内的细菌通过血液循环播散或直接蔓延至关节腔，此外，开放性关节损伤后继发感染也是致病因素之一。约85%的致病病菌为金黄色葡萄球菌，其次分别是白色葡萄球菌、淋病双球菌、肺炎球菌及大肠埃希氏菌等。根据病变的发展过程一般可分为三个阶段，但有时可互相演变而难以区分。

1. 浆液性渗出期

疾病入侵关节腔后滑膜呈炎性充血、水肿；关节腔内有白细胞浸润及浆液性渗出物，内含大量白细胞。此期关节软骨未被破坏，若能及时、正确治疗，关节功能可完全恢复。

2. 浆液纤维素性渗出期

随炎症逐渐加重，渗出物增多、混浊，含有白细胞及纤维蛋白。白细胞释放大量溶酶体类物质破坏软骨基质；纤维蛋白的沉积影响软骨代谢并造成关节粘连。此期部分病理变化成为不可逆性，可遗留不同程度的关节功能障碍。

3. 脓性渗出期

关节腔内的渗出物转为脓性，炎症侵入软骨下骨质，滑膜和关节软骨被破坏。关节周围发生疏松结缔组织炎。由于关节重度粘连甚至呈纤维性或骨性强直，治愈后遗留重度关节功能障碍。

二、临床表现

起病前可能有身体其他部位感染和外伤史。

（一）全身症状

起病急，有全身不适，食欲减退，高热，寒战，出汗，体温高可达40～41℃，全身感染中毒症状明显。

（二）局部症状

关节处疼痛，红肿，皮温增高，患肢不能承受重力，常处在半屈曲状态，关节稍一活动即有剧痛。较浅表的关节，如膝、肘、踝关节等，局部红、肿压痛，关节积液多较明显。位于较深部的关节，如髋关节，因周围有较厚的肌肉，早期皮肤常无明显发红，但局部软组织常肿胀，关节处于屈曲、外旋位，使关节囊较松弛以减少疼痛，并常向大腿内侧，向膝部内侧放射性疼痛。肩关节化脓感染时，患肢常处于半外展位，腋窝部肿胀。由于关节囊腔被积液膨胀而扩大，加上强烈的肌肉痉挛，常发生病理性脱位。慢性阶段常形成瘘管，经久不愈。

三、辅助检查

（一）体格检查

患者体温升高，脉搏快而有力，关节部位有红肿，关节周围有压痛，各个方向的被动活动均引起剧烈疼痛。可查到关节积液的表现，在膝关节可出现浮髌试验阳性，腕、肘、距小腿关节则有波动感，深部关节则不明显。

（二）实验室检查

白细胞计数及中性粒细胞数增高，血沉加快。关节积液可为浆液性、血性、混浊或脓性，随病变的不同阶段而异，关节积液内含有白细胞，脓细胞和致病菌。

在诊断技术上，仍以关节穿刺抽液检查最为重要，Furey 提出关节抽出液除作涂片和细菌培养外，再做下列三项分析检查，即可明确诊断。

1. 关节液内白细胞计数及分类计数

正常关节液中白细胞在 $0.2 \times 10^9/L$ 以下，多核白细胞分类计数约为 7%。化脓性关节炎时，白细胞总数达 $50 \times 10^9/L$ 以上，多核白细胞高至 90%，若白细胞总数高至 $100 \times 10^9/L$，则诊断即可完全肯定。

2. 测量血糖及关节液中糖量的差异

脓性关节炎时，关节液中糖量减少，若同时检查血糖及关节液中糖量（空腹），两者相差超过 2.2 mmol/L 时，诊断即可明确（正常关节液糖量与血糖相差不超出 0.55 mmol/L）。

3. 关节液黏液蛋白醋酸沉淀试验

对协助诊断化脓性关节炎有一定价值，该试验结果显示：一般正常时在滑液中出现紧密的一簇一簇的沉淀物，周围的溶液澄清，出现化脓性关节炎时则沉淀物稀松如絮状，周围液体混浊。

（三）X 线检查

早期 X 线表现为关节囊和关节周围软组织肿胀，局部软组织密度增高，关节间隙增宽。关节内渗出液增多时，可出现关节半脱位，尤其以婴幼儿的髋关节和肩关节最易发生，关节附近的骨质呈现疏松表现。

四、诊断和鉴别诊断

早期诊断，及时处理，对保留关节功能极为重要。典型的全身及局部临床表现，血液及关节液检查阳性，以及影像学等辅助检查所见，急性化脓性关节炎诊断多无困难。但 X 线表现出现较晚，不能作为早期诊断依据。关节液检查对早期诊断有重要价值。

急性化脓性关节炎需要与下列疾病进行鉴别：

（一）关节结核

关节结核一般发病缓慢，有低热、盗汗等全身结核中毒表现，局部炎症表现不明显，关节肿胀、疼痛多无急性炎症表现，偶有全关节结核急性发作伴高热，不易鉴别。X 线片可有骨质疏松、关节间隙变窄及骨质破坏，少有新骨形成。

（二）类风湿性关节炎

患病多时间较长，常为多个关节肿痛，且呈对称性，经常伴有双手小关节症状。儿童病例可有发热，单关节发病者鉴别诊断有一定困难，血液检查白细胞总数及中性粒细胞计数不增高，血液及关节液的类风湿因子检查有助于诊断。

（三）风湿性关节炎

常为多发性、对称性、游走性关节肿痛，且往往伴有心脏病变，也可有高热，血液化验检查及关节液检查无细菌及脓细胞，病程虽长但不留有关节功能障碍。血清抗链球菌溶血素 "0" 试验常阳性。

（四）血友病性关节炎

病人多为男性，往往有出血病史，关节局部疼痛、肿胀和关节功能障碍比较明显，而全身症状轻微。血液方面检查可发现凝血机制异常。

（五）创伤性关节炎

由外伤引起的创伤性关节炎，关节内出现血肿，关节明显肿胀，关节功能受限，没有发热等全身症状。病程长者负重或活动多时疼痛加重，休息后缓解，骨端骨质增生。病程较短者关节穿刺液为血性液，病程较长者关节穿刺液可为澄清液或淡血性液。

（六）痛风

男性多见，多发生在踇趾的跖趾关节，常对称性发作，夜间疼痛重，少有大关节发病。血尿酸增高和关节液中查到尿酸钠盐结晶具有诊断价值。

（七）关节周围化脓性疾病

如急性蜂窝织炎和骨髓炎，肌肉因炎症而保护性痉挛，影响关节活动，应与关节内疾病仔细鉴别。髂窝部和髂腰肌深部脓肿常使关节屈曲畸形而误诊为化脓性关节炎。急性骨髓炎引起邻近关节反应性积液时压痛部位多以骨端为重，分层穿刺可在骨膜下抽出脓汁而确诊。

五、治疗

原则是早期诊断，及时正确处理，保全生命，尽量保留关节功能。

（一）全身治疗

全身支持疗法和药物治疗同化脓性骨髓炎。

（二）局部治疗

1. 急性期治疗

（1）早期制动于功能位置及适当活动保持关节活动度：应用石膏、夹板或牵引等限制患肢活动，可防止感染扩散，减轻肌肉痉挛及疼痛，防止畸形及病理性脱位，减轻对关节软骨面的压力及软骨破坏。一旦急性炎症消退或伤口愈合，即开始关节的自动及轻度的被动活动，以恢复关节的活动度。后期 X 线片显示关节软骨面已有破坏及骨质增生，关节强直已不可避免时，应保持患肢于功能位，使其强直于功能位。

（2）关节穿刺及冲洗：关节穿刺除用于诊断外，也是重要的治疗措施。其目的为吸出关节渗出液，及时冲洗出纤维蛋白和白细胞释出的溶酶体等有害物质，避免对关节软骨造成不可逆的损害，局部注入抗生素。如膝关节可同时用 2 个粗针头，从髌骨内上和外上向关节腔穿刺。从一侧注入注射用生理盐水，使由另侧针头流出，反复冲洗直至流出液变为清亮，然后注入选用的抗生素。每 1 ~ 2 d 一次，直至关节液变清、培养阴性、症状及体征消失。此法对有浆液性或浆液纤维蛋白性关节液者有效，如治疗及时得当，关节活动度可完全恢复正常。选用抗生素应根据第一次关节穿刺液培养出的致病菌和敏感试验的结果。在未得到明确结果之前，使用青霉素、链霉素、庆大霉素和卡那霉素等。亦可用套管针作关节穿刺。套管针进入关节腔后拔出针芯，经套管插入一根直径约 3 mm 的塑料或硅胶管，然后抽出套管，用丝线将塑料或硅胶管缝扎固定于穿刺孔皮缘。一管作滴入管，每日滴入抗生素液或无菌生理盐水 2 000 ~ 3 000 mL；另管用负压吸出，连接于持续吸引装置。连续冲洗吸引还可使关节腔保持一定的液体充盈，避免关节粘连。③关节切开引流术：经上述治疗后，全身和局部情况如仍不见好转，或关节液已成为稠厚的脓液，应及时切开引流。在膝关节，可于髌骨及髌韧带两侧 1 cm 处各做长约 4 cm 的弧形切口，切开皮肤、筋膜、关节囊及滑膜进入关节腔。用大量生理盐水冲洗，去除脓液、纤维块和坏死脱落组织；注入抗生素，用肠线将滑膜和皮肤边缘两侧各缝合 3 ~ 4 针。关节内不放引流，伤口用抗菌药物滴注引流或做局部湿敷。大多可保持关节良好动度。

髋关节化脓性关节炎时，由于股骨头和股骨颈的大部分位于关节囊内，易发生骨髓炎，破坏骨骺，影响肢体发育。髋臼病变也容易直接向髂骨蔓延，引起髂骨骨髓炎。因此，只要诊断确定并经穿刺证实关节内有渗出液，应立即进行切开引流，用 2 000 ~ 3 000 mL 生理盐水冲洗，留置 2 根塑料管或导尿管于关节腔内，缝扎固定于皮肤上，分别连接于滴注瓶和吸引装置。

早期积极和正确的治疗，是避免肢体功能障碍的关键。关节内抗生素要达到有效浓度，应清除关节内脓性分泌物。有人认为在全身大量应用抗生素期间，病变关节内抗生素浓度可达到或高于关节内注射抗生素的浓度，故主张不做关节内注射，避免药物引起顽固性滑膜炎或造成关节软骨破坏。总之，对化脓性关节炎的治疗，首先应尽快明确诊断，及时正确处理，特别是尽快大剂量使用有效抗生素。对于就诊时已处于不同炎症阶段的病人，须根据具体情况，进行必要的关节穿刺、冲洗或切开引流。如处理得当，均可获得满意疗效。

2. 恢复期治疗

（1）有控制的活动关节及锻炼功能：局部炎症消退后，及早开始肌肉收缩锻炼，如无不良反应，即可开始自动运动，以防止关节粘连，有助于关节功能恢复。但须注意局部炎症情况，活动不能过早过于频繁，以免炎症扩散或复发。

（2）牵引：关节已有畸形时，应用牵引逐步矫正。不宜采用粗暴手法，以免引起炎症复发或其他并发症，如病理骨折等。

（3）后遗症治疗：严重的化脓性关节炎，如在治疗过程中未采取有效的预防畸形的措施，治愈后常后遗畸形。严重畸形有明显功能障碍者，须行手术治疗：一是对关节强直于功能位无明显疼痛者，一般无须特殊治疗。双侧髋关节强直时，可做一侧或两侧髋关节成形术，即全髋关节置换。肘关节强直于功能位者，根据职业需要可行肘关节成形术，但须在炎症完全治愈后1年进行，以防止炎症复发。二是对关节强直于非功能位者，可采用全关节置换术、截骨矫形术或融合关节于功能位。做关节置换术者需特别注意感染的可能性。三是陈旧病理性脱位多数发生于髋关节，系因急性病期间关节处于屈曲内收位所致。对关节活动尚好、疼痛轻微者可不做手术；疼痛严重影响工作或须长时间站立工作者可行关节融合术。

微信扫码
◆临床科研
◆医学前沿
◆临床资讯
◆临床笔记

第十一章
皮肤黏膜病

第一节　麻疹

一、概述

麻疹（measles）是麻疹病毒引起的急性呼吸道传染病。临床以发热、咳嗽、流涕、眼结膜充血、皮肤出现丘疹及口腔黏膜 Koplik's 斑为其特征。

1. 病原体简介

麻疹病毒属于副黏病毒科，直径 100 ~ 150 nm。病毒核心为 RNA 病毒和 3 种核衣壳蛋白（L、P、N 蛋白）组成的核壳体，外层为脂质双层包膜，表面有细小糖蛋白突起。外膜中的蛋白成分主要有膜蛋白（M）、血凝素（H）和融合蛋白（F）。麻疹病毒只有一个血清型。分离麻疹病毒的最好方法是组织培养。

麻疹病毒在外界生活力不强，对阳光及一般消毒剂很敏感。紫外线能快速灭活病毒。随飞沫排出的病毒在室内可存活 3 ~ 4 小时，但流通的空气中或阳光下半小时即失去活力。病毒耐寒、耐干燥，-15 ~ -17℃ 可保存数月至数年。

2. 流行特征

麻疹患者是唯一的传染源，发病前 2 天至出疹后 5 天具有传染性，眼结膜分泌物、鼻、口咽及气管分泌物中都有病毒。恢复期不带病毒。麻疹病毒主要通过飞沫传播，有衣物、玩具等间接传播者很少。大多在冬春季发病，但全年均可有病例发生。人群普遍易感，易感者接触后 90% 以上发病。病后有持久免疫力。发病年龄以 6 个月至 5 岁小儿发病率最高。近年，因长期疫苗免疫的结果，麻疹流行强度减弱，平均发病年龄后移。流动人口或免疫空白点造成城镇局部易感人群累积，导致局部或点状麻疹暴发流行。

婴儿可从胎盘得到母亲抗体，生后 4 ~ 6 月内有被动免疫力，以后逐渐消失；虽然绝大部分婴儿在 9 个月时血内的母亲抗体已经测不出，但有些小儿仍可持续存在，甚至长达 15 个月，会影响疫苗接种。易感母亲所生的婴儿对麻疹无免疫力，可在分娩前、后得病。

3. 临床特点

（1）潜伏期：6 ~ 18 天，平均约 10 天。曾接受被动或者主动免疫者可延至 3 ~ 4 周。

（2）前驱期：主要表现为：①发热，一般逐渐升高，小儿可骤发高热伴惊厥。②上呼吸道分泌性症状，咳嗽、喷嚏、流涕、咽部充血等。③眼结膜充血、畏光、流泪、眼睑水肿。④ Koplik 斑，具有早期诊断价值，可见于 90% 以上患者，发生在病程 2 ~ 3 天，出现双侧近第一臼齿颊黏膜上，0.5 ~ 1 mm 针尖大小白点，周有红晕，逐步增多融合，2 ~ 3 天内消失。

（3）出疹期：于发热第 3 ~ 4 天开始出现皮疹，持续 3 ~ 5 天。开始于耳后、发际、逐渐累积额、面、颈，自上而下蔓延至胸、背、腹及四肢，最后至手掌和足底，2 ~ 5 天出齐。皮疹为淡红色斑丘疹，大小不等，压之褪色，开始时稀疏、色淡，随后逐渐融合成暗红色，少数可呈出血性，疹间皮肤正常。出疹高峰时全身毒血症状加重，高热达 40℃，所谓"疹出热盛"。可伴有嗜睡，重者谵妄、抽搐，咳嗽频繁。全身浅表淋巴结及肝脾可轻度肿大。并持续几周。肠系膜淋巴结肿大可引起腹痛、腹泻及呕吐。阑尾黏膜的麻疹病变可引起阑尾炎症状。肺部可有湿性啰音，X 线胸片可有轻重不等的弥漫性肺部浸润改变或肺纹理增多。

（4）恢复期：出疹 3 ~ 5 天后发热开始减退，全身症状明显减退，皮疹按出疹先后顺序消退，有浅褐色色素斑遗留，伴糠麸样脱屑，历时 1 ~ 2 周。

无并发症者，病程 10 ~ 14 天。成人麻疹较小儿重，但并发症较少。

其他非典型类型的临床类型有：轻型麻疹、重型麻疹（中毒性麻疹和休克型麻疹）、无疹型麻疹、异型麻疹等。

（5）轻型麻疹：多见于在潜伏期接受过丙种球蛋白者，或月龄 < 8 个月的体内尚有母体抗体的婴儿。发热低，上呼吸道症状较轻，麻疹黏膜斑不明显，皮疹稀疏，病程约 1 周，无并发症。

（6）重型麻疹：发热高达 40℃以上，中毒症状重，伴惊厥，昏迷。皮疹融合呈紫蓝色者，常有黏膜出血，如鼻出血、呕血、咯血、血尿、血小板计数减少等，称为黑麻疹，可能是弥散性血管内凝血（DIC）的一种形式；若皮疹少，色暗淡，常为循环不良的表现。此型患儿死亡率高。

（7）无疹型麻疹：注射过麻疹减毒活疫苗者可无典型麻疹黏膜斑和皮疹，甚至整个病程中无皮疹出现。此型诊断不易，只有依赖前驱期症状和血清中麻疹抗体滴度增高才能诊断。

（8）异型麻疹：为接种灭活疫苗后引起。表现为高热、头痛、肌痛，无口腔黏膜斑；皮疹从四肢远端开始延及躯干、面部，呈多形性；常伴水肿及肺炎。国内不用麻疹灭活疫苗，故此型少见。

（9）成人麻疹：由于麻疹疫苗的应用，成人麻疹发病率逐渐增加，与儿童麻疹不同处为：肝损发生率高；胃肠道症状多见，如恶心、呕吐、腹泻腹痛；骨骼肌痛，包括关节和背部痛；麻疹黏膜斑存在时间长，可达 7 天，眼部疼痛多见，但畏光少见。

4. 一般实验室检查特点

（1）血象：表现为白细胞计数总数减低，淋巴细胞相对增高。

（2）病原学检查：前驱期或出疹初期患者眼、鼻分泌物，血和尿接种原代人胚肾或羊膜细胞，分离麻疹病毒；上述标本涂片查多核巨细胞内外包涵体中的麻疹病毒颗粒；间接免疫荧光法检测涂片中细胞内麻疹病毒抗原；核酸杂交法测定细胞内麻疹病毒 RNA。

（3）血清学检测：病程早期及恢复期双份标本特异性抗体效价 4 倍以上增高。出疹后 3 天 IgM 抗体多阳性，2 周时达高峰，约 7.9% 成人麻疹 IgM 抗体始终阴性。

5. 诊断要点

有麻疹患者接触史，出现急起发热，伴上呼吸道分泌症状，眼结膜充血畏光，早期口腔 Koplik 斑可以诊断。出现典型皮疹和退疹等表现后可以确诊。非典型患者可通过分离病毒、测定抗原或特异性抗体来诊断。

二、治疗原则和目标

1. 治疗原则

予对症支持治疗，加强护理，防治并发症。

2. 治疗目标

大多数为自限性经过，但可出现并发症。如支气管肺炎、心肌炎、喉炎、脑炎及亚急性硬化性全脑炎，重者可以致死。麻疹的治疗目标是减轻患者病情和促进患者恢复。

三、常规治疗方案

1. 一般治疗

卧床休息，保持眼、鼻、口腔清洁，多饮水，给予易消化及营养丰富饮食。做好消毒隔离工作。需隔离至出疹后 5 天，伴呼吸道并发症者延长至出疹后 10 天。对接触麻疹的易感者隔离检疫 3 周，曾接受被动免疫者延长至 4 周。补充维生素 A 能降低病死率，尤其是对于婴幼儿。世界卫生组织推荐，缺乏维生素 A 的地区的麻疹患儿应补充维生素 A，年龄 < 1 岁者每日 10 万 U，年长儿 20 万 U，共 2 日，有维生

素缺乏眼症状者，1～4周后应重复补充。

2. 对症治疗

高热酌情使用小剂量退热剂，注意避免急骤退热致虚脱。咳嗽予祛痰止咳药物。烦躁可适当给予苯巴比妥等镇静剂。继发感染可使用抗生素。体弱病重患儿可早期予丙种球蛋白肌注。

3. 抗病毒治疗

抗病毒治疗不作为常规，在重症患者或有免疫缺陷的患者可酌情使用。

四、并发症治疗方案

1. 支气管肺炎

常发生在出疹期1周内，多见于年龄＜5岁小儿，占麻疹患儿死因的90%以上。2005年上海地区1月至6月儿童麻疹资料显示，肺炎仍是婴儿麻疹的常见并发症，占54.4%。主要为继发性感染，常见病原体有金黄色葡萄球菌、肺炎球菌、流感杆菌、腺病毒等。通常选用青霉素，每日3万～5万 U/kg，肌注或静脉滴注，再根据痰培养药敏选用敏感抗生素。高热中毒症状严重可予氢化可的松。每日5～10 mg/kg，2～3天后停用。

2. 心肌炎

多见于年龄＜2岁重型麻疹或者并发肺炎和营养不良的小儿。有心衰者，及早静注毒毛花苷K或毛花苷丙（西地兰）。重症者肾上腺皮质激素保护心肌。有循环衰竭者按照休克处理，注意补液量和电解质平衡。

3. 脑炎

麻疹脑炎多发生于出疹后2～6天，也可发生于出疹后3周内，临床表现与其他病毒性脑炎相似。处理参照流行性乙型脑炎。重点在于对症治疗（如吸氧、止痉、降低颅内压、保护脑细胞等）。高热者降温，惊厥者使用止惊药，使用脱水剂，防止脑疝、中枢性呼吸衰竭发生昏迷者加强护理。亚急性硬化性全脑炎是麻疹病毒所致远期并发症，主要病理变化为脑组织退行性变，半数在麻疹后5～8年发病。麻疹疫苗和抗病毒药物均无疗效，大剂量激素治疗对少数病例病情缓解可能有一定作用，曾报道异丙肌苷（isonrinoside）和鞘内注射 α-干扰素能缓解本病，但其效果仍有争议。一般讲，只能作对症治疗。

4. 急性喉炎

2～3岁小儿多见，极易造成喉梗阻。尽量使患儿安静，稀释痰液，选用抗生素，重症患者使用肾上腺皮质激素如氢化可的松或地塞米松以缓解喉部水肿。出现喉梗阻者及早行气管切开或气管插管。

五、特殊治疗方案

接触了麻疹患者的所有艾滋病毒感染的儿童，应予丙种球蛋白被动免疫。

六、青霉素不良反应的处理

（1）过敏反应：发生率占用药人数的0.7%～10%，是各种药物过敏反应中的第1位，过敏性休克的发生率也最高。过敏反应的发生无一定规律，与剂量无关。可发生于有过敏史、过敏体质或经常接触本品者，也可发生于从未接触本品者。有人开始用药时不过敏，用一阶段后却突然过敏。也可开始时似有轻微过敏，过几天却耐受良好。有人反应严重，即使低微浓度也产生严重反应，甚至休克死亡。

过敏反应的表现有3种：①立即反应：出现在给药30分钟内，轻者为掌腋或全身发痒、荨麻疹、皮肤发红、咳嗽、喷嚏、呕吐、不安。严重的可有全身反应：突然发热、呕吐、腹泻、严重腹痛；广泛的血管神经性水肿、口、舌、咽喉水肿、呼吸困难、喉痉挛、支气管痉挛；低血压、休克；心律不齐。②快速反应：发生于注射后1～72小时内。可有全身不适、发热、荨麻疹、皮肤潮红、血管性水肿、喉头水肿、哮喘等。③迟发反应：发生于给药72小时以后。有血清病样反应、面及四肢血管性水肿、神经炎、皮肤过敏（从荨麻疹到剥脱性皮炎）、肾炎等表现。

处理：立即皮下或静脉注射0.1%肾上腺素0.5～1 mL。采用针灸疗法，针刺人中、内关等穴位。

根据病情，十几分钟后，可再注入 0.1% 肾上腺素 0.3 ~ 10.5 mL。有条件者，应作静脉输液，输入 5% 葡萄糖或葡萄生理盐水，液体中可加氢化可的松 200 mg，对血压急剧下降者，输液中加入升压药物如间羟胺（阿拉明）或去甲肾上腺素。有条件者可予氧气吸入。使用脱敏药物如注射非那根（异丙嗪）25 mg，以及采用其他方法对症处理。

当现场无输液条件者，可予静脉注射 25% 葡萄糖 60 ~ 80 mL，静脉注射升压药物，但推药速度应缓慢，如无静注条件，亦可肌注间羟胺。青霉素过敏的发生虽然来势急骤，但只要处理得当，患者的恢复和预后都较良好，而这些急救措施（主要的如肌注肾上腺素），在农村基层医疗单位也都能采用。如遇严重过敏休克患者，急转送医院，当时不做处理，往往会在途中即出现各种险情。

对于一般的过敏反应，如荨麻疹等，可使用脱敏药物，如苯海拉明，每次口服 25 mg，3 次 / 天，或应用氯苯那敏（扑尔敏），每次口服 4 mg，3 次 / 天。

预防过敏，主要是用药前，必须了解患者既往有无青霉素过敏史，如有，则决不能使用，如无过敏史，则此次注射应按照规定剂量作皮肤试验（常用的青霉素皮试液每毫升内含药 100 ~ 1 000 U，用 0.1 mg 作皮内试验，即皮内注入 10 ~ 100 U 青霉素），20 分钟后，如局部出现红肿并有伪足，肿块直径 > 1 cm 时为阳性反应，即不应注射。如阴性，则可予注射。

当注射完毕后，患者不应立即离开，观察十几分钟无反应后再走。连续用后停药，当再需注射时，如中断已达 5 天应做试验。

（2）毒性反应：引起中枢神经系统症状，如幻觉、惊厥、昏迷、小便失禁等中枢毒性反应。

（3）凝血功能障碍：出血和凝血时间延长，并引起出血。

（4）电解质紊乱：大剂量应用钠盐有可能发生低血钾、代谢性碱中毒和高钠血症。大剂量静滴钾盐，则可发生高血钾，甚至影响心肌兴奋性，有心脏停搏的危险。

（5）注射部位疼痛，钾盐尤甚。

（6）治疗过程中有时发生二重感染。

七、国内外治疗的最新进展——复方甘草酸苷（SNMC）

复方甘草酸苷是以甘草中的活性物质甘草酸为主要成分，并以 0.2% 甘草酸苷、0.1%L- 半胱氨酸和 2% 甘氨酸而制成的复方制剂。它具有抗炎、免疫调节及抗病毒作用。

（1）SNMC 构象与类固醇相似（人体甘草酸分子结构中 D/E 环为反式构型，与泼尼松相似），在体内能直接与类固醇激素的靶细胞受体结合，显示类固醇样抗炎抗变态反应的生理作用，抑制肥大细胞脱颗粒，抑制毛细血管通透性的亢进，稳定细胞膜，对组织细胞充血、水肿及血浆外渗的缓解和消退具有良好的效果。

（2）SNMC 具有诱生免疫活性较高的 γ- 干扰素、提高自然杀伤细胞（NK 细胞）活性及增强巨噬细胞功能，有助于机体迅速清除麻疹病毒，促进宿主康复。

（3）SNMC 还具诱使感染细胞产生一氧化二氮，从而阻断分子通道起到直接抑制麻疹病毒复制的作用。

复方甘草酸苷（SNMC）注射液 40 ~ 60 mL，加入 5% 葡萄糖注射液 250 mL，静脉滴注，1 次 / 天，疗程为 3 ~ 6 天。

八、出院后建议

大多数麻疹患者病程为自限性，症状消失，皮疹消退，体温正常 3 天以上，血象恢复正常，可予治愈出院。有并发症者应待并发症基本治愈，方可出院，出院后须随访复查相关并发症的恢复和治疗情况。

九、预后和随访

麻疹的预后与患者免疫力强弱关系甚为密切。年幼体弱，患营养不良、佝偻病或其他疾病者，特别是细胞免疫功能低下者病情较重，常迁延不愈，易有并发症。单纯典型麻疹或轻型麻疹预后良好，护理不当、治疗不及时也常加重病情，而早期诊断，及早采用自动免疫或被动免疫，有助于减轻病情。

随访建议：随访复查相关并发症的恢复和治疗情况。

第二节　风疹

一、概述

风疹（mbella）又称德国麻疹（German measles），是由风疹病毒引起的一种急性传染病，以发热、全身皮疹为特征，常伴有耳后、枕部淋巴结肿大。全身症状轻，病程短而自限。儿童、成人均可发病，孕妇风疹可严重影响胎儿发育。血清流行病学调查显示我国 18 岁以上的人群风疹感染率在 95% 左右。

1. 病原体简介

风疹病毒属于披膜病毒科（togavirus）风疹病毒属，仅限于人类感染。病毒直径 50 ~ 70nm，表面有囊膜，电镜下多呈球形。基因组为单链正链 RNA，长 16 kb，有感染性，编码 3 个重要的结构蛋白 E_1、E_2 和 C 蛋白，糖蛋白 E_1 和 E_2 位于包膜，E_1 与风疹的血凝有关，又具有中和抗原作用，C 是一种非糖化蛋白位于壳体。风疹病毒的抗原结构相当稳定，只有一个血清型，未发现与其他披膜病毒抗原交叉。

2. 流行特征

患者和亚临床感染者是唯一传染源，亚临床感染者是易被忽略的重要传染源。传染期在发病前 5 ~ 7 天和发病后 3 ~ 5 天，起病当天和前一天传染性最强。患者口、鼻、咽部分泌物以及血液、大小便等中均可分离出病毒。飞沫传播是主要传播方式，其次是接触传播。先天性风疹，排病毒可达数周、数月甚至 1 年以上，可造成家庭内和医院内传播。一次患病后大多获得持久免疫。6 个月以下婴儿因来自母体的被动免疫而很少患病。多见于 5 ~ 9 岁的儿童，流行期中青年、成人和老人中发病也不少见。

世界各地抗体情况不一致。我国自 20 世纪 80 年代后期至今有多处地方流行。近年用血凝抑制抗体检测法测风疹抗体，小儿和成人中抗体阳性率为 98%，21 岁以上女性 100%；上海市育龄妇女中为 97.5%，北京市为 99.28%。风疹较多见于冬春季，近年来春夏发病较多，可在幼儿同、学校、军队中流行。20 世纪 80 年代以来，日本、美国、印度、墨西哥、澳大利亚等均有较大的流行。英国 1978—1979 年流行高峰时孕妇流产也最多，对该次流行中分娩的婴儿较长期随访，发现有些症状于生后 2 ~ 3 年时才表现出来。

3. 临床特点

根据感染方式的不同，可分为获得性风疹及先天性风疹。

（1）获得性风疹：又称自然感染性风疹，潜伏期平均为 18 天（14 ~ 21 天），常为隐性感染，皮疹可有，也可缺如。其传染性不如麻疹，症状也比麻疹轻。

前驱期较短暂，1 ~ 2 天，症状亦较轻微。低热或中度发热、头痛、食欲减退、疲倦、乏力及咳嗽、喷嚏、流涕、咽痛、结合膜充血等轻微上呼吸道炎症，偶伴呕吐、腹泻、鼻出血、齿龈肿胀等。部分患者软腭及咽部可见玫瑰色或出血性斑疹，但颊黏膜光滑，无充血及黏膜斑。一般来说，婴幼儿患者前驱期症状常较轻微，或无前驱期症状。而年长儿及成人患者则较显著，并可持续 5 ~ 6 天。

出疹期通常于发热 1 ~ 2 天后出现皮疹，皮疹初见于面颈部，迅速向下蔓延，1 天内布满躯干和四肢，但手掌、足底大多无疹。皮疹初起呈细点状淡红色斑疹、斑丘疹或丘疹，直径 2 ~ 3 mm。面部、四肢远端皮疹较稀疏，部分融合类似麻疹。躯干尤其背部皮疹密集，融合成片，又类似猩红热。皮疹一般持续 3 天（1 ~ 4 天）消退，亦有人将其称为"三日麻疹"。面部有疹为风疹之特征，少数患者出疹呈出血性，同时全身伴出血倾向，出疹期掌伴低热，轻度上呼吸道炎，脾肿大及全身浅表淋巴结肿大，其中尤以耳后、枕部、颈后淋巴结肿大最为明显，肿大淋巴结轻度压痛，不融合，不化脓。皮疹消退后一般不会留色素沉着，亦不脱屑。仅少数重症患者可有细小糠麸样脱屑，大块脱皮则极少见。

无皮疹性风疹可以只有发热、上呼吸道炎、淋巴结肿痛，而不出皮疹。也可以在感染风疹病毒后没有任何症状、体征，血清学检查风疹抗体阳性，即所谓的隐性感染或亚临床型患者。在不同地区的流行病调查中发现显性感染患者和无皮疹的或隐性感染患者的比例为 1 ∶ 6 ~ 1 ∶ 9。

（2）先天性风疹：胎儿被感染后，重者可导致死胎、流产、早产。轻者可导致胎儿发育迟缓、出生体重、身长、头围、胸围等均比正常新生儿低。此类患婴易有多种畸形，有报道新生儿先天畸形中有 5% 以上是由于先天性风疹所致。先天畸形或疾病中常见者有白内障、视网膜病、青光眼、虹膜睫状体炎、神经性耳聋、前庭损伤、中耳炎、先天性心脏病、心肌坏死、高血压、间质肺炎、巨细胞肝炎、肝脾、淋巴结肿大、肾小球硬化、血小板减少性紫癜、溶血性贫血、再生障碍性贫血、脑炎、脑膜炎、小头畸形和智力障碍等。从先天性风疹患者咽部、血、尿、脑积液内可分离出风疹病毒，阳性率以 1 岁内为高。也有报告经先天感染后，风疹病毒于脑组织内持续存在达 12 年，而引起进行性风疹全脑炎。多数先天性风疹患儿于出生时即具有临床症状，也可于生后数月至数年才出现进行性症状和新的畸形。1 岁以后出现的畸形有耳聋、精神动作异常、语言障碍、骨骼畸形等。因此，对有先天性风疹可能的小儿自出生后需随访至 2 ～ 3 年或 4 ～ 5 年。美国有报道在一次风疹大流行期中出生的新生儿经病毒分离或血清学检查证明先天性风疹 > 2%，其中 68% 为亚临床型，在新生儿时期无畸形或缺陷症状，但在随后 5 年内的随访中，则陆续出现不同的先天性风疹症状。我国近年也有报道在 835 例早孕妇女中，查出风疹 IgM 抗体阳性率占 1.44%，其中胎儿血风疹 IgM 抗体阳性率占孕妇感染的 62.5%，可见先天性风疹综合征是风疹病毒感染的严重后果，尤其是母亲在怀孕早期特别是头 3 个月感染风疹，造成流产、死产和新生儿先天性风疹综合征。

4. 实验室检查

（1）常规检查：周围血象白细胞计数总数减少，淋巴细胞增多，并出现异形淋巴细胞及浆细胞。

（2）抗原检测：采用直接免疫荧光法查咽拭涂片剥脱细胞中风疹病毒抗原，其诊断价值尚需进一步观察。

（3）病毒分离：一般风疹患者取鼻咽部分泌物，先天性风疹患者取尿、脑脊液、血液、骨髓等培养于 RK–13、Vero 或 SIRC 等传代细胞，可分离出风疹病毒，再用免疫荧光法鉴定。

（4）抗体检测：红细胞凝集试验、中和试验、补体结合试验和免疫荧光、双份血清抗体效价增高 4 倍以上为阳性，其中以红细胞凝集抑制试验最常用，因其具有快速、简便、可靠的优点。抗体在出疹时即出现，1 ～ 2 周迅速上升，4 ～ 12 月后降至开始时水平，并可维持终生。风疹特异性分泌型 IgA 抗体于鼻咽部可查得，有助诊断。也有用斑点杂交法测风疹病毒的 RNA 以诊断风疹感染。特异性风疹抗体 IgM 有诊断意义。如果在新生儿期考虑先天性风疹时最好同时检测母亲和婴儿的标本，并作动态观察以判断新生儿期的感染指标是来自母体的被动获得性抗体时，风疹抗体随年龄增长逐渐下降，如随访中风疹抗体逐渐升高即为婴儿已被感染，为此最好多观察几项指标。

5. 诊断要点

（1）诊断依据：主要依据流行病学史和临床表现，如前驱期短、上呼吸道炎症、低热、特殊斑丘疹、耳后、枕部淋巴结肿痛等，但在流行期间不典型患者和隐形感染患者远较典型患者为多，对这类患者必须做病毒分离或血清抗体测定，方可以确定诊断。特异性 IgM 抗体有诊断价值。特异性 IgM 抗体于发病 4 ～ 8 周后消失，只留有 IgG 抗体。

妊娠期怀疑感染风疹的妇女所生婴儿，不论有无症状、体征，均应作风疹病毒分离和测定 IgM 抗体，阳性者即可诊断为先天性风疹。先天性风疹时特异性 IgM 抗体与自然感染者不同，胎儿 16 周龄时，即有他自己的特异的 IgM，出生后 6 个月内持续升高，此后渐下降，但 1 岁内均可测得。自母体来的 IgG 抗体生后数月时即下降而婴儿自身的 IgG 风疹抗体同时持续上升。风疹患者视网膜上常出现棕褐或黑褐色的大小不一的点状或斑纹状色素斑点，重症患者除斑点相大外并伴有黄色晶状体，视网膜血管常较正常窄细，故风疹视网膜炎往往为诊断先天性风疹的重要甚至唯一的体征。

（2）诊断标准。

①疑似病例：有完整的流行病学调查资料，有发热、出疹、淋巴结肿大或关节炎 / 关节痛或结膜炎。

②确诊病例：疑似风疹病例实验室证实为风疹感染的为确诊病例。

二、治疗原则和治疗目标

1. 治疗原则

还没有特效的药物治疗风疹，临床上主要是对症治疗，防止并发症产生。孕妇怀孕早期感染风疹，明确诊断后应考虑终止妊娠。

2. 治疗目标

一般预后良好，可达到治愈目的，对于老年体弱，尤其伴有并发症的患者，在治疗原发病的同时应积极防治并发症，减少病死率。

三、常规治疗方案

1. 一般治疗

风疹患者一般症状轻微，不需要特殊治疗。风疹流行期间，易感儿不宜去公共场所，避免与风疹患者接触。症状较显著者，应卧床休息，流质或半流质饮食，室内空气保持新鲜。加强护理，注意皮肤清洁卫生，不要让孩子抓搔，可避免继发皮肤感染。隔离至出疹后 5 天。

妊娠 3 个月内的孕妇，勿使接触感染，若有接触，则应于接触患者 5 天内肌注胎盘球蛋白作被动免疫。国外应用单价风疹减毒活疫苗，或风疹 – 麻疹、风疹 – 腮腺炎联合疫苗，以降低发病率。但能引起胎儿感染而至畸形，故不宜用于孕妇。

先天性风疹自幼即应有良好的护理和教育，医护人员应与病儿父母、托儿所保育员，学校教师密切配合，共同观察病儿生长发育情况，测听力，矫治畸形，必要时采用手术治疗青光眼、白内障、先天性心脏病等。帮助学习生活知识，培养劳动能力，以便使其克服先天缺陷。

2. 对症治疗

体温 < 38℃一般不用退热药，只需多喝开水。体温达 38℃以上可酌情给予退热剂、止咳剂及镇痛剂。喉痛用复方硼砂液漱口，皮肤瘙痒可用炉甘石洗剂或生油涂拭，结膜炎用 0.25% 氯霉素滴眼液或 10% 磺胺醋酰钠液滴眼数日。

3. 抗病毒治疗

目前尚缺乏有效地抗病毒药物。

四、并发症治疗

风疹一般症状多轻，并发症少。仅少数患者可并发中耳炎，咽炎，支气管炎，肺炎或心肌炎，胰腺炎，肝炎，消化道出血，血小板减少性紫癜，溶血性贫血，肾病综合征，急、慢性肾炎等。

1. 脑炎

少见，发病率为 1∶6 000，主要见于小儿。一般发生于出疹后 1 ~ 7 天，病程 5 ~ 21 天。病程比较短，多数患者于 3 ~ 7 天后自愈，及时治疗，大多预后良好，少数可留后遗症；也可有慢性进行性全脑炎。

2. 心肌炎

患者诉胸闷、心悸、头晕、萎靡，心电图及心酶谱均有改变。多于 1 或 2 周内恢复。可与脑炎等其他并发症同时存在。

3. 关节炎和关节痛

主要见于成年人，特别是青年妇女患者，疹退后出现，累及多个大小关节。我国已有儿童风疹性关节炎的报道，发生原理尚未完全明确，多系病毒直接侵袭关节腔或免疫反应所致。出疹期间指关节、腕关节、膝关节等红、肿、痛和关节腔积液内含单核细胞。有时数个关节相继肿痛，类似风湿性多发性关节炎，但多数在 2 ~ 30 天内自行消失。

4. 出血倾向

少见，血小板减少紫癜，由于血小板减少和毛细血管通透性增高所致。常在出疹后突然出血，出现皮肤黏膜瘀点、瘀斑、呕血、便血、血尿，多数在 1 ~ 2 周内自行缓解，少数患者颅内出血可引起死亡。其他可有肝、肾功能异常，出血倾向严重者，可用糖皮质激素治疗，必要时输注血小板。

五、国内外治疗新进展

有报道干扰素 α-1b 用于风疹早期治疗，能抑制风疹病毒的复制，缩短病毒血症期，并能够阻止病毒侵入各组织器官而引起的继发性病变，治疗组与对照组相比，干扰素 α-1b 具有皮疹消退快，脏器损伤明显降低的优点，尤其是在减轻心肌损伤方面，但在减轻发热反应及肝功损伤方面无明显差异，且无明显不良反应。

六、预防

（1）健康教育：风疹显性和隐性感染对怀孕早期胎儿都有危害，重点预防孕妇特别是怀孕头 3 个月内感染。重点查育龄前妇女 IgG 抗体，阴性者给予风疹疫苗预防接种，接种 3 个月（或半年）后 IgG 抗体阳转者再怀孕。无疫苗接种史的孕妇应避免接触风疹患者，如发现孕妇接触风疹应尽快检查 IgG 抗体确定是否感染，如未出疹，4 周后复查 IgG 是否阳转，如 IgG 阴性则在潜伏期后查 IgM 抗体，以明确诊断。

（2）免疫接种：国际上经过十余年来广泛应用风疹减毒疫苗，均证明为安全有效，接种后抗体阳转率在 95% 以上，接种后仅个别有短期发热、皮疹、淋巴结肿大及关节肿痛等反应，免疫后抗体持久性大多可维持在 7 年以上。但孕妇不宜接受此类活疫苗。目前我国也已制成风疹减毒活疫苗，重点免疫对象中包括婚前育龄妇女。选用减毒风疹活疫苗，疫苗免疫的效果从强度与持久性都不如自然感染，有效免疫持续时间 5～8 年，疫苗需冷藏运输和储存。

（3）患者、接触者管理：对风疹患者和先天性风疹，尤以后者要早发现、早诊断、早报告、早隔离、早治疗。风疹通过呼吸道、尿液、鼻咽分泌物排出病毒，出疹前 1 周到出疹后 2 周的上呼吸道分泌物都有传染性，患者隔离至诊后 14 天，先天性风疹综合征（CRS）排毒 1 年左右，应隔离 1 年。对接触者进行观察，必要时隔离，检疫期为 21 天。本病症状轻微，隐性感染者多，故易被忽略，不易做到全部隔离。一般接触者可不进行检疫，但妊娠期、特别妊娠早期的妇女在风疹流行期间应尽量避免接触风疹患者。

（4）流行期措施：针对传染源传播途径和易感人群 3 个环节，重点措施是应急接种，重点人群为学龄儿童，青春前期妇女，医务人员和入伍新兵。针对传播途径主要是保持公共场所的空气流通，空气消毒。

七、预后

因本病症状多轻，一般预后良好，因此，一般通常不需要特别预防。并发脑膜炎、血小板减少所致颅内出血引起死亡者仅属偶见。但妊娠初 3 个月内的妇女患风疹，其胎儿可发生先天性风疹，引起死产、早产及各种先天性畸形，预后严重，故必须重视孕妇的预防措施。

第三节　水痘

水痘（variceLla，chicken pox）是由水痘带状疱疹病毒（VZV）所引起的急性传染病，以较轻的全身症状和皮肤黏膜上分批出现的斑疹、丘疹、水疱和结痂为特征，本病 90% 以上发生于 10 岁以下儿童。热带、亚热带国家成年人患本病的概率较高于气候温和国家。

一、病原学

水痘 - 带状疱疹病毒属疱疹病毒，为双链的脱氧核糖核酸病毒。该病毒在外界环境中生活力很弱，不耐酸和热，能被乙醚灭活。该病毒在感染的细胞核内增殖，且仅对人有传染性，存在于患者疱疹的疱浆、血液和口腔分泌物中，传染性强，接种于人胚羊膜等组织培养，可产生特异性细胞病变，在细胞核内有嗜酸性包涵体形成。

二、流行病学

1. 传染源

患者是唯一的传染源，自发病前 1 ～ 2 d 至皮疹干燥结痂为止，均有传染性。易患者在室内环境持续暴露于水痘后，几乎均可受感染。故水痘常常在幼托机构、小学或者其他儿童集中场所形成流行。同时水痘也是儿科诊室发生医院感染的重要疾病之一。发病者在接触水痘后 10 ～ 20 d 出现症状。水痘传染性极强，而带状疱疹患者传染性相对较小。

2. 传播途径

主要通过空气飞沫传播，直接接触水痘疱疹液或其污染的用具也可传播。此外，处于潜伏期的供血者可通过输血传播，孕妇在分娩前 4 d 患水痘可传染给胎儿。

3. 易患性

任何年龄均可感染，婴幼儿和学龄前儿童发病较多，6 个月以下的婴儿较少见，但新生儿亦可患病。孕妇患水痘时，胎儿可被感染甚至形成先天性水痘综合征。偶见成人患者。一次患病后，可获得持久免疫，再次得病者极少。

4. 流行季节

本病全年均可发生，以冬、春两季较多，流行的高峰在 3 月份。

三、发病机制

病毒增殖发生于病毒感染后 2 ～ 4 d 的上呼吸道淋巴结管部位，随后在病毒感染的 4 ～ 6 d 初次发生病毒血症；第 2 轮的病毒复制发生于机体的内脏器官，尤其在肝脏和脾脏，随后在病毒感染的 14 ～ 16 d 再次发生病毒血症。这第 2 轮病毒血症的典型表现为病毒播散入毛细管内皮细胞及上皮。VZV 感染生发层的细胞，引起胞内和胞间水肿，从而导致出现典型的小水疱。病毒糖蛋白共分 5 类（gP Ⅰ、gP Ⅱ、gP Ⅲ、gP Ⅳ 和 gP Ⅴ），其中 gP Ⅰ、gP Ⅱ 和 gP Ⅲ 抗体具有中和病毒作用。近年对其血清型亚型及其糖蛋白 Ⅰ、Ⅱ、Ⅲ 抗体有进一步的研究，有助于了解其免疫作用。

四、临床表现

1. 潜伏期

10 ～ 24 d，一般为 13 ～ 17 d。

2. 前驱期

成人于皮疹出现前 1 ～ 2 d 可先有发热、头痛、咽痛、四肢酸痛、恶心、呕吐、腹痛等症状。小儿则无前驱期症状，皮疹和全身症状多同时出现。

3. 发疹期

皮疹先见于躯干、头部，逐渐延及面部，最后达四肢。皮疹分布以躯干为多，面部及四肢较少，呈向心性分布。开始为粉红色针帽大的斑疹，数小时内变为丘疹，再经数小时变为水疱，从斑疹→丘疹→水疱→结痂共 4 个阶段，短者仅 6 ～ 8h，皮疹发展快是本病特征之一。水疱稍呈椭圆形，2 ～ 5 mm 大小，水疱基部有一圈红晕，疱疹之间皮肤正常，当水疱开始干时红晕亦消退，皮疹往往很痒。水疱初呈清澈水珠状，以后稍浑浊，疱疹壁较薄易破。水痘皮损表浅，按之无坚实感，数日后从水疱中心开始干结，最后成痂，经 1 ～ 2 周脱落。无继发感染者痂脱后不留瘢痕，痂才脱落时留有浅粉色凹陷，而后成为白色。因皮疹分批出现，放在病程中可见各种皮疹同时存在。口腔、咽部或外阴等也常见黏膜疹，早期为红色小丘疹，迅速变为水疱，随之破裂成小溃疡。有时眼结膜、喉部亦有同样皮疹。以上为典型水痘，皮疹不多，全身症状亦轻。重者皮疹密布全身甚至累及内脏（如肺部），全身症状亦重，热度高，热程长。成人水痘常属重型。

4. 不典型水痘

少见，可有以下类型：

（1）出血性、进行性（病程长达 2 周以上）和播散性水痘：主要见于应用糖皮质激素或其他免疫抑制药物治疗的患者，疱疹内有血性渗出，或正常皮肤上有瘀点、瘀斑。

（2）先天性水痘综合征和新生儿水痘：如母亲于产前 4 d 以内患水痘，新生儿出生后 5 ~ 10 d 时发病者，易形成播散性水痘，甚至因此引起死亡。先天性水痘综合征表现为出生体重低、瘢痕性皮肤病变、肢体萎缩、视神经萎缩、白内障、智力低下等，易患继发性细菌性感染。

（3）大疱性水痘：疱疹融合成为大疱。皮疹处皮肤及皮下组织坏死而形成坏疽型水痘。

（4）原发性水痘性肺炎：患者多系成年人，原发性水痘性肺炎出现于病程第 1 ~ 6 d，病情轻重不一，轻者无明显症状；重者可有高热、咳嗽、胸痛、咯血、呼吸困难及发绀等。胸部体征不明显，或者有少量干、湿啰音及哮鸣音，X 线胸片可见双肺部弥漫性结节阴影，肺门及肺底处较显著。水痘肺炎的病理过程大体上与皮疹同步，常常随皮疹消退好转；也有少数重症水痘性肺炎患者临床症状消失后，X 线胸片阴影仍可持续存在 2 ~ 3 个月方能消散。

（5）水痘性脑炎：较少见，患者在出疹后 3 ~ 8 d 出现脑炎的症状，也有少数见于出疹前 2 周至出疹后 3 周。一般为 5 ~ 7 岁幼儿，男多于女。临床表现和脑脊液检查特点与其他病毒性脑炎相似。病后可有精神异常、智力迟钝及癫痫发作等后遗症。水痘脑炎病程为 1 ~ 3 周，病死率为 5% ~ 25%。

五、实验室检查

1. 血常规

大多数正常，偶有白细胞轻度增加。

2. 病原学检查

（1）取新鲜疱疹内液体做电镜检查，可见到疱疹病毒颗粒。能快速和天花病毒相鉴别。

（2）病毒分离，起病 3 d 内，取疱疹内液体接种人胚羊膜组织，病毒分离阳性率较高。

（3）血清学检测，常用补体结合试验。水痘患者于出疹后 1 ~ 4 d 血清中即出现补体结合抗体，2 ~ 6 周达高峰，6 ~ 12 个月后逐渐下降。亦可用间接荧光素标记抗体法检测。

（4）PCR 方法检测鼻咽部分泌物、呼吸道上皮细胞和外周血白细胞 VZV-DNA，为敏感和快速的早期诊断手段。

六、诊断依据

依据低热、头痛等前驱症状，皮损分批出现及向心性分布，黏膜亦可受累等特点，诊断即成立。一般病例的临床症状典型，诊断多无困难。必要时可做实验室检查。

七、鉴别诊断

重症患者及并发细菌感染时，需和下列疾病鉴别。

1. 脓疱疮

好发于鼻唇周围或四肢暴露部位，初视为疱疹，继成脓疱，然后结痂，无分批出现的特点，不见于黏膜处，多无全身症状。

2. 丘疹性荨麻疹

系梭形水肿性红色丘疹，如花生米大小，中心有针尖或粟粒大小丘疱疹或水疱，触之较硬，甚痒。分布于四肢或躯干，不累及头部或口腔。

3. 带状疱疹

疱疹沿一定的神经干径路分布，不对称，不超过躯干的中线，局部有显著的灼痛。

4. 天花

天花全身反应重，始即 39 ~ 40℃高热，热度下降后发疹，皮损中央有明显的脐凹，皮疹呈离心分布，以头部、四肢等暴露部位为多，身体上部较下部为多，腋下及腰部皮疹稀少或者无疹，愈后遗留凹陷性瘢痕。

八、治疗

主要是对症处理。患者应隔离。患儿应早期隔离，直到全部皮疹结痂为止。与水痘接触过的儿童，应隔离观察 3 周。轻症者一般不需用药，加强护理即可。发热期应卧床休息，给予易消化的饮食和充足的水分。勤换衣被，保持皮肤清洁。

1. 全身治疗

主要是加强护理，预防继发感染和并发症的发生。发热期应卧床休息，给予足够的营养支持与水分的供应。临床对症用药为主。热度高者可给予退热药；瘙痒较著者可口服抗组胺药物，亦可外用炉甘石洗剂止痒。水疱破溃者可涂以 2% 甲紫液，有继发感染时，可外涂 1% 新霉素软膏，或莫匹罗星霜，若有弥漫性脓疱病、疏松结缔组织炎或急性淋巴结炎等并发症时，则需投用广谱抗生素。重症患者，可肌注丙种球蛋白。一般情况下，水痘患者禁用糖皮质激素，以防止水痘泛发和加重；但对水痘所致的重症喉炎、水痘肺炎、水痘脑炎等危重型患者等，可考虑在强效抗病毒药物应用的同时，酌情适量加用。

对免疫低下的播散性水痘患者、新生儿水痘或水痘性肺炎、脑炎等严重病例，应及早采用抗病毒药物治疗。可用 Ara-A 10 ~ 15 mg/（kg·d），静脉滴注，或 ACV 5 ~ 10 mg/kg，1 次 /8 h，静脉注射，疗程 7 ~ 10 d，或加用 α - 干扰素，100 万 ~ 300 万 U 肌注，1 次 /d；以抑制病毒复制，防止病毒扩散，促进皮损愈合，加速病情恢复，降低病死率。对新生儿水痘肺炎，应首选 ACV 治疗。

2. 中医中药

（1）银翘散加减：金银花 30 g，连翘 30 g，桔梗 18 g，薄荷 18 g，竹叶 12 g，荆芥穗 12 g，牛蒡子 18 g，大青叶 12 g，紫花地丁 12 g，生甘草 15 g。水煎服。

（2）清营汤加减：犀角（代）9 g，生地黄 15 g，苦参 9 g，竹叶心 3 g，金银花 9 g，连翘 6 g，黄连 4.5 g，丹参 6 g，麦冬 9 g，黄芩 12 g，苦参 15 g，紫花地丁 15 g。水煎服。热重者可用羚羊角粉 0.5 ~ 1 g 冲服。

（3）龙胆泻肝丸（或汤）：疗效较肯定，成人每次 9 g，3 次 /d，儿童剂量酌减。

九、预防

1. 隔离

应呼吸道隔离至全部疱疹干燥结痂或出疹后 7 d 为止。在集体机构中，对接触患者的易患者应留验 3 周（可自接触后第 11 天起观察）。被患者呼吸道分泌物或皮疹内容物污染的空气、被服和用具，应利用通风、紫外线照射、曝晒、煮沸等方法消毒。

2. 被动免疫

在接触后 72 h 内用高效价水痘 - 带状疱疹免疫球蛋白（VZIG）5 mL 肌内注射，对水痘有预防效果。

3. 主动免疫

近年来试用水痘 - 带状疱疹灭活疫苗和减毒活疫苗，有一定的预防效果，保护力可持续 10 年以上，主要用于水痘高危易患者。

第四节　带状疱疹

带状疱疹是由水痘 - 带状疱疹病毒引起的疱疹性皮肤病。初次感染表现为水痘或隐伏感染，此后病毒潜伏于脊髓后神经根中，在某些诱发因素或机体免疫力下降的情况下病毒被激活而发病。

一、诊断要点

1. 好发年龄

患者以老年人居多，儿童和青少年少见。部分发生于长期应用糖皮质激素或免疫抑制剂者。

2. 好发部位

主要发生于肋间神经支配区域的皮肤，其次为三叉神经支配区域，发生于腰段、颈段者临床也不少见。

3. 前驱症状

皮疹出现前可有低热、全身不适、食欲不振等症状，局部常有刺痛、灼热、神经痛或皮肤感觉过敏，一般持续 2 ~ 5 天出现皮疹。部分病例尤其是儿童患者在出疹前可无任何自觉症状。

4. 典型损害

皮损发生于身体一侧，沿周围神经分布区排列，不超过或略微超过身体中线。基本损害为红斑基础上群集粟粒至绿豆大中央凹陷的水疱，一簇或多簇，簇间皮肤一般正常，疱壁紧张，疱内容物初期清澈或呈淡黄色，不久即变浑浊，病情严重时疱液可为血性，破溃后形成糜烂面，表面结痂。

由于皮疹可同时或先后发生，在同一患者可同时见到红斑、丘疹、丘疱疹、水疱、糜烂、痂皮等不同时期的损害。最后患处逐渐干燥结痂，痂皮脱落后留暂时性色素沉着而愈，若无继发感染一般不留瘢痕。

5. 特殊类型

临床可见到具有神经痛而无皮损的无疱型带状疱疹、局部组织坏死的坏死型带状疱疹、只有红斑而无水疱的顿挫型带状疱疹、水疱较大的大疱型带状疱疹、水疱为血性的出血型带状疱疹、多神经或双侧发疹的多发型带状疱疹、发生于角膜的眼带状疱疹、带状疱疹性脑膜炎，以及伴有面瘫、耳聋、耳鸣的耳带状疱疹等特殊类型，但均较为少见。

6. 自觉症状

患处有不同程度的疼痛，年龄越大疼痛越为明显，甚至疼痛剧烈难以忍受。疼痛可发生于皮疹出现前或与皮疹同时出现，轻微牵拉或外物刺激即可诱发或加重疼痛。

通常疼痛持续至皮损完全消退，若皮损消退 1 个月后仍有神经痛，称为带状疱疹后遗神经痛，多发生于 50 岁以上年老体弱者。

7. 病程

一般 1 ~ 2 周，偶可复发，复发率小于 0.2%。局部组织坏死严重、泛发型带状疱疹、免疫缺陷及有潜在恶性病的患者，病程可延长，甚至反复发作。带状疱疹后遗神经痛一般 1 ~ 3 月可自行缓解或消失，少数患者的疼痛可持续 1 年以上。

8. 实验室检查

半数患者在发疹后外周血白细胞总数低于 $5.0 \times 10^9/L$，病情好转或痊愈后恢复至发病前水平。部分患者在发疹期血沉可增快。疱液或创面刮取物涂片镜检可查到多核巨细胞，PCR 病毒检出率高达 97%，直接免疫荧光抗体试验阳性检出率（适用于既往感染 HSV 者，不适用于急性感染者）也较高。

二、治疗

1. 一般治疗

发病后注意休息，避免食用辛辣刺激性食品，保持消化道通畅；加强创面保护和护理，避免衣物摩擦和刺激，以防止继发感染和加剧疼痛；发病后及时合理诊治，避免带状疱疹后遗神经痛的发生。

2. 全身治疗

（1）抗病毒药：可给予阿昔洛韦 2 ~ 4 g/d、伐昔洛韦 600 mg/d 或泛昔洛韦 1.5 g/d，分次口服；或阿昔洛韦 5 ~ 10 mg/kg，每 8 小时 1 次，静脉滴注；或阿糖胞苷 10 mg/（kg·d）配成浓度为 0.5 mg/mL 的溶液，静脉滴注 12 小时以上，一般疗程 7 ~ 10 天。

（2）干扰素：急性发疹期可给予基因工程干扰素 α-1b 10 ~ 30 μg、基因工程干扰素 -γ 100 万 U 或基因干扰素 β-1a 200 万 U，每日 1 次，肌肉注射，连续 5 ~ 7 天。

（3）免疫调节剂：麻疹减毒活疫苗 2 mg/ 次，肌肉注射，可减轻症状。免疫力低下的患者，可酌情给予转移因子 2 ~ 4 mL/d、胸腺素 10 ~ 20 mg，2 ~ 3 次 / 周、静脉注射人免疫球蛋白 200 ~ 400 mg/（kg·d）等。

（4）糖皮质激素：早期与抗病毒药物联合应用可有效控制炎症反应、减轻神经节的炎症后纤维化、降低后遗神经痛的发生率，适用于病情严重、年老体健、无严重糖皮质激素禁忌者，但免疫功能低下或免疫缺陷者应用后有导致病毒扩散的危险，需慎重。临床一般选用醋酸泼尼松 30 ~ 60 mg/d，分次口服，疗程 7 ～ 10 天。

（5）消炎止痛剂：疼痛明显者可给予阿司匹林 0.9 ～ 1.8 g/d、萘普生（首剂 0.5 g，以后 1 次 0.25 g，每 6 ～ 8 小时 1 次）、盐酸曲马朵 200 ～ 400 mg/d、布洛芬 1.2 ～ 1.8 g/d、卡马西平 0.6 ～ 1.2 g/d、吲哚美辛 50 ～ 100 mg/d，分次口服。

（6）抗生素：继发细菌感染者可给予罗红霉素 150 ～ 300 mg/d、阿奇霉素 500 mg/d、阿莫西林 2 ～ 4 g/d、头孢氨苄 1 ～ 4 g/d 或阿莫西林 – 克拉维酸钾 0.75 g/d（按阿莫西林计算），分次口服。

3. 局部治疗

（1）无继发感染的皮损处可涂搽 5% 阿昔洛韦霜、3% 肽丁胺霜、1% 喷昔洛韦软膏、3% 膦甲酸钠软膏、0.5% 疱疹净软膏、2% 龙胆紫、1% 达克罗宁马妥氧化锌油膏或泥膏、0.9% 利多卡因软膏、0.025% ～ 0.075% 辣椒素软膏、炉甘石洗剂或 1% 樟脑炉甘石洗剂等，每日 3 ～ 5 次。

眼带状疱疹可选用 0.1% 阿昔洛韦滴眼液、3% 阿昔洛韦软膏、0.1% 病毒唑滴眼液、0.1% 疱疹净滴眼液、0.1% 肽丁胺滴眼液或含 10μg/mL 基因工程干扰素 α–1b 滴眼液，每日 5 ～ 7 次，直至症状完全消退，可与抗生素滴眼液交替使用防止继发感染。角膜形成溃疡者禁用糖皮质激素外用制剂。

（2）急性发疹期或疱疹破溃初期，可涂搽基因工程干扰素 α–1b 软膏（25 万 U/5 g），每日 3 次，直至皮损消退。

（3）有继发感染或渗液较多者，患处可用 0.1% 依沙吖啶溶液或 0.5% 新霉素溶液湿敷后，涂搽 2% 龙胆紫溶液、1% 红霉素软膏、黄连素软膏、0.1% 新霉素软膏、林可霉素利多卡因凝胶、1% 诺氟沙星软膏或 2% 莫匹罗星软膏，每日 3 ～ 5 次。

4. 封闭治疗

急性期发疹期炎症剧烈者，可选用基因工程干扰素 β–1a 200 万 ～ 300 万 U/次，病灶基底部放射状注射，每日 1 次，连续 5 次；若患处疼痛剧烈，在有效抗病毒药物应用前提下，可选用甲泼尼龙醋酸酯混悬液 20 mg 或复方倍他米松混悬液 7 mg，与 1% 利多卡因溶液 5 mL 混匀后，行皮下浸润注射或神经节阻滞封闭，一般 1 次即可。

5. 物理疗法

局部照射紫外光、CO$_2$ 激光扩束、微波照射、TDP 频谱，以及高频电疗、低频电磁、针灸、穴位照射等，均具有较好消炎止痛和缩短病程的作用。

6. 带状疱疹后遗神经痛的治疗

（1）止痛药：可口服可待因 60 mg/d、布洛芬 1.2 ～ 1.8 g/d 或尼美舒利 100 ～ 200 mg/d，分次口服；或盐酸曲马朵 50 ～ 100 mg，4 ～ 6 小时 1 次，口服或肌注，可重复使用，累计剂量不超过 800 mg/d。

（2）抗抑郁药：长期剧烈疼痛影响睡眠者，可给予阿米替林，初始剂量为 25 mg/d，逐渐递增至 150 ～ 250 mg/d，最大剂量不超过 300 mg/d，维持剂量为 50 ～ 150 mg/d，分次口服；或多塞平 25 ～ 75 mg/d、去甲替林 50 mg/d 或氯米帕明 75 mg/d，分次口服。此外，氟奋乃静、齐美定、帕罗西汀等也可酌情选用。

（3）抗惊厥药：能缓解神经痛，尤其是三叉神经痛，可选用卡马西平 100 mg，每日 3 次，口服；或苯妥英钠 200 ～ 400 mg/d，分次服用。

（4）局部封闭：2% 利多卡因 3 ～ 5 mL，加用或不加用糖皮质激素在皮肤疼痛处浸润注射和行神经阻滞封闭，3 天 1 次。

参考文献

[1] 郑文芳. 医院感染学（第2版）[M]. 南京：江苏凤凰科学技术出版社, 2018.

[2] 郭树彬. 急性感染医学 [M]. 北京：科学技术文献出版社, 2018.

[3] 姜大海. 感染疾病与临床诊疗实践 [M]. 北京：科学技术文献出版社, 2018.

[4] 冯玉卿. 感染性疾病临床诊疗 [M]. 长春：吉林科学技术出版社, 2018.

[5] 陈艳成. 感染病学 [M]. 重庆：重庆大学出版社, 2016.

[6] 周玲. 感染性疾病的处置策略与防治 [M]. 长春：吉林科学技术出版社, 2017.

[7] 王清妍. 基层医疗机构医院感染管理工作手册 [M]. 长春：吉林科学技术出版社, 2019.

[8] 姜亦虹, 生媛, 钱静. 医院感染相关监测应用手册 [M]. 南京：东南大学出版社, 2019.

[9] 胡必杰, 高晓东, 陈文森, 等. 国际医院感染防控研究进展 [M]. 上海：上海科学技术出版社, 2017.

[10] 袁岚, 吕晓菊, 邓蓉. 感染性疾病科普读本 [M]. 成都：四川科学技术出版社, 2016.

[11] 周庭银, 倪语星, 陈敏. 胃肠道感染实验诊断与临床诊治 [M]. 上海：上海科学技术出版社, 2016.

[12] 洪秀华, 刘文恩. 临床微生物学检验 [M]. 北京：中国医药科技出版社, 2015.

[13] 翁心华. 疑难感染病和发热病例精选与临床思维 [M]. 上海：上海科学技术出版社, 2016.

[14] 朱起贵, 朱建红, 方步武. 中西医结合诊疗基础与临床 [M]. 武汉：华中科技大学出版社, 2016.

[15] 李立伟. 感染与免疫学实验教程 [M]. 杭州：浙江大学出版社, 2015.

[16] 张延方, 李建华, 李建辉. 基层医师实用抗感染手册 [M]. 北京：军事医学科学出版社, 2015.

[17] 谢多双, 胡莜, 来瑞平. 实用医院感染预防与控制手册 [M]. 武汉：华中科技大学出版社, 2015.

[18] 秦小平. 儿童医院感染管理 [M]. 北京：人民军医出版社, 2015.

[19] 陶可胜. 幽门螺杆菌感染 [M]. 长沙：湖南科学技术出版社, 2015.

[20] 刘保池, 蔡端, 朱同玉. 特殊感染外科新理念与新技术 [M]. 上海：上海科技教育出版社, 2017.

[21] 白香莹. 实用护理管理与医院感染护理 [M]. 武汉：湖北科学技术出版社, 2017.